学び始めに最適!!

骨と関節のしくみ・はたらき ゆるっと事典

監修　坂井建雄　順天堂大学保健医療学部特任教授

イラスト　徳永明子　メディカルイラスト　阿久津裕彦

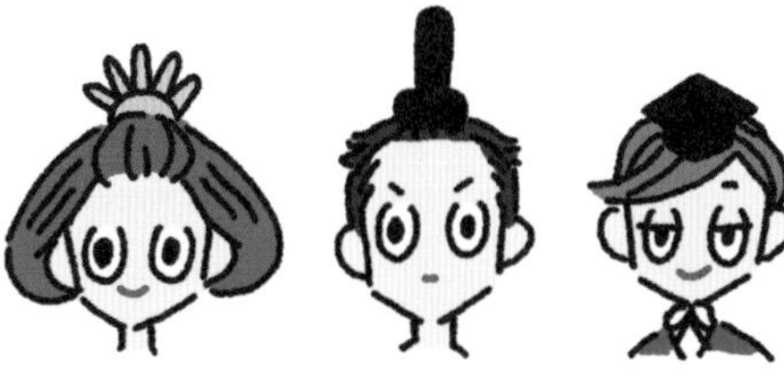

永岡書店

HONE・KANSETSU JITEN

まえがき

これからの時代、身体をしっかりきたえておくのがトレンディ。自分の身体をよく知って大切にしている人は、きっと心も輝いているから。そんなことを考えて、2018 年に『筋肉のしくみ・はたらきゆるっと事典』を出しました。たくさんの人が手に取ってくれて、分かりやすい、筋肉のことが好きになったと、大きな反響がありました。

しかし忘れてはいけません。筋肉が働いて身体を動かすためには、その土台となる骨と関節が必要なんです。骨と骨がつながって、あるところでは動かないようにしっかり支えたり、あるところでは自由に伸びたり曲がったり、そんな関節があるから、筋肉だって働けるという訳です。

じっさい関節の怪我や病気で、運動ができなくなることは、多くの人が経験します。スポーツをする人には、ねんざや靭帯損傷がよく起こります。年齢を重ねれば、肩関節が弱くなって痛みや炎症を起こす五十肩になり、肩が動かせなくなってしまいます。また変形性膝関節症では、膝の関節軟骨がすり減って炎症や変形を起こして、歩くことが難しくなります。

この本は、筋肉だけでなく、骨と関節に

ついても仲良くなってもらい、好きになってもらうためにつくりました。骨と関節をキャラクターのようにマンガで紹介してもらい、また骨と関節についての基本知識を簡潔なまとめと分かりやすい解剖イラストで示しました。

この本をきっかけとして、多くの人たちが骨と関節を好きになり、運動をささえる身体についての知識と理解が広まることを願っています。

2020年3月
坂井建雄

骨と関節について教えてくれる先生

坂井建雄先生

東京大学医学部助教授や順天堂大学医学部教授を歴任。『プロメテウス解剖学アトラス』（めちゃ分厚い医学書）や『図説 医学の歴史』（超濃厚な医学史）など、解剖学の学習に不可欠な書籍の著者であり、骨・関節も、もちろん詳しいミラクルティーチャー。

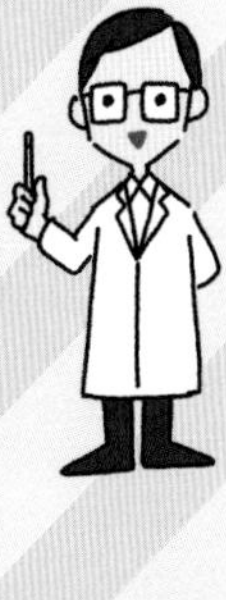

本書の特徴と使い方

本書を“お値段以上に効率良く役立てて”もらうためのコツを紹介します。

骨の名前はココ

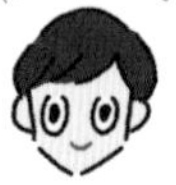

まずは骨の名前をチェックしてみてね。日本語と英語を合わせて紹介しているよ

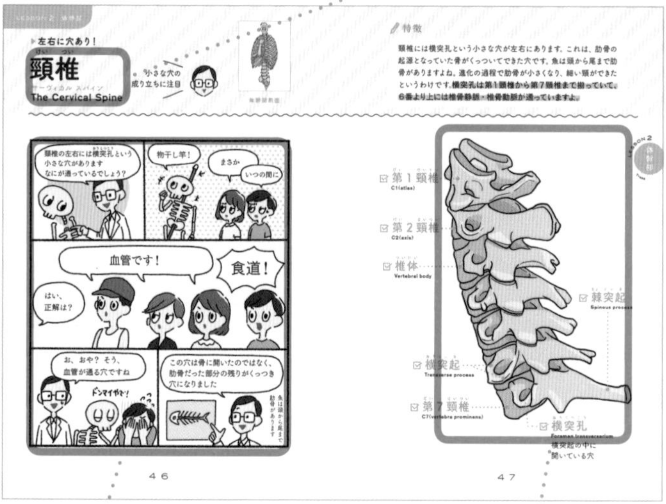

左右に穴あり！
頸《けい》椎《つい》
サーヴィカル スパイン
The Cervical Spine
小さな穴の成り立ちに注目
頸椎の左右には横突孔という小さな穴がありますなにが通っているでしょう？
物干し竿！
まさか
いつの間に
血管です！
食道！
はい、正解は？
お、おや？ そう、血管が通る穴ですね
ドンマイやで！
この穴は骨に開いたのではなく、肋骨だった部分の残りがくっつき穴になりました
魚は頭から尾まで肋骨があります
46
特徴
頸椎には横突孔という小さな穴が左右にあります。これは、肋骨の起源となっていた骨がくっついてできた穴です。魚は頭から尾まで肋骨がありますよね。進化の過程で肋骨が小さくなり、細い頸ができたというわけです。横突孔は第1頸椎から第7頸椎まで揃っていて、6番より上には椎骨静脈・椎骨動脈が通っていますよ。
LESSON 2
第1頸椎
C1(atlas)
第2頸椎
C2(axis)
椎体
Vertebral body
棘突起
Spinous process
横突起
Transverse process
第7頸椎
C7(vertebra prominens)
横突孔
Foramen transversarium
横突起の中に開いている穴
47

マンガで笑って覚える

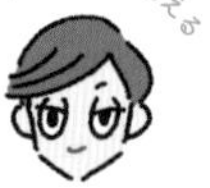

マンガでも骨の特徴を押さえられるぞ。“骨・関節はじめ”にピッタリの内容だぜ

究極のメディカルイラスト

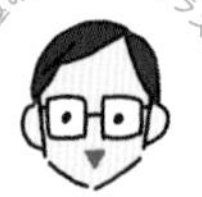

無機質な骨がこんなに分かりやすく！ 絶妙なアングルだから各部位も見つけやすいですよ

一緒に勉強する“坂井ゼミの生徒”たち

オサム

ちょっぴりドジだけど失敗を恐れずに突き進む心優しき青年。いじられ役だけど「珍回答」こそがオサムの魅力

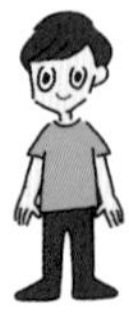

タカ

ゼミ随一の力自慢。「骨太男子」を目指して毎日ヨーグルトを食べていたら、“デカく”なる前に“美肌”になってきたとか、きてないとか

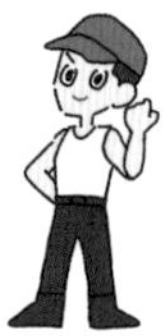

ルビつきで勉強しやすい

「読み方が分からない」なんて言わせないために「ふりがな」いっぱいふっておいたわ♡

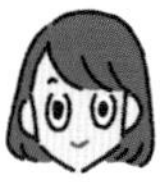

全体図で位置を把握

「コノ子ドコの子？」ってときは全体図もあわせて見てね。カラダのどの部分の骨かが分かるよ

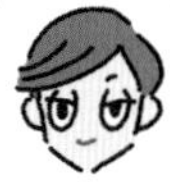

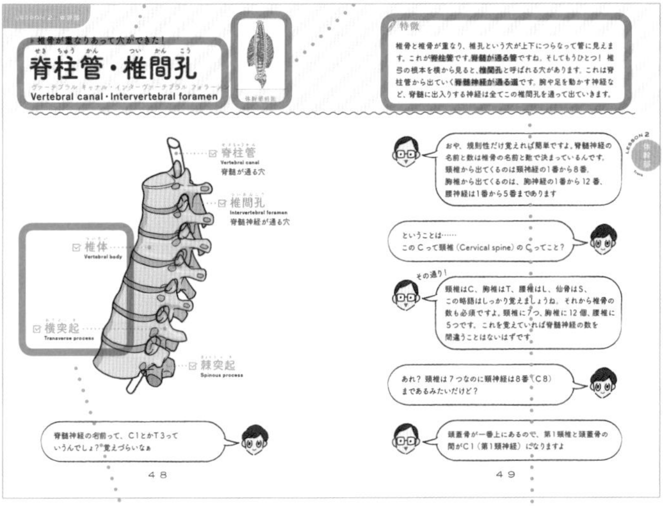

LESSON 2
椎骨が重なりあって穴ができた！
脊《せき》柱《ちゅう》管《かん》・椎《つい》間《かん》孔《こう》
ヴァーテブラル キャナル・インターヴァーテブラル フォラーメン
Vertebral canal・Intervertebral foramen
特徴
椎骨と椎骨が重なり、椎孔という穴が上下につらなって管に見えます。これが脊柱管です。脊髄が通る管ですね。そしてもうひとつ！ 椎弓の根本を横から見ると、椎間孔と呼ばれる穴があります。これは脊柱管から出ていく脊髄神経が通る道です。腕や足を動かす神経など、脊髄に出入りする神経は全てこの椎間孔を通って出ていきます。
脊柱管
Vertebral canal
脊髄が通る穴
椎間孔
Intervertebral foramen
脊髄神経が通る穴
椎体
Vertebral body
横突起
Transverse process
棘突起
Spinous process
脊髄神経の名前って、C1とかT3っていうんでしょ？覚えづらいなぁ
おや、規則性だけ覚えれば簡単ですよ。脊髄神経の名前と数は椎骨の名前と数で決まっているんです。頸椎から出てくるのは頸神経の1番から8番。胸椎から出てくるのは、胸神経の1番から12番、腰神経は1番から5番まであります
ということは……この C って頸椎（Cervical spine）の C ってこと？
その通り！
頸椎はC、胸椎はT、腰椎はL、仙骨はS、この略語はしっかり覚えましょうね。それから椎骨の数も必須ですよ。頸椎に7つ、胸椎に12個、腰椎に5つです。これを覚えていれば脊髄神経の数を間違うことはないはずです
あれ？ 頸椎は7つなのに頸神経は8番（C8）まであるみたいだけど？
頭蓋骨が一番上にあるので、第1頸椎と頭蓋骨の間がC1（第1頸神経）になりますよ
48
49

部位名称が大事

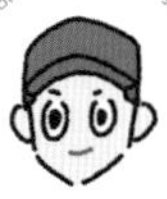

骨の勉強は各部位の名前まで覚えることが大事なんだ。い〜っぱいあるけど一緒に頑張ろうぜ

どんな骨か分かる

それぞれの骨の特徴をコンパクトにまとめましたよ。ここを読むだけでも骨と仲良くなれます

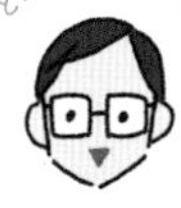

アキコ

インフルエンサーになりたいイマドキの女の子。美容・美食・美術館、美骨（!?）。「美」とつくものはなんでも大好き

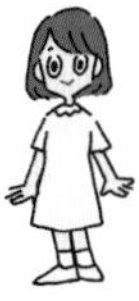

ヤス

アキコを追いかけ約2年。いまだに振り向いてもらえないけど諦めることを知らない一途なヤツ。「骨折経験ナシ」が密かな自慢

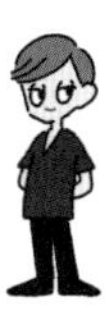

※骨・関節の部位名称の読み方の規定は解剖学用語にはありません。複数存在するケースもあります

全身骨格（前面）

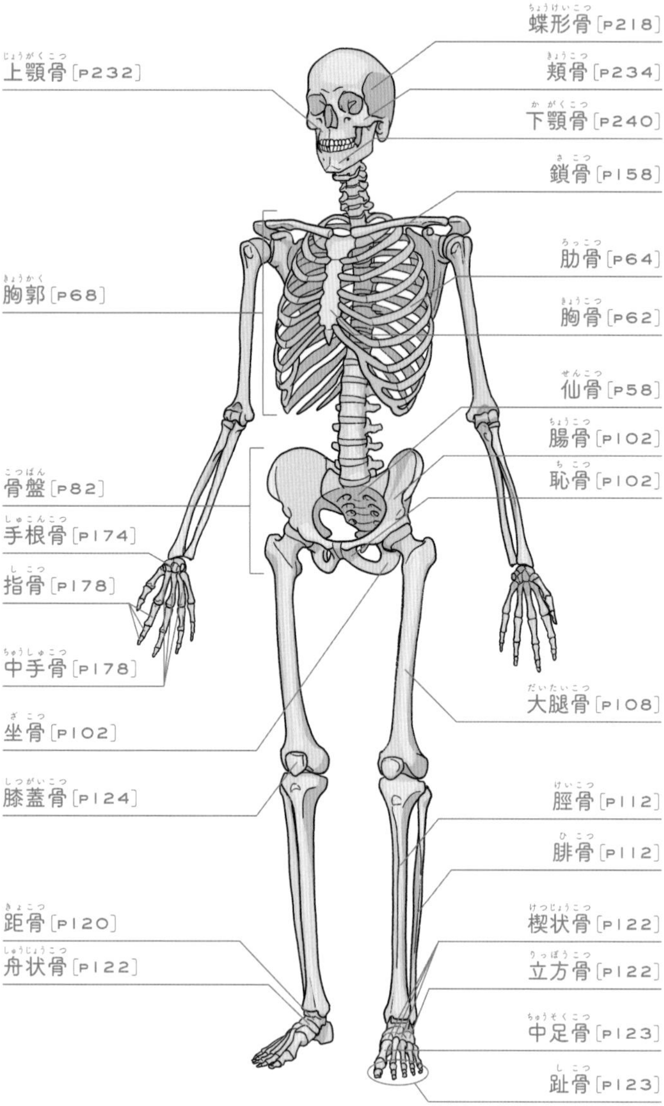

上顎骨《じょうがくこつ》[P232]
胸郭《きょうかく》[P68]
骨盤《こつばん》[P82]
手根骨《しゅこんこつ》[P174]
指骨《しこつ》[P178]
中手骨《ちゅうしゅこつ》[P178]
坐骨《ざこつ》[P102]
膝蓋骨《しつがいこつ》[P124]
距骨《きょこつ》[P120]
舟状骨《しゅうじょうこつ》[P122]
蝶形骨《ちょうけいこつ》[P218]
頬骨《きょうこつ》[P234]
下顎骨《かがくこつ》[P240]
鎖骨《さこつ》[P158]
肋骨《ろっこつ》[P64]
胸骨《きょうこつ》[P62]
仙骨《せんこつ》[P58]
腸骨《ちょうこつ》[P102]
恥骨《ちこつ》[P102]
大腿骨《だいたいこつ》[P108]
脛骨《けいこつ》[P112]
腓骨《ひこつ》[P112]
楔状骨《けつじょうこつ》[P122]
立方骨《りっぽうこつ》[P122]
中足骨《ちゅうそくこつ》[P123]
趾骨《しこつ》[P123]

全身骨格（後面）

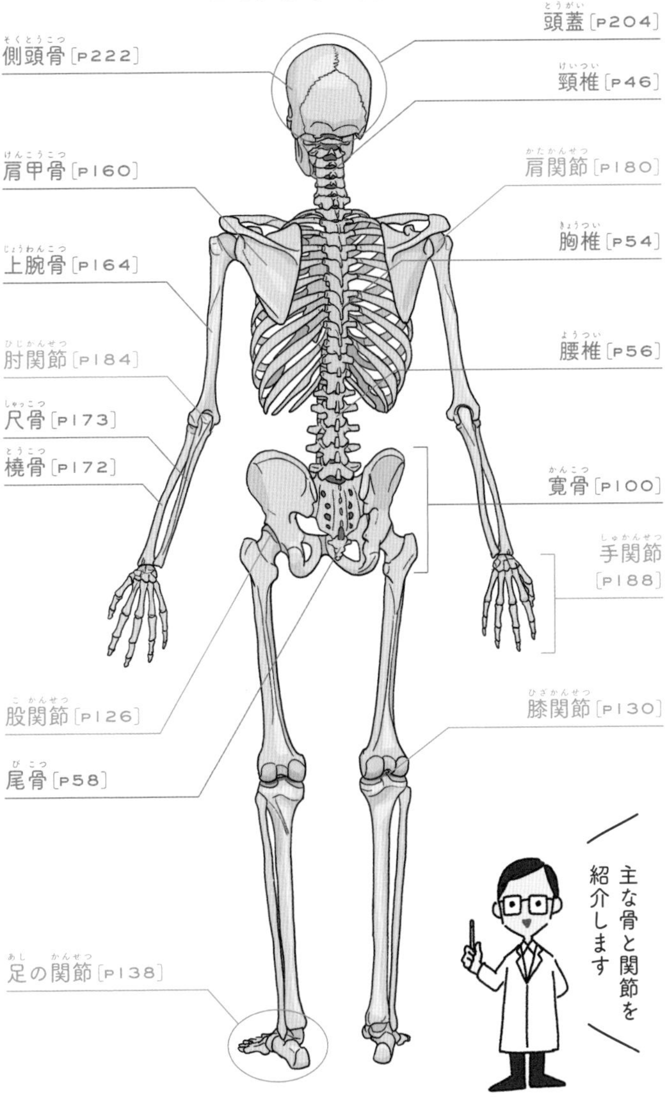

頭蓋《とうがい》[P204]
側頭骨《そくとうこつ》[P222]
頸椎《けいつい》[P46]
肩甲骨《けんこうこつ》[P160]
肩関節《かたかんせつ》[P180]
胸椎《きょうつい》[P54]
上腕骨《じょうわんこつ》[P164]
腰椎《ようつい》[P56]
肘関節《ひじかんせつ》[P184]
尺骨《しゃっこつ》[P173]
橈骨《とうこつ》[P172]
寛骨《かんこつ》[P100]
手関節《しゅかんせつ》[P188]
股関節《こかんせつ》[P126]
膝関節《ひざかんせつ》[P130]
尾骨《びこつ》[P58]
足《あし》の関節《かんせつ》[P138]
主な骨と関節を紹介します

骨と関節のしくみ・はたらきゆるっと事典

CONTENTS

LESSON 3　骨盤部　81

LESSON 4　下肢　95

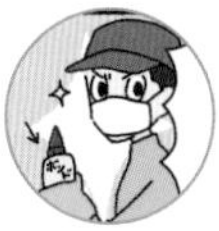

LESSON 5　上肢　153

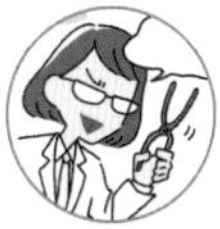

LESSON 6　頭蓋部　203

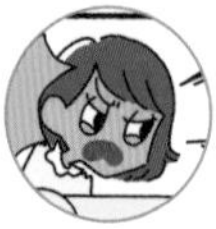

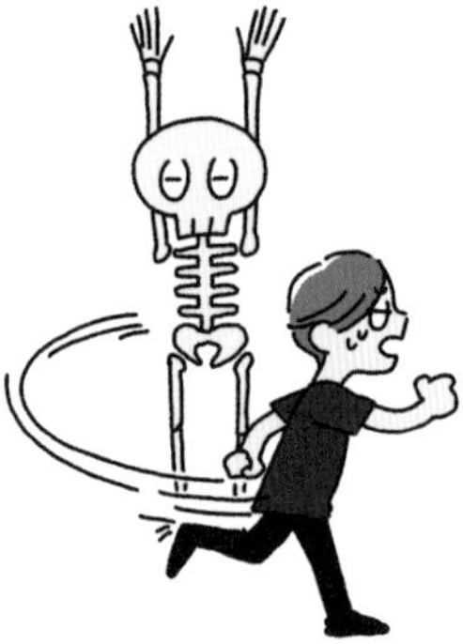

本書をご購入された方への特典として、骨や関節の名前、その中の部位名を覚えるときに使える「骨と関節丸暗記！穴埋めチェックシート」PDF をプレゼントいたします。永岡書店のホームページから「書籍特典」に進んでいただきますと、『骨と関節のしくみ・はたらきゆるっと事典』の該当ページが出てまいります。そこに下記のパスワードを入力していただきますと、特典 PDF をダウンロードできます。

永岡書店ホームページ
https://www.nagaokashoten.co.jp
【パスワード】hone_kansetsu_tyoroi

LESSON 1

はじめに

〔Introduction〕

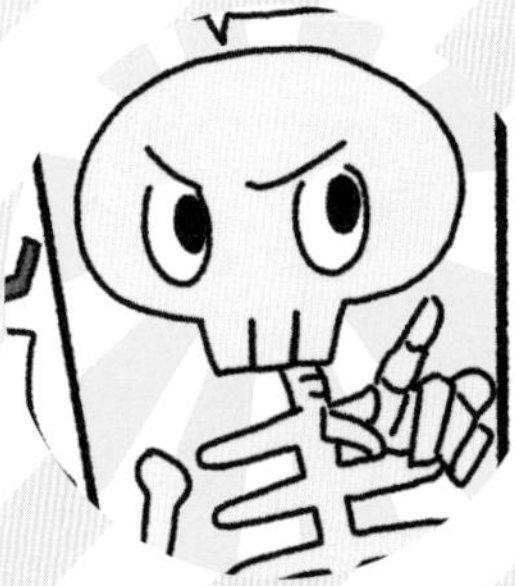

ヒトのカラダの成り立ち

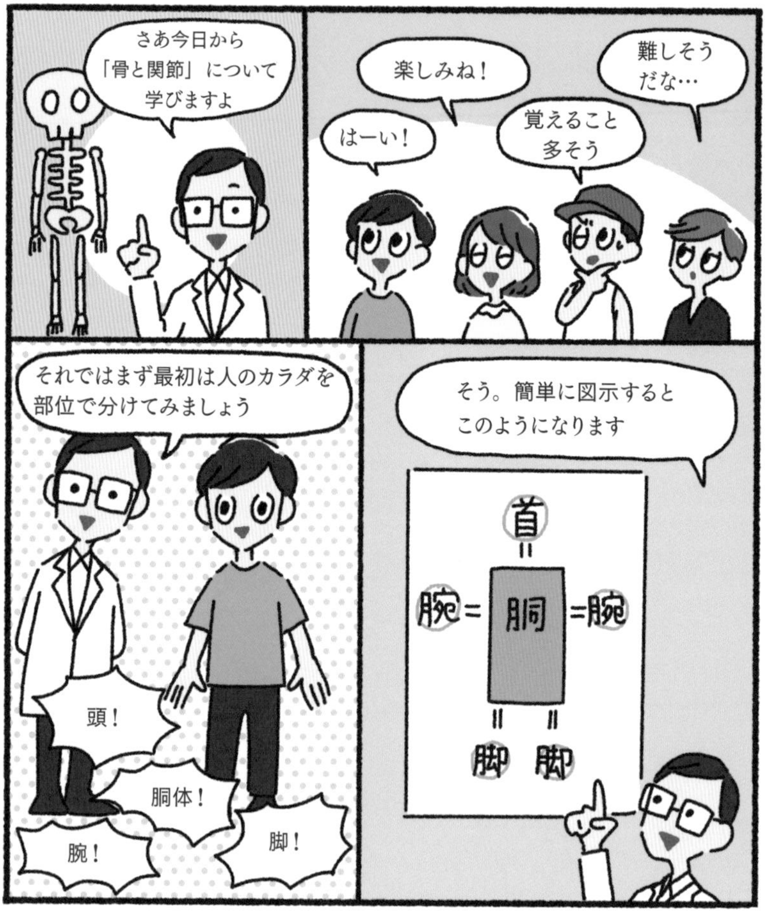
さあ今日から「骨と関節」について学びますよ
はーい！
楽しみね！
覚えること多そう
難しそうだな…
それではまず最初は人のカラダを部位で分けてみましょう
頭！
胴体！
腕！
脚！
そう。簡単に図示するとこのようになります
首
腕
胴
腕
脚
脚

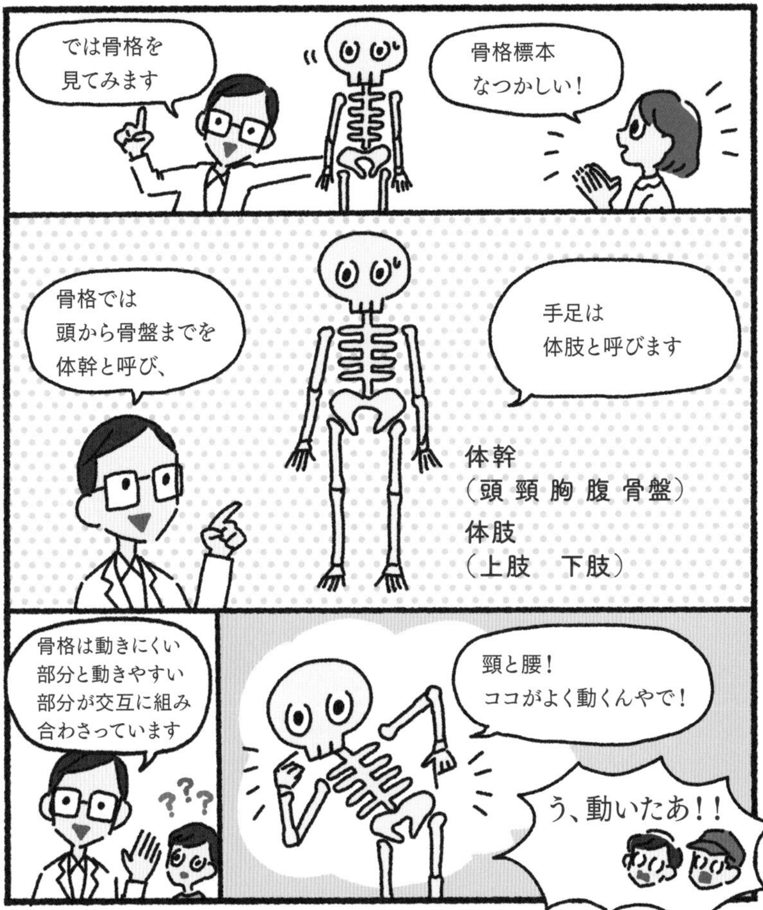
では骨格を見てみます
骨格標本なつかしい！
骨格では頭から骨盤までを体幹と呼び、
手足は体肢と呼びます
体幹
（頭 頸 胸 腹 骨盤）
体肢
（上肢　下肢）
骨格は動きにくい部分と動きやすい部分が交互に組み合わさっています
???
頸と腰！
ココがよく動くんやで！
う、動いたあ！！

ヒトのカラダが動く仕組み

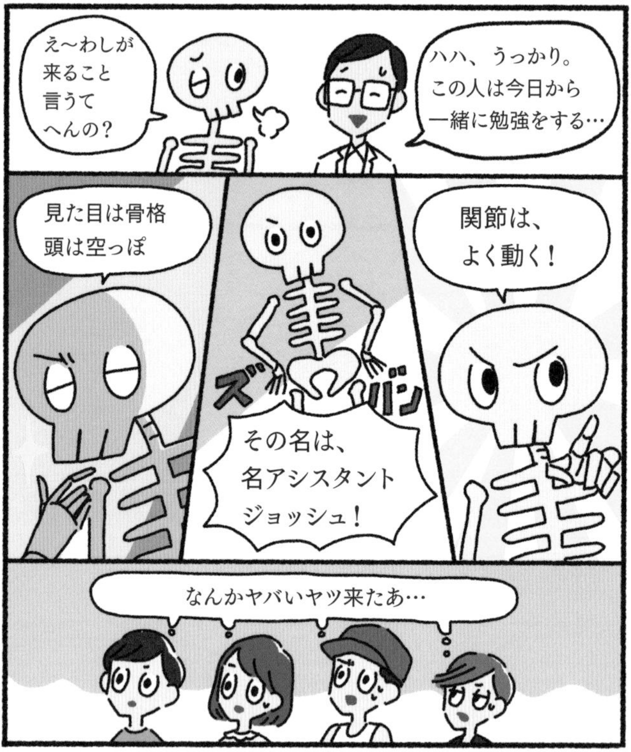
え〜わしが
来ること
言うて
へんの？
ハハ、うっかり。
この人は今日から
一緒に勉強をする…
見た目は骨格
頭は空っぽ
関節は、
よく動く！
ズ
バン
その名は、
名アシスタント
ジョッシュ！
なんかヤバいヤツ来たあ…

坂井先生をサポートする“迷”アシスタント

ジョッシュ・ボーン

テンション高めな坂井先生の助手。かつてお笑い芸人を目指していたことから“エセ関西弁”を喋るのが特徴。座右の銘は「小さなことから骨々（コツコツ）と」

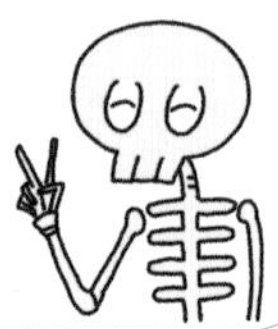

骨の勉強をはじめる前に、ヒトのカラダが動く
仕組みをおさらいします

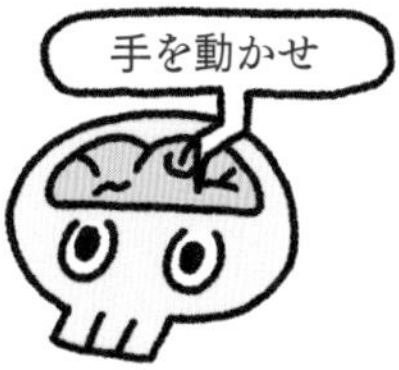
手を動かせ

①脳が指令を出す

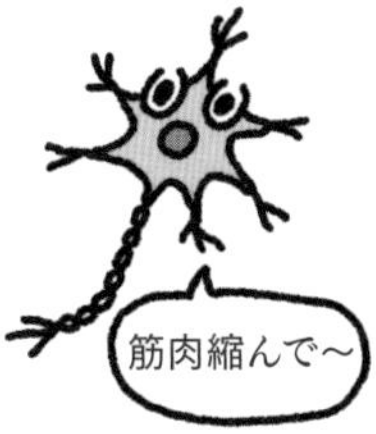
筋肉縮んで〜

②神経が筋肉へ
指令を伝達する

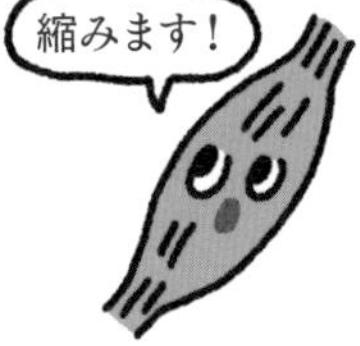
縮みます！

③筋肉が動く

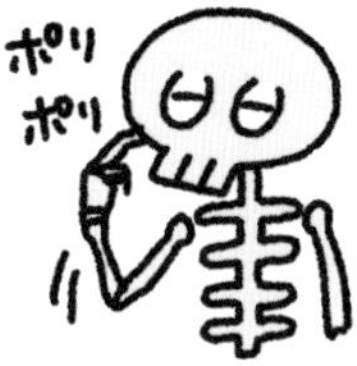
ポリ
ポリ

④筋肉に引っぱら
れて骨が動く

骨だけじゃカラダは動かないってことだね！
筋肉と神経があってこそ骨格が活きるんだ

でも骨ってカラダを支える役目ぐらいだろ？

なに言ってんねん！

血液の細胞つくったりカルシウム貯蔵したり
忙しいんやで？ 詳しくはあとで解説したる！

骨の内部構造

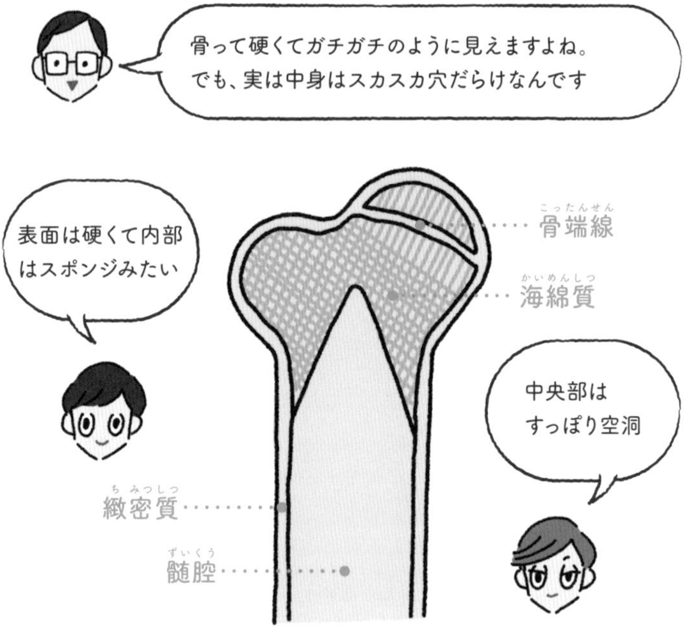
骨って硬くてガチガチのように見えますよね。
でも、実は中身はスカスカ穴だらけなんです
表面は硬くて内部はスポンジみたい
中央部はすっぽり空洞
骨端線《こったんせん》
海綿質《かいめんしつ》
緻密質《ちみつしつ》
髄腔《ずいくう》

表面は硬く 内側はスカスカ

骨の表面の硬い部分は緻密質《ちみつしつ》と言い、骨端《こったん》からシャフト（骨の幹）にかけて分厚くなります。内部のスポンジのような部分は海綿質《かいめんしつ》と呼ばれ、骨端にぎっしりとつまっています。けれど、中央部は大きな空洞になっているんです。これは髄腔《ずいくう》と呼ばれ柔らかい物質がつまっています。その物質が骨髄です。

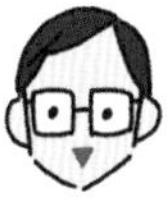

髄腔につまっている骨髄は、赤と黄色の
2種類があり、それぞれ働きは違います

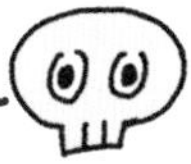

新生児のときはみ〜んな赤いんや。
でも成長するにつれてだんだん脂肪に置き換わる。
これが黄色に見えるんやで

赤い骨髄は血液の細胞をつくる

赤く見える骨髄は、赤血球や白血球といった血液の細胞をつくる働きを持っています。骨髄は造血作用を備えているのです。

脂肪に変わると骨髄は黄色に変わる

加齢とともに骨髄は脂肪に変わり黄色くなります。変化のスピードはカラダの部位で異なり、より中心に近い部位が最後まで残ります。

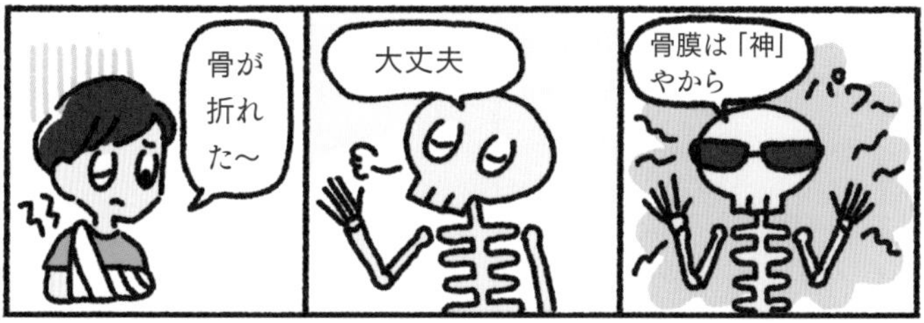
骨が折れた〜
大丈夫
骨膜は「神」やから
パワ〜

骨の構造でもうひとつ忘れちゃいけないのが骨膜。骨の表面にあり豊富な支配神経がつながっているぞ。骨折して痛いのはココ！ で、治してくれるのもココ！ 自動再生機能を持つ結合組織なんだ。

関節の構造

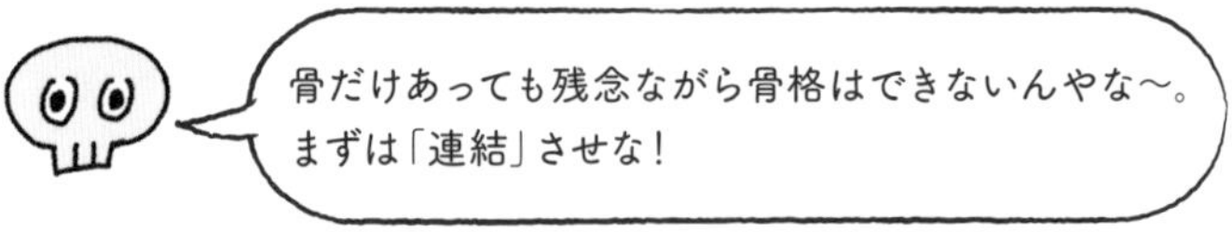
骨だけあっても残念ながら骨格はできないんやな～。
まずは「連結」させな！

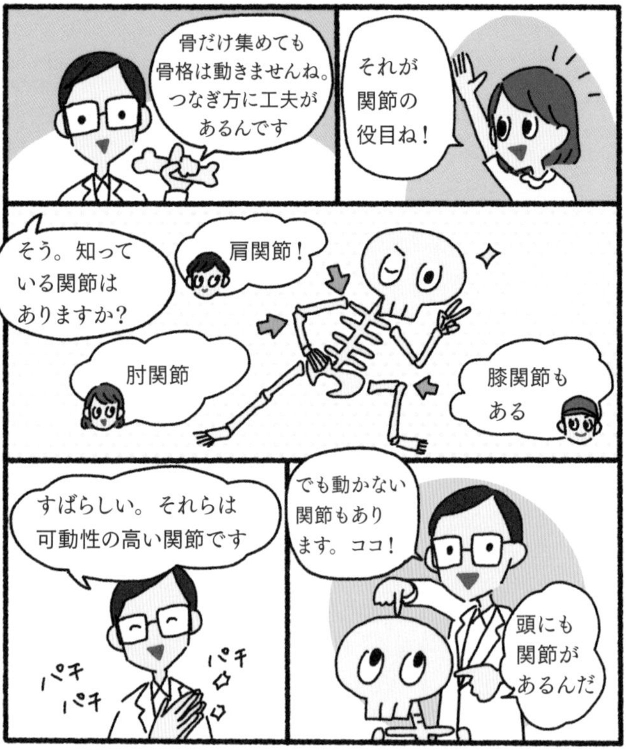
骨だけ集めても骨格は動きませんね。つなぎ方に工夫があるんです
それが関節の役目ね！
そう。知っている関節はありますか？
肩関節！
肘関節
膝関節もある
すばらしい。それらは可動性の高い関節です
パチ
パチ
パチ
でも動かない関節もあります。ココ！
頭にも関節があるんだ

動きの悪い連結は、結合組織でつなぐ線維性の連結、軟骨でつなぐ軟骨性の連結、骨同士でつなぐ骨性の連結などがある

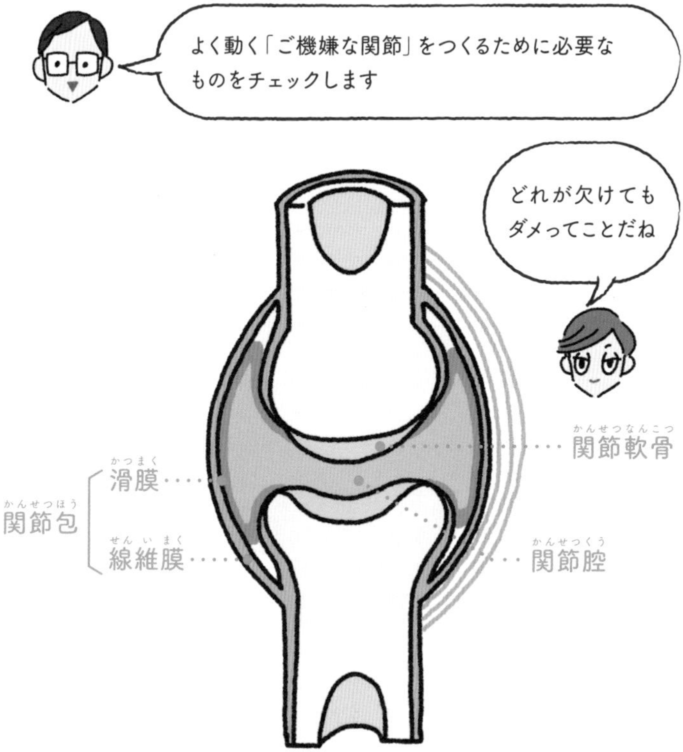
よく動く「ご機嫌な関節」をつくるために必要なものをチェックします
どれが欠けてもダメってことだね
関節軟骨《かんせつなんこつ》
滑膜《かつまく》
関節包《かんせつほう》
線維膜《せんいまく》
関節腔《かんせつくう》

関節に不可欠な4つの要素

動きの良い関節として機能するためには、まず骨と骨の間に隙間（関節腔）がなければいけません。そして、この関節腔には必ず潤滑する滑液を蓄えておく必要があります。となれば、潤滑液がこぼれないように周囲を袋で囲まなければいけませんよね。それが関節包です。液体を分泌するのは丈夫な線維膜の内面にある滑膜の役目です。そして最後に、骨と骨がこすれてすり減らないように、骨の表面を関節軟骨で覆いましょう。この4つの要素が揃ってはじめて「可動性の高い関節」の完成です。

靭《じん》帯《たい》の構造

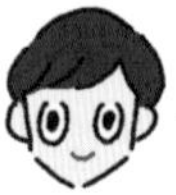

関節は靭帯で補強されてるみたいだけど、靭帯ってナニモノ？ 紐？ ゴム？

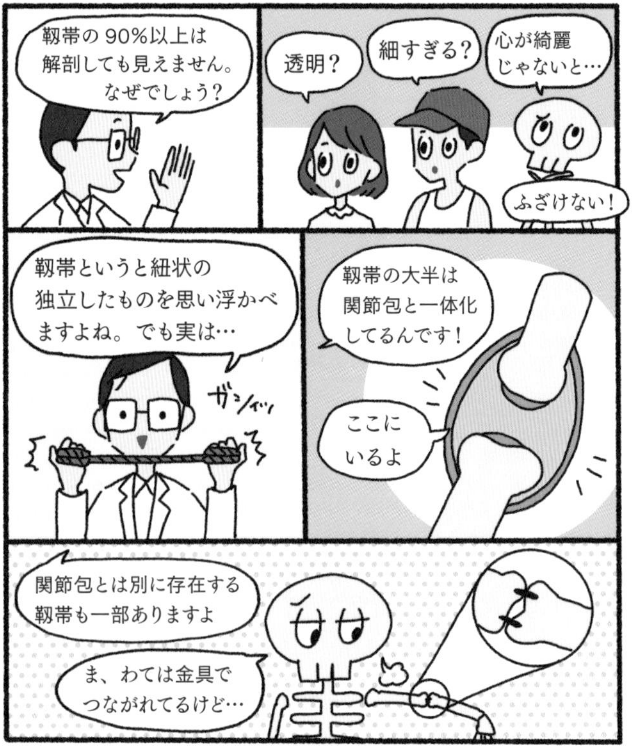
靭帯の90%以上は解剖しても見えません。なぜでしょう？
透明？
細すぎる？
心が綺麗じゃないと…
ふざけない！
靭帯というと紐状の独立したものを思い浮かべますよね。でも実は…
ガシィッ!
靭帯の大半は関節包と一体化してるんです！
ここにいるよ
関節包とは別に存在する靭帯も一部ありますよ
ま、わては金具でつながれてるけど…

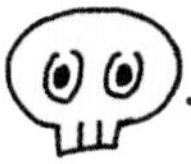

ごく一部の関節には特殊な構造をしたものもあんねん。関節唇《かんせつしん》、半月、関節円板、この3つを覚えといてな

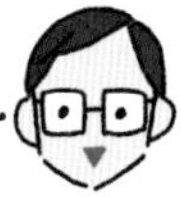

関節唇は、関節面を広げるために、関節軟骨が横に広がっているケースです

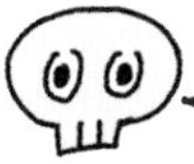

半月は聞いたことがあるやろ？ 膝関節にあって重さが一点に集中しないようにクッション代わりになってるんや。関節包から軟骨が中に半分ぐらい突き出してんねん

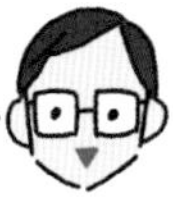

軟骨が完全に突き出して関節腔を2つに分けるものが、関節円板ですよ。可動性を高める働きを持っています

関節包の丈夫な一部が靱帯に化けている

靱帯は骨と骨の間をつなぐ丈夫なコラーゲンの束です。と、聞くと、つい紐状の組織を想像しがちですよね。でも、実は少し違います。靱帯は関節包と一体化しているんです。関節包は、外側の線維膜と内側の滑膜《かつまく》という2層の成分から構成されます。この線維膜の一部（コラーゲン）が丈夫になって伸びたものが靱帯なのです。ですが、外側側副靱帯《がいそくそくふくじんたい》や烏口肩峰《うこうけんぽう》靱帯《じんたい》などは独立した結合組織。特別仕様の靱帯が存在することも覚えておきましょう。

関節の働き

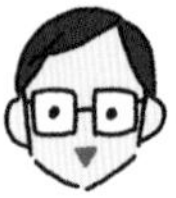

関節といってもその種類はさまざま。
働き方の違いによって名前が変わります

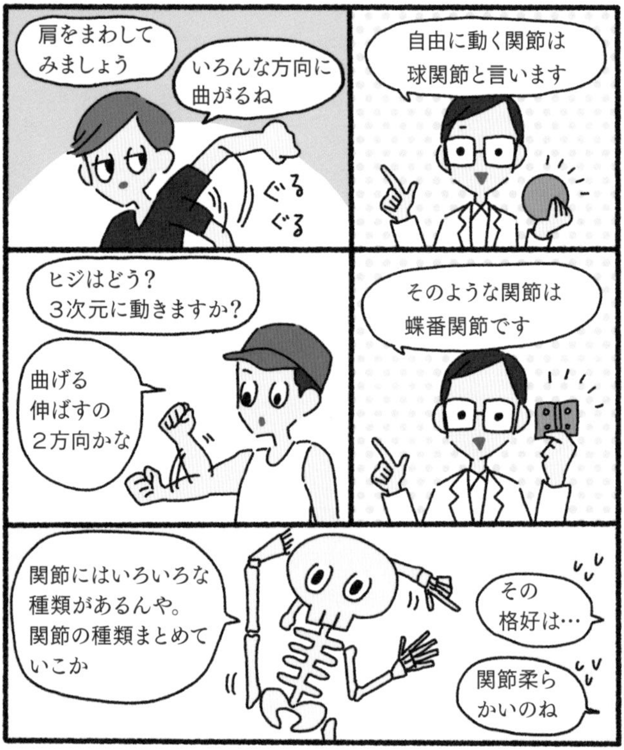
肩をまわしてみましょう
いろんな方向に曲がるね
ぐるぐる
自由に動く関節は球関節と言います
ヒジはどう？3次元に動きますか？
曲げる伸ばすの2方向かな
そのような関節は蝶番関節です
関節にはいろいろな種類があるんや。関節の種類まとめていこか
その格好は…
関節柔らかいのね

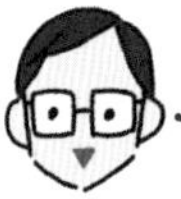

関節の可動性は軸が何本あるかによって区別することができます。主な種類を見てみましょう

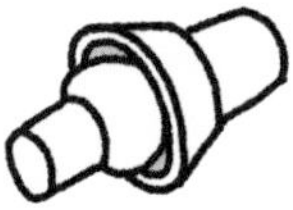

球関節《きゅうかんせつ》：多軸性
→肩関節、股関節など

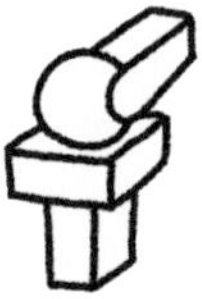

楕円関節《だえんかんせつ》：2軸性
→MP関節(第2-5指)、橈骨手根関節《とうこつしゅこんかんせつ》など

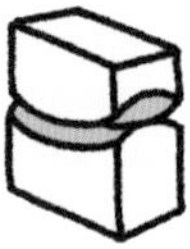

鞍関節《あんかんせつ》：2軸性
→母指のCM関節(つけ根の関節)など

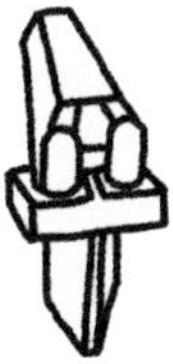

双顆関節《そうかかんせつ》：1軸性
→膝関節など

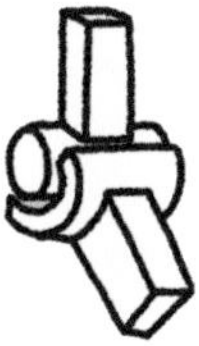

蝶番関節《ちょうばんかんせつ》：1軸性
→肘関節など

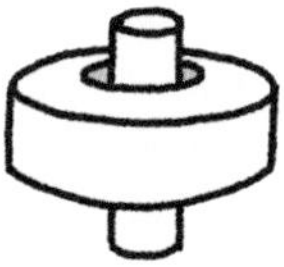

車軸関節《しゃじくかんせつ》：1軸性
→環軸関節、上《じょう》・下橈尺関節《かとうしゃくかんせつ》など

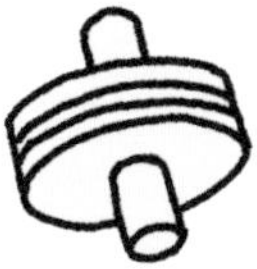

平面関節《へいめんかんせつ》：軸なし
→胸鎖関節《きょうさかんせつ》、手根《しゅこん》骨《こつ》・足根骨間《そっこんこっかん》など

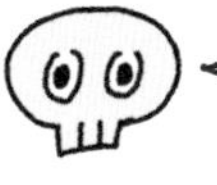

2軸性か1軸性かは、動き方の違いや関節面の形によって推測できるで〜

方向用語と運動用語

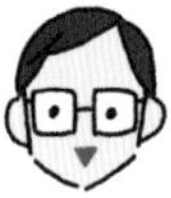

骨格の勉強をはじめる前に方向を示す用語と
運動を示す用語を覚えましょう

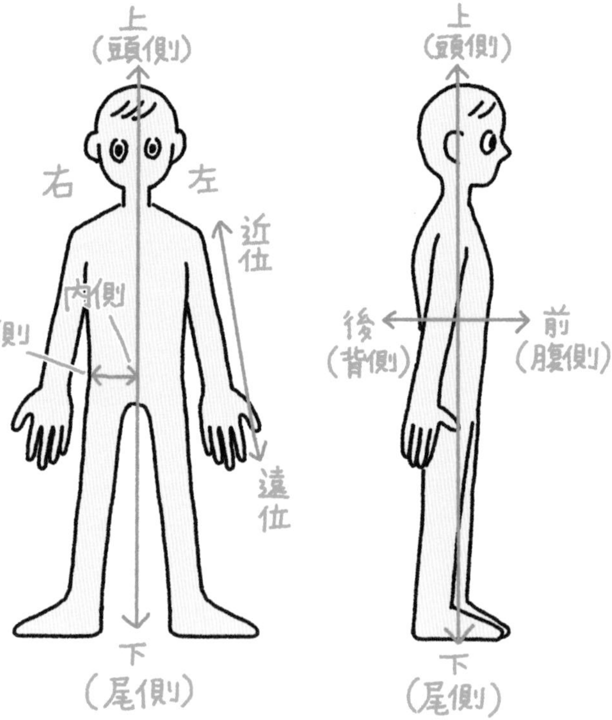

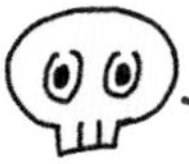

あ！ その顔。「別に曲げるとか、伸ばすとか、回すとかでもええやん」って思ってるやろ？

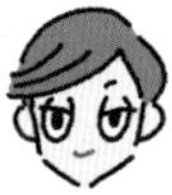

バレたか……。でも用語を理解しておくと内容も分かりやすくなるんだよね…やるしかないか…

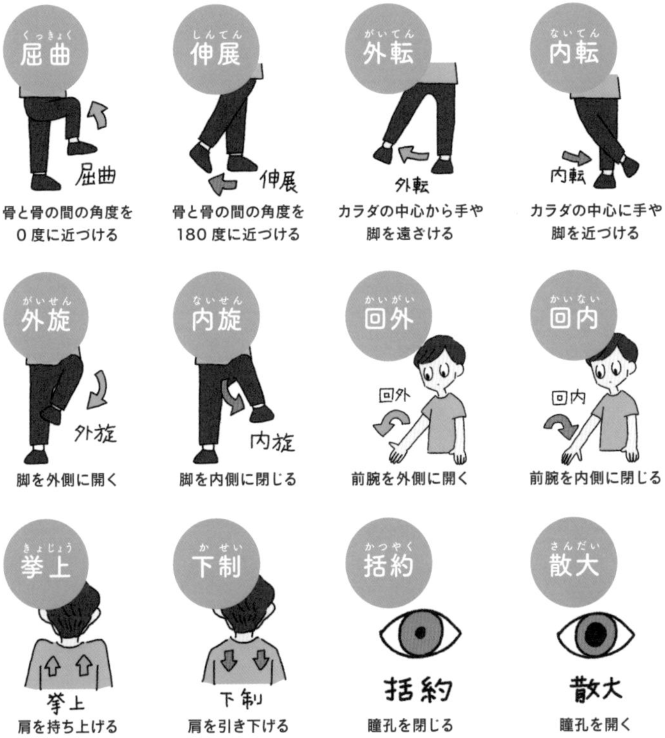
屈曲《くっきょく》
屈曲
骨と骨の間の角度を0度に近づける
伸展《しんてん》
伸展
骨と骨の間の角度を180度に近づける
外転《がいてん》
外転
カラダの中心から手や脚を遠ざける
内転《ないてん》
内転
カラダの中心に手や脚を近づける
外旋《がいせん》
外旋
脚を外側に開く
内旋《ないせん》
内旋
脚を内側に閉じる
回外《かいがい》
回外
前腕を外側に開く
回内《かいない》
回内
前腕を内側に閉じる
挙上《きょじょう》
挙上
肩を持ち上げる
下制《かせい》
下制
肩を引き下げる
括約《かつやく》
括約
瞳孔を閉じる
散大《さんだい》
散大
瞳孔を開く

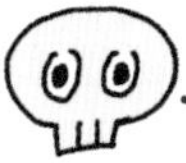

そやで！ テスト勉強のためだけやなくて、将来、実践の場でも使うことになるから覚えてな

骨の形状と名称

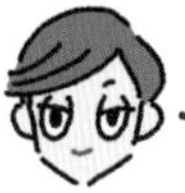

骨っていろんな形をしてるよな。形に名前がついてるんだって

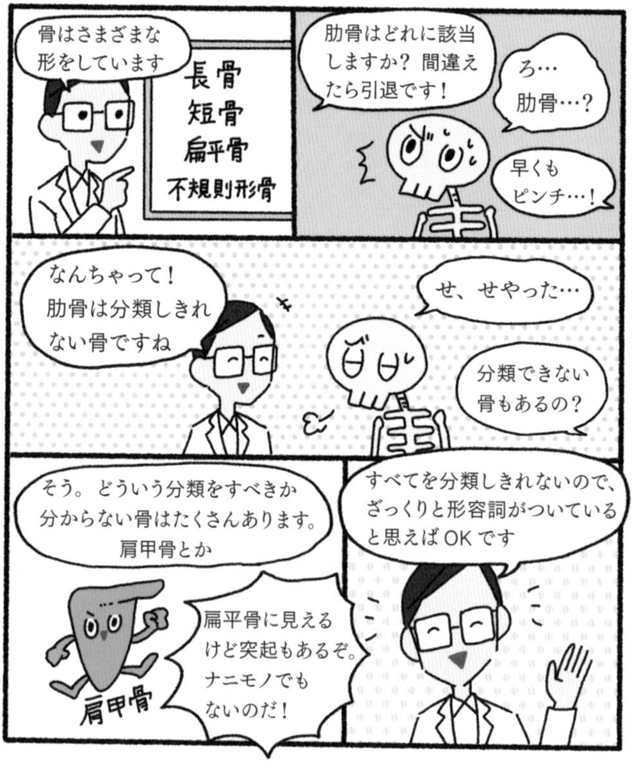
骨はさまざまな形をしています
長骨
短骨
扁平骨
不規則形骨
肋骨はどれに該当しますか？ 間違えたら引退です！
ろ… 肋骨…？
早くもピンチ…！
なんちゃって！ 肋骨は分類しきれない骨ですね
せ、せやった…
分類できない骨もあるの？
そう。どういう分類をすべきか分からない骨はたくさんあります。肩甲骨とか
肩甲骨
扁平骨に見えるけど突起もあるぞ。ナニモノでもないのだ！
すべてを分類しきれないので、ざっくりと形容詞がついていると思えばOKです

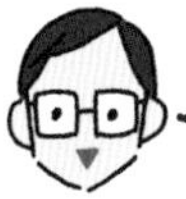

骨の部位名称は、部位によってちょっとした規則性があります。知れば骨の名前と仲良くなりやすい！

▶関節面の膨らんでいる部位

◎上腕骨頭《とう》
◎上腕骨小頭《しょうとう》
◎距骨滑車《かっしゃ》
◎外側・内側顆《か》

関節面が膨らんでいるときは「頭」や「顆」が使われることが多い

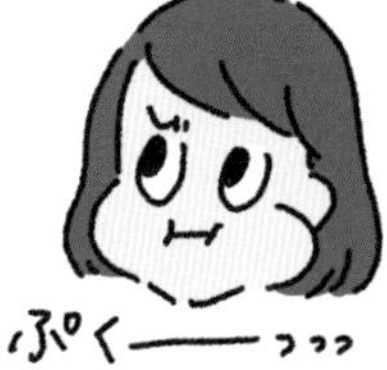
ぷくーっっっ

▶関節面の凹《へこ》んでいる部位

◎関節窩《か》
◎滑車切痕《せっこん》

「窩」にはくぼみという意味もある。
「切られた痕が凹んでいる」と覚えよう

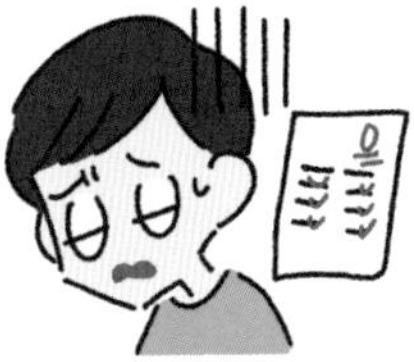

▶不規則な隆起が起こっている部位

◎大転子《てんし》
◎坐骨結節《けっせつ》
◎恥骨稜《りょう》
◎脛骨粗面《そめん》
◎外側・内側上顆《か》
◎横突起《とっき》
◎肩甲棘《きょく》

はっきりした凹みや膨らみでもないもの。
出っ張っていたりザラザラしている

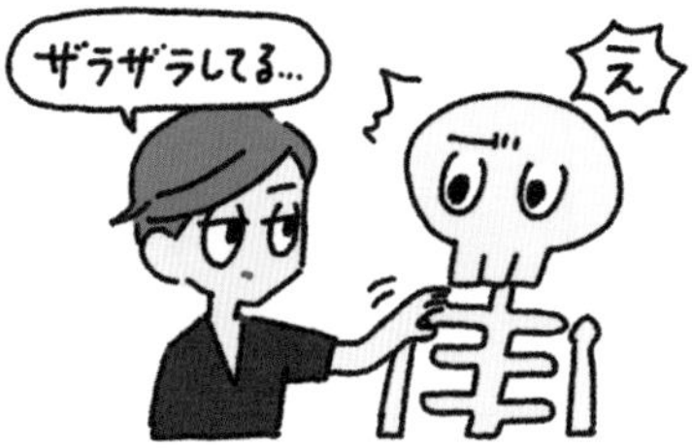
ザラザラしてる…
え

▶凹んでいる部位

◎肩甲切痕《せっこん》
◎橈骨神経溝《こう》
◎肘頭窩《か》
◎大後頭孔《こう》

関節面以外の凹みには、溝や孔（穴）といった言葉が名称に使われる

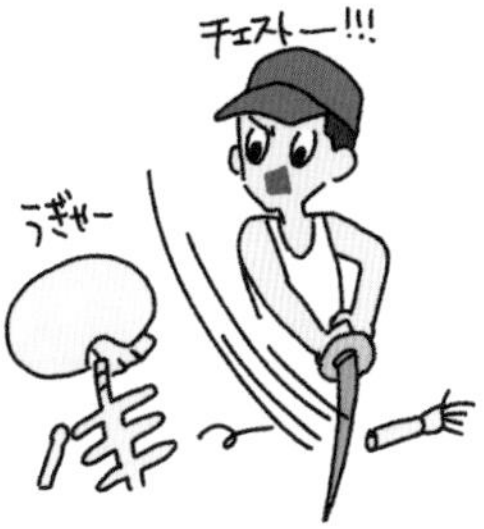
チェストー!!!
うぎゃー

骨格をつくる素材

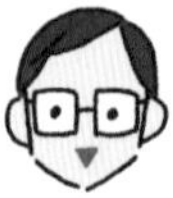

骨格は骨と＋αでつくられます。＋αの材質とはどんなものでしょうか？

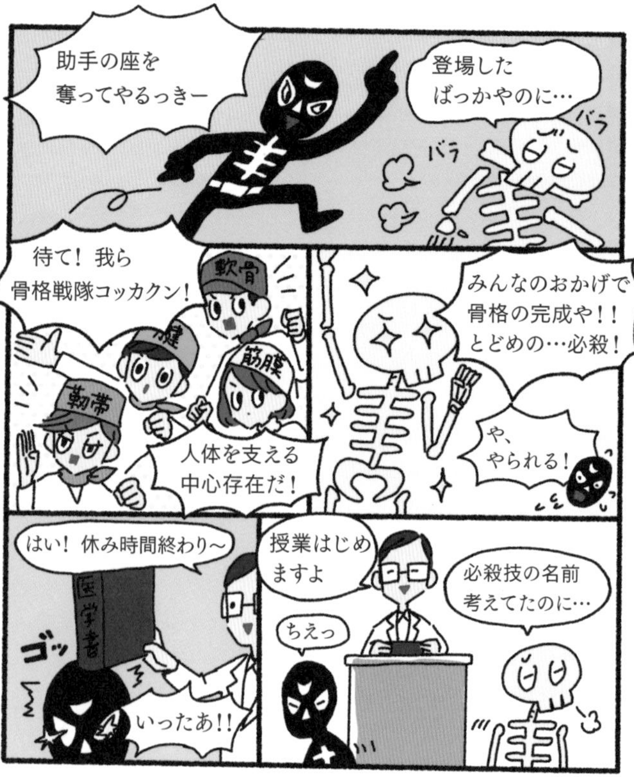
助手の座を奪ってやるっきー
登場したばっかやのに…
バラ
バラ
待て！ 我ら骨格戦隊コッカクン！
軟骨
腱
筋膜
靭帯
人体を支える中心存在だ！
みんなのおかげで骨格の完成や！！とどめの…必殺！
や、やられる！
はい！ 休み時間終わり～
医学書
ゴッ
いったあ!!
授業はじめますよ
必殺技の名前考えてたのに…
ちえっ

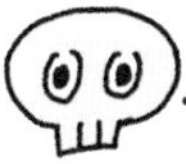

骨格をつくるためには、骨、軟骨、結合組織が必要なんや。ちなみに結合組織は3種類あるんやで

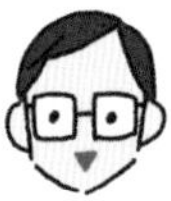

靱帯、腱（腱膜）、筋膜の3つですね。
昔はこれら3つが別物だと考えられていたので、名前がそれぞれついています

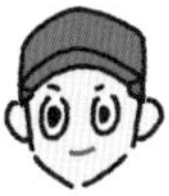

つまり、それら3つは名前は違うけどまったく同じものってこと？

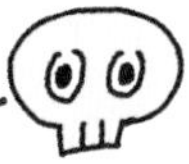

そうや！　3つともコラーゲンを中心とした支持組織。
細胞の外側のコラーゲンが骨をつくったり、
靱帯をつくったりして、カラダを支えてるんや

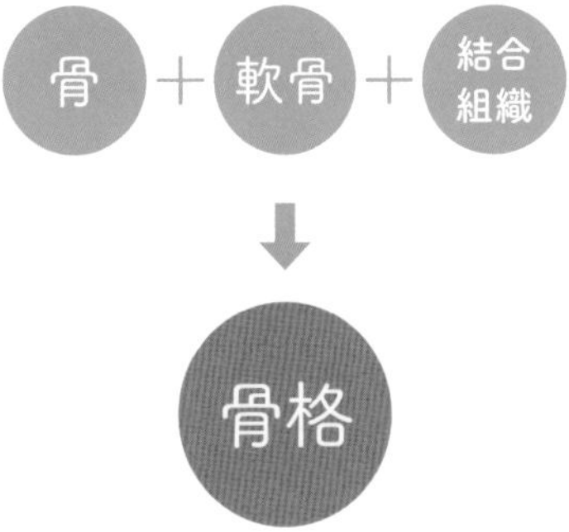

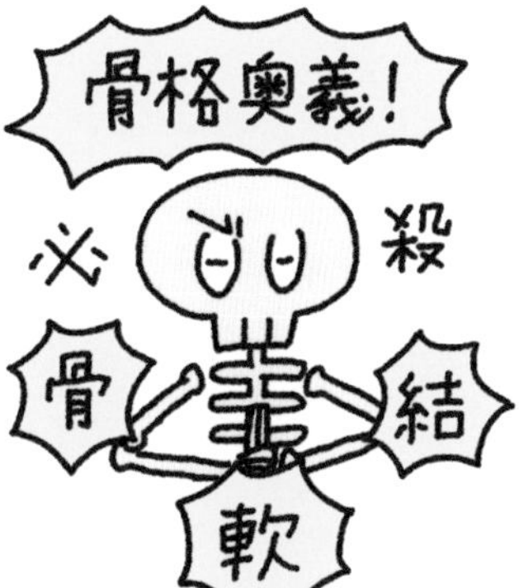

骨の組織構造

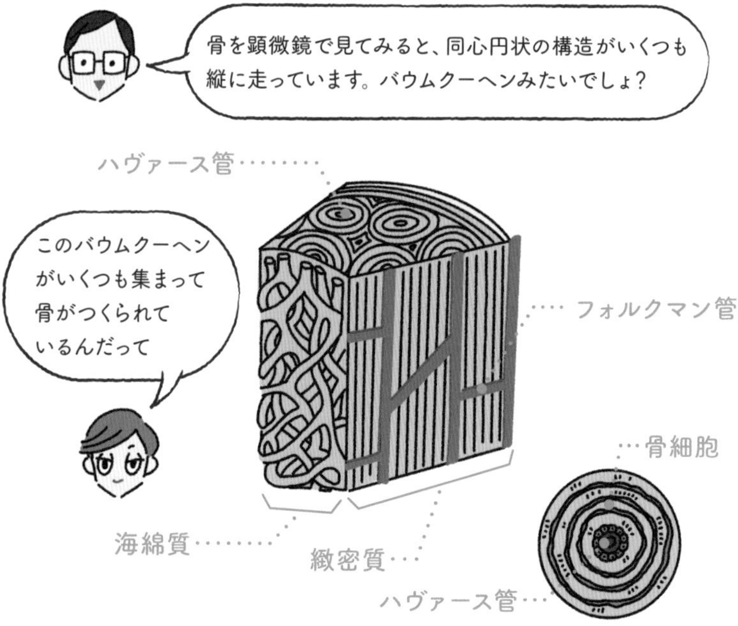

ハヴァース管を中心にして骨の組織が同心円状に集まる

「骨」は同心円状の構造がいくつも縦に走り、それらが集まることで骨として成り立っています。その中心で縦に発達するハヴァース管と横方向へ伸びるフォルクマン管は血管の通り道。骨のすみずみまで血液が行き渡っていることが分かるはずです。

同心円状の枝の隙間には骨細胞があります。
外には骨を壊す「破骨細胞《はこつさいぼう》」と骨をつくり替える
「骨芽細胞《こつがさいぼう》」が存在します

骨に含まれているコラーゲンやカルシウム。
10 年前につくられたものって残ってないんやで

つねに新しい骨に置き換わっているのは何のため？

血液中のカルシウム量を一定にするためです。
筋肉を収縮するためのシグナルを出しているのは
細胞中のカルシウム

普段は濃度をうすめにしておいて、神経の刺激が
あると指令を出すために濃度を濃くするんや

血液中のカルシウム量が少ないときに、
骨を壊してカルシウム量を増やしてるのね

だから若い頃にカルシウムをとっておかないと、どん
どん骨のカルシウムが分解されるから脆くなるんや

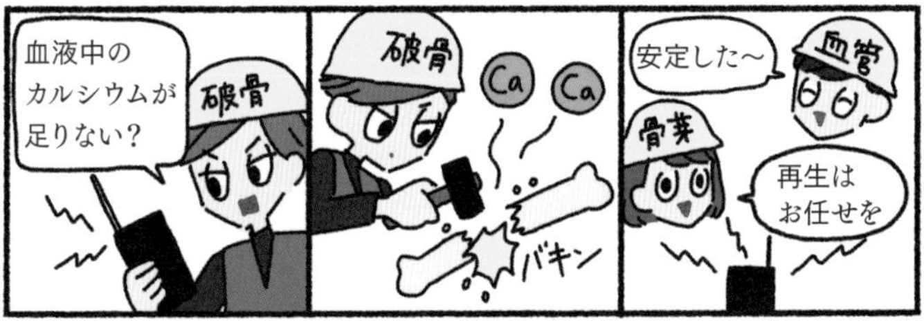
血液中の
カルシウムが
足りない？
破骨
破骨
Ca
Ca
バキン
安定した〜
血管
骨芽
再生は
お任せを

今、このときも、体内ではカルシウム濃度を一定に保つために、絶えず骨を壊してリニューアル中。
この「壊す指令」を出しているのは副甲状腺だ！

軟骨と結合組織

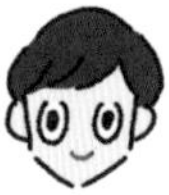

軟骨っていうと「軟骨からあげ」を思い出しちゃうけど……。体内の軟骨ってどんなもの？

▶軟骨の特徴①　血管がない

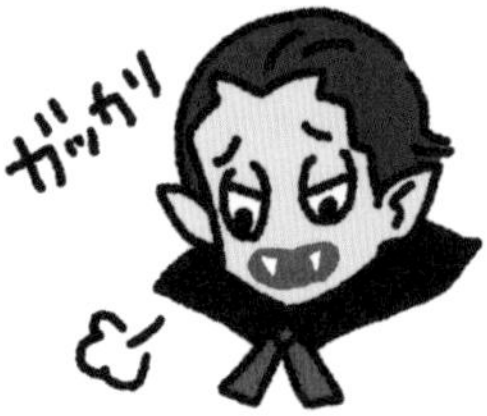

P30で解説した「バウムクーヘン」が軟骨にはありません。つまり骨の内部に血管が進入していないので、再生・修復機能がなく、大きな軟骨も存在しないのです。

▶軟骨の特徴②　弾力がある

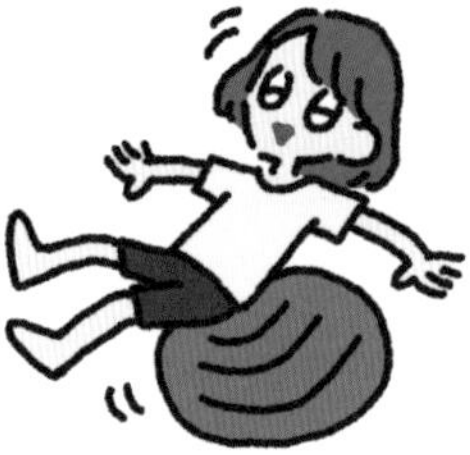

軟骨は適度な弾力性があり、押すと中から水が染み出てくる特性を持ちます。そのため、耳や鼻などの出っ張った場所や、膝関節などより滑らかに動いてほしい場所で重宝されます。

▶軟骨の特徴③　摩擦係数が低い

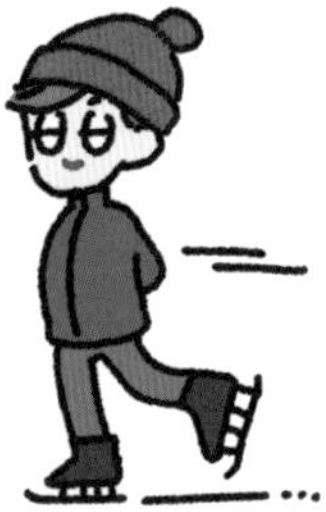

軟骨の摩擦係数はアイススケートの氷よりも低いといわれます。それだけ滑らかな軟骨で関節をコーティングするからこそ、関節は自在に動き、骨同士がこすれてすり減ることもありません。

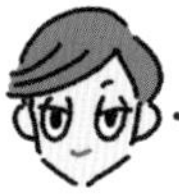

軟骨って「骨」という字はついていても、「骨」とはまったく別物なんだね

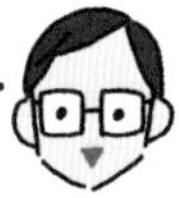

そうなんです。英語では、骨は bone、軟骨は cartilage、まったく別の言葉が使われているんです。でも骨と軟骨で共通点もあります

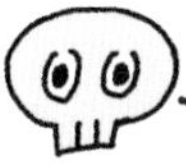

骨も軟骨もどちらも材質はコラーゲンっていうことだけは一緒なんや。骨はリン酸カルシウムで硬くなるけど、軟骨はプロテオグリカンのおかげで弾力があるんや

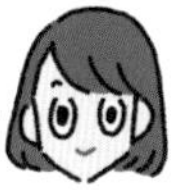

それにしてもヒトのカラダにはいたるところにコラーゲンが使われているのね～

場所によって名前が変わる 線《せん》維《い》性《せい》結《けつ》合《ごう》組《そ》織《しき》

ここで「線維性結合組織」についても学んでおきましょう。代表的なものは、腱、靭帯、筋膜です。これらはすべてコラーゲンからできています。腱と靭帯は“似たもの同士”に思えますが、厳密には役割が異なります。腱は「筋肉と骨の間」を、靭帯は「骨と骨の間」をつないでいますよ。筋膜とは膜状に広がって筋肉を覆うシートのことです。すべて同じ「線維性結合組織」なのですが、使われる場所によって呼び名が異なるのです。

骨の発生起源

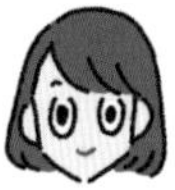

骨の材質や構造は分かったけど、そもそも骨って
どうやってつくられるの？

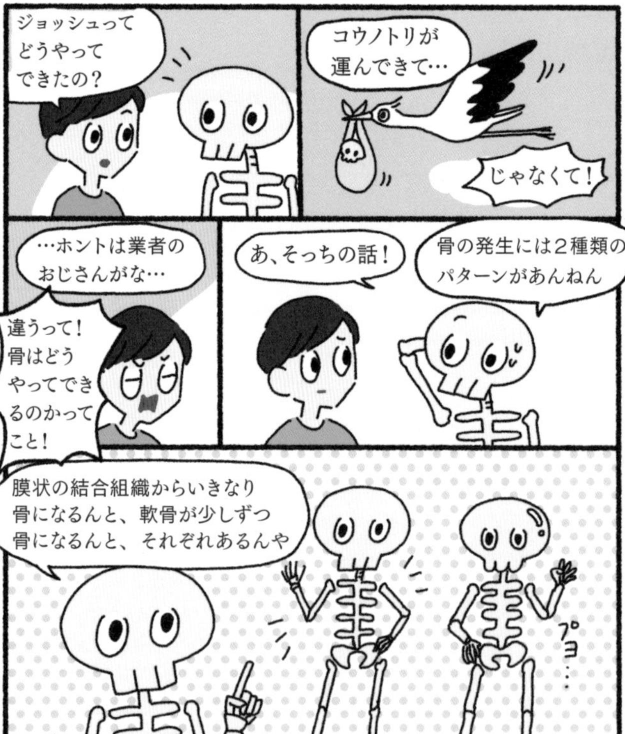
ジョッシュって
どうやって
できたの？
コウノトリが
運んできて…
じゃなくて！
…ホントは業者の
おじさんがな…
違うって！
骨はどう
やってでき
るのかって
こと！
あ、そっちの話！
骨の発生には２種類の
パターンがあんねん
膜状の結合組織からいきなり
骨になるんと、軟骨が少しずつ
骨になるんと、それぞれあるんや
プヨ…

骨の発生パターンのひとつめは胎児のときに結合組織からいきなり骨に変わってまう「膜《まく》性《せい》骨《こつ》化《か》」

もうひとつは、骨の形があらかじめ軟骨でつくられ、それが少しずつ骨に変わる「軟《なん》骨《こつ》内《ない》骨《こつ》化《か》」です。骨化点というものができて、そこから軟骨全体が骨に置き換わり、骨は大きくなっていきます

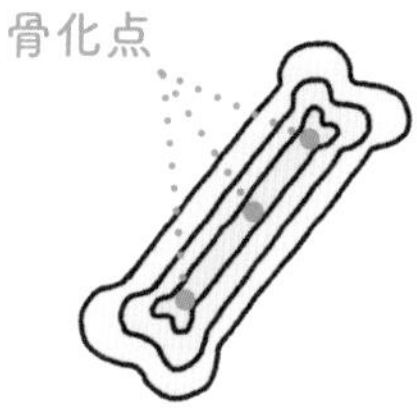

どちらのパターンで発生するかは、骨によって決まっているの？

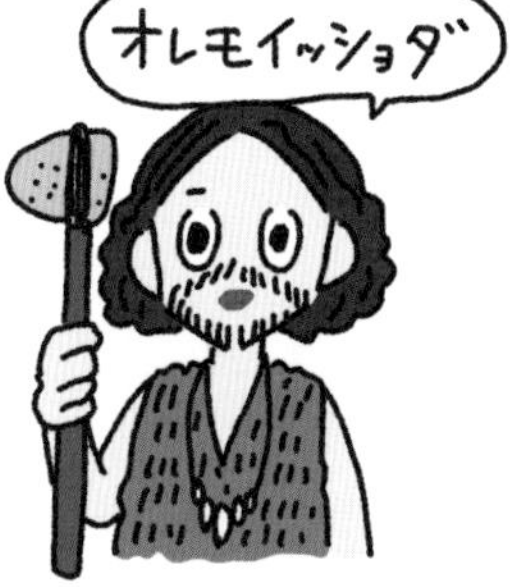

そう！ぜーんぶ決まってる。しかもな、もう5億5千万年前からずっと変わってないんや

原則として、頭の骨の大部分は膜性骨、首から下の骨は軟骨性骨です。でも、頭の中心部分の骨だけは軟骨性骨ですね

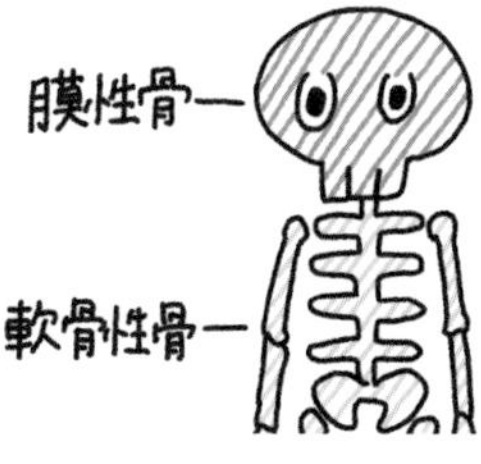

意外と単純に分かれてるのね

それから鰓弓《さいきゅう》由来の骨ってのもあるで

胎児の写真を見ると首のあたりにボコボコした隆起があります。これは、顔面の骨や筋肉をつくるもとになるんですが、魚の場合はこれがエラになります

ヒトにエラはないけど、この鰓弓からできる骨が全部軟骨性骨なんや。耳小骨《じしょうこつ》とか舌骨《ぜっこつ》とかな

サメは全身軟骨。つまり、昔は軟骨由来の骨が全身にあったんです。進化の途中で、カラダの表面から生じる膜性の骨が加わっていきました

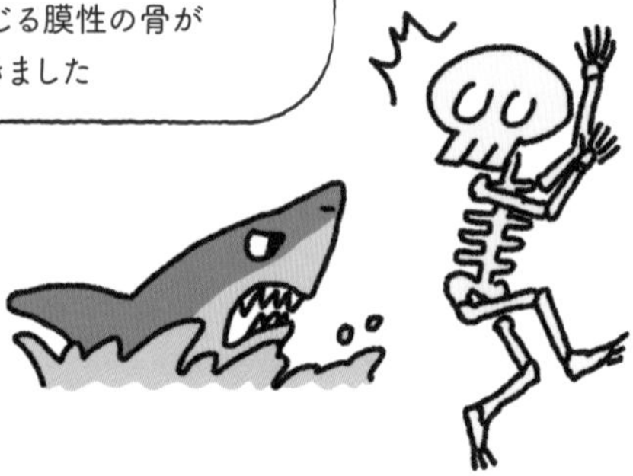

そういえば、骨って全身にいくつあるんだ？

新生児と成人では骨の数に違いがあるんです。
新生児のときは 302 個、でも成人の骨は 206 個です

96 個の骨どこいっちゃったんだよ！

1つの軟骨の中に複数の骨化点ができるのですが、
新生児のうちは、それらを別の骨とカウントします。
成長にともなって骨がくっつき1つの骨になるので、
数が減るんです

寛骨《かんこつ》
→左右合わせて
4個減
3個の骨が1個になる

手足の指の骨
→ 120 個減
手足の指の骨には片側に骨端軟骨があり２～３個の骨が１個になる

左右に分かれている骨（前頭骨／下顎骨）
→ 2 個減
左右に分かれていたものがくっつく

新生児で軟骨だった骨（手根骨／足根骨）
→ 30 個増
軟骨だった骨が成長の過程で骨になる

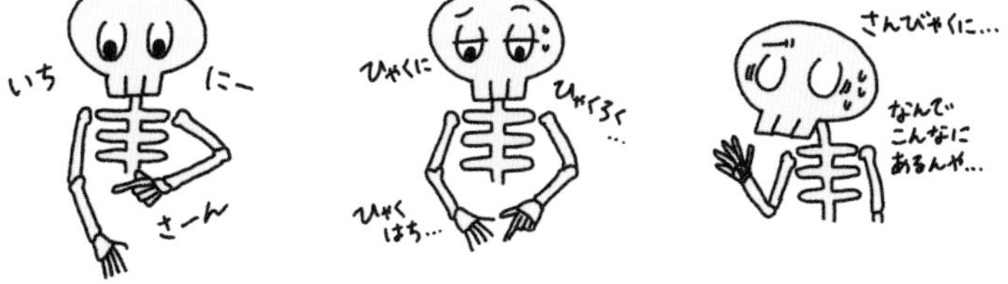
いち
にー
さーん
ひゃくに
ひゃくろく…
ひゃくはち…
さんびゃくに…
なんでこんなにあるんや…

骨に化けるポイントを持っていた骨が成長して数が減るってことや。しかし…わし…骨多いな…成長してへんのか…？

いつかきっと役に立つ小話

坂井先生の「ありがた〜いお言葉」

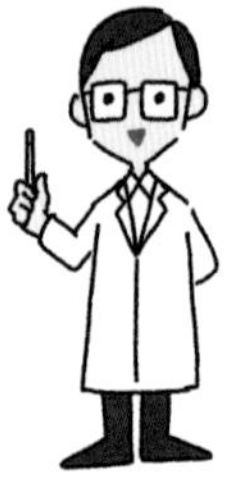

見た目に惑わされちゃダメ。人間のカタチの本質は骨格にあり

みなさん「ヒトのカラダの形」と言われて思い浮かべるのは、いわゆる「リカちゃん人形」のようなお人形さんの形ですよね。胴体が中心にあり、その上には頭、上下に腕・脚がくっついている。でも、実はこれは表面的なもの。本書で勉強をはじめる上では、本質に目を向けなければなりません。では「本質」って何でしょう？ それが骨組み＝骨格なんですね。

骨格は大きく2つに分けることができます。中心部分の幹になっている「体幹」そして「上肢と下肢」です。おや？ 頭はどこへいってしまった？ と思ったあなた、するどいですねえ。骨格では頭は体幹の一部分とされます。そして、腕＝上肢、脚＝下肢というわけでもないんです。肩甲骨や鎖骨は外見上は胴体の一部分ですが、機能的には上肢の一部。同様に、下肢に見える骨盤も胴体の一部なんです。骨と関節の勉強を行なうときは、外見に惑わされずに、骨格で考えることが大切です。

知っても得はしない ありがた〜くはないお言葉

骨格は英語で「スケルトン（元々はギリシャ語で乾いたもの）」。人体がひからびたら骨格になるというワケよ。
（ということは、ひからびかけは「ゾンビ」？？）

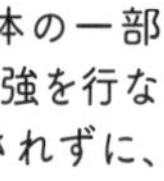

LESSON 2

体幹部

〔Trunk〕

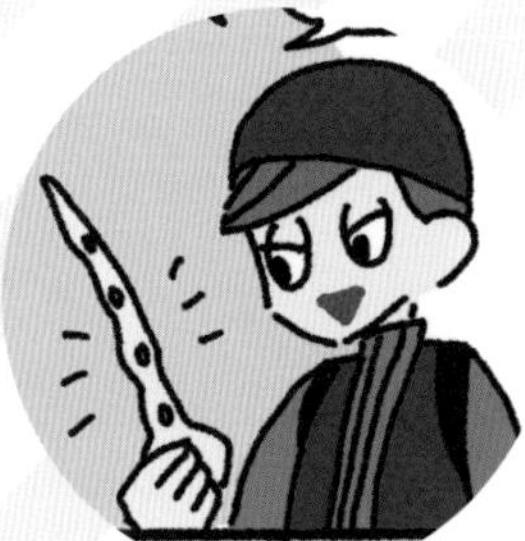

▶頸、胸、腰の構造の違いに注目

体《たい》幹《かん》にある骨《ほね》

The Trunk《ザ トランク》

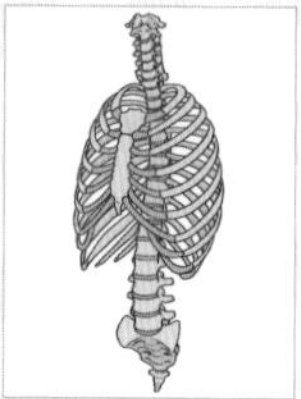

体幹部前面

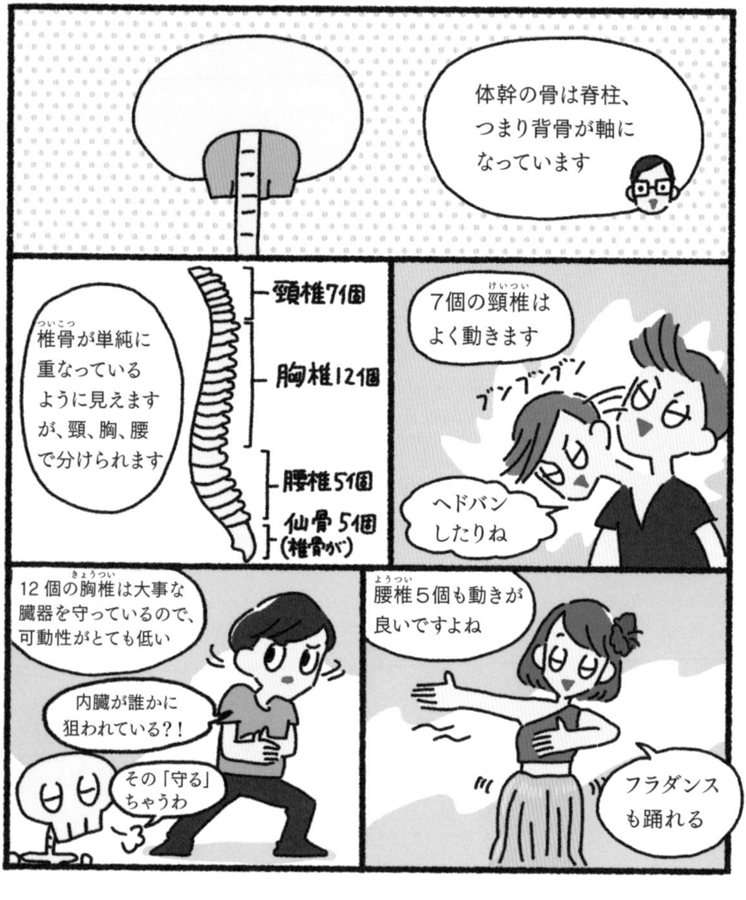
体幹の骨は脊柱、
つまり背骨が軸に
なっています
椎骨《ついこつ》が単純に重なっているように見えますが、頸、胸、腰で分けられます
頸椎7個
胸椎12個
腰椎5個
仙骨5個
(椎骨が)
7個の頸椎《けいつい》はよく動きます
ブンブンブン
ヘドバンしたりね
12個の胸椎《きょうつい》は大事な臓器を守っているので、可動性がとても低い
内臓が誰かに狙われている?!
その「守る」ちゃうわ
腰椎《ようつい》5個も動きが良いですよね
フラダンスも踊れる

特徴

脊柱は、一見、椎骨が一つひとつ重なってできているという単純な構造に見えますが、頸、胸、腰で役割や骨の構造は異なります。首と腰はよく動きますが、胸や仙骨、骨盤は動きが悪いですよね。つまり、**体幹には頭も含めると大きなボックスが3つあり、大事なものを抱えている部分は可動性が低い**ということになります。

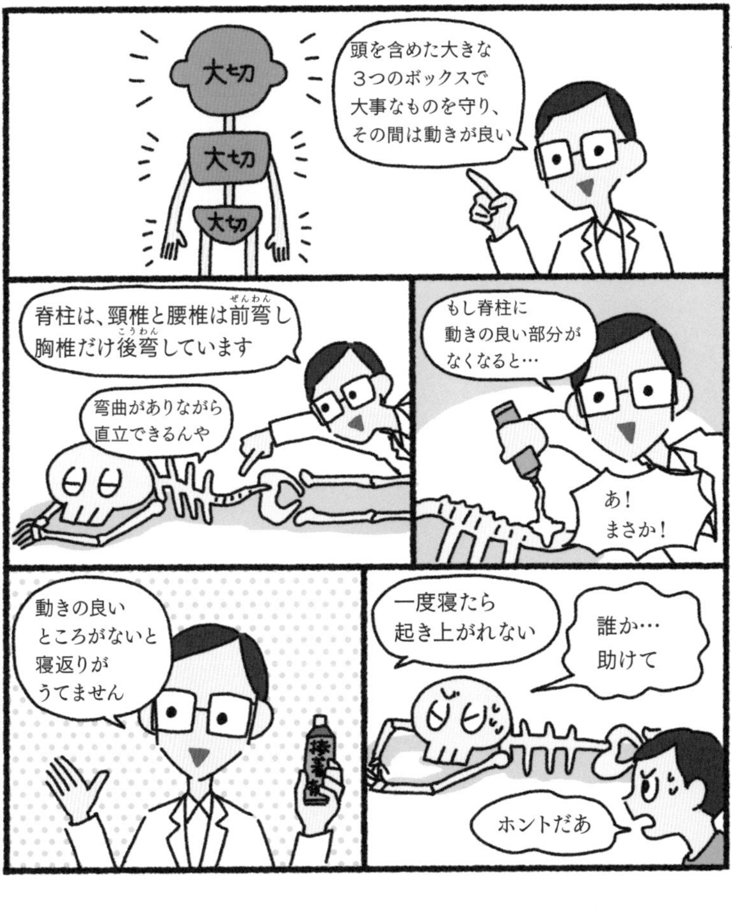
大切
大切
大切
頭を含めた大きな3つのボックスで大事なものを守り、その間は動きが良い
脊柱は、頸椎と腰椎は前弯《ぜんわん》し胸椎だけ後弯《こうわん》しています
弯曲がありながら直立できるんや
もし脊柱に動きの良い部分がなくなると…
あ！まさか！
動きの良いところがないと寝返りがうてません
一度寝たら起き上がれない
誰か…助けて
ホントだあ

体幹の骨格

The Skeleton of the Trunk

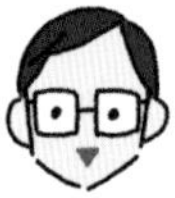

体幹の骨格は、脊柱、肋骨、胸骨から成り立っています。見て分かる通り背骨が軸になっていますね

体幹の骨格前面

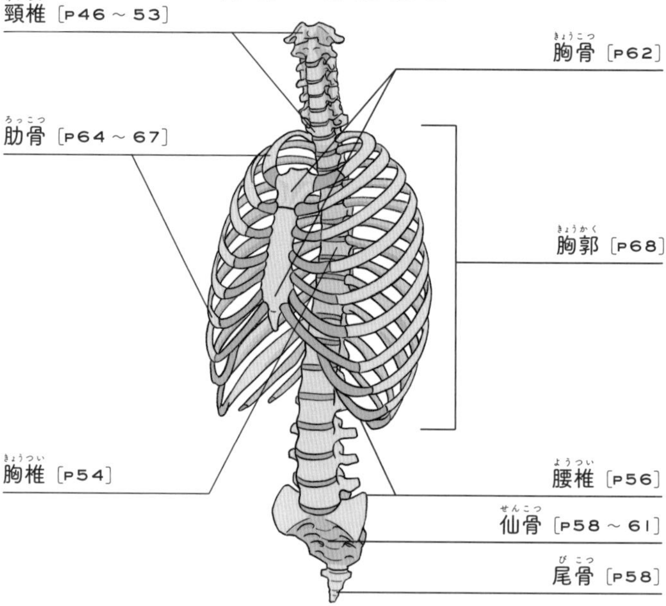

椎骨がいくつも重なって背骨になっているんだ～。
でも場所によって構造は違うんだね

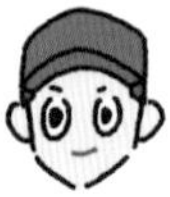

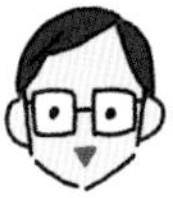

それと、頸と腰は前弯、胸椎だけは後弯しています。なぜだと思いますか？

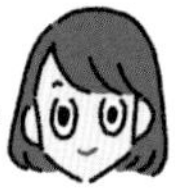

う～ん。
弯曲していないとバランスが取りづらいのかしら？

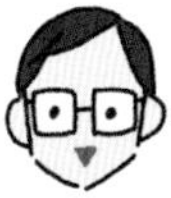

惜しい！胸椎の前面には胸の内臓があるので後ろにふくらむしかない。なので、その上下で前に出すしかなかったわけです。直立で歩行するようになってから頸と腰の弯曲は生まれたんですよ

体幹の骨格側面

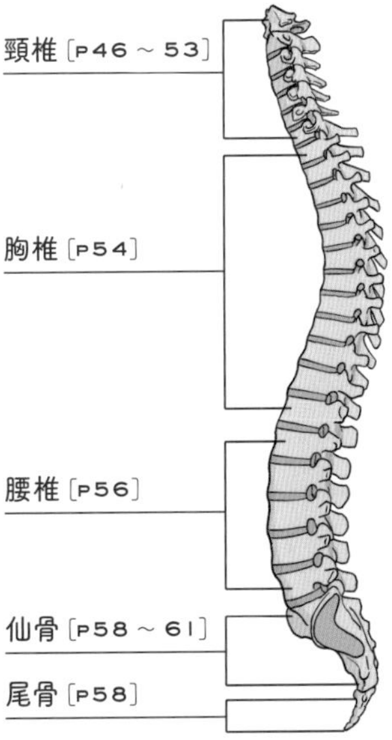

▶頸椎、胸椎、腰椎に共通する構造

椎《つい》骨《こつ》・椎《つい》間《かん》円《えん》板《ばん》

ヴァーテブラ・インターヴァーテブラル ディスク

Vertebra・The Intervertebral Disk

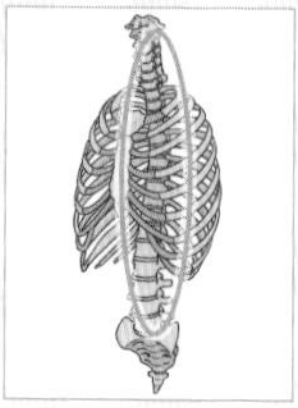

体幹部前面

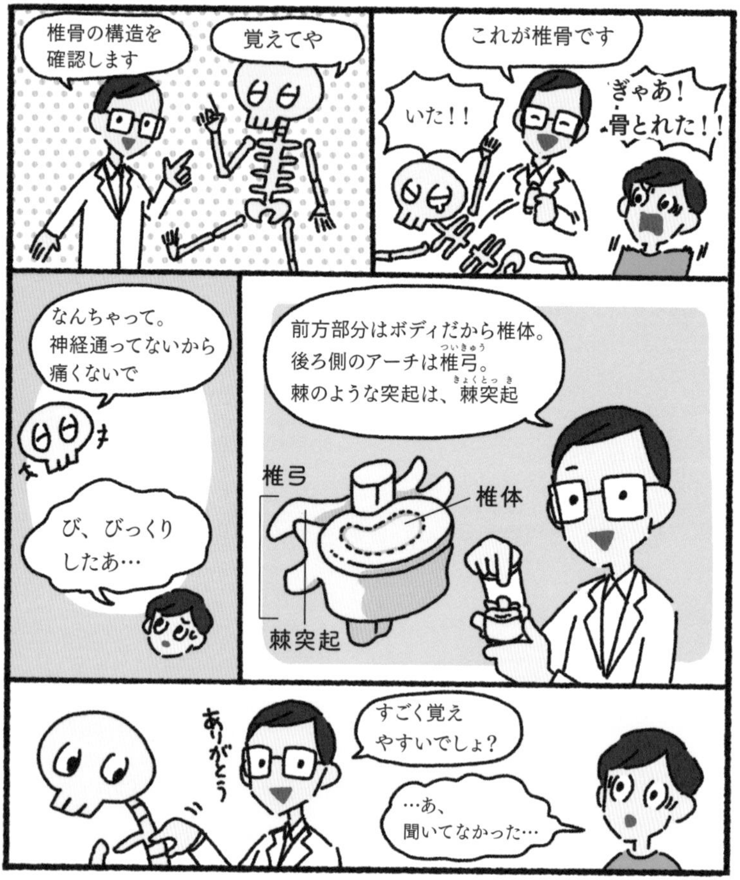
椎骨の構造を確認します
覚えてや
これが椎骨です
いた！！
ぎゃあ！ 骨とれた！！
なんちゃって。神経通ってないから痛くないで
び、びっくりしたあ…
前方部分はボディだから椎体。後ろ側のアーチは椎弓《ついきゅう》。棘のような突起は、棘突起《きょくとっき》
椎弓
椎体
棘突起
ありがとう
すごく覚えやすいでしょ？
…あ、聞いてなかった…

特徴

椎骨の部位名称はとてもフレンドリー！　しっかり覚えましょう。**椎弓《ついきゅう》には４種類７個の突起が出ています**が、後ろに突き出ている棘突《きょくとっ》起《き》は皮膚の上から触れる突起です。そして、**椎骨と椎骨の間には、中心部分がぷよぷよな椎間円板があります。**これが**クッションのような役割**を果たしていて、カラダの重さを支えています。

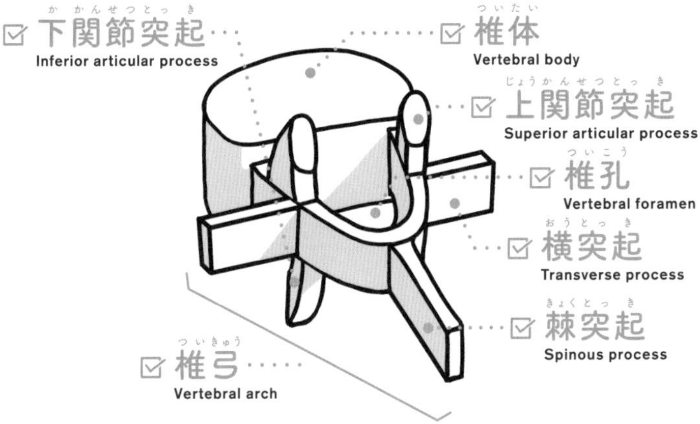

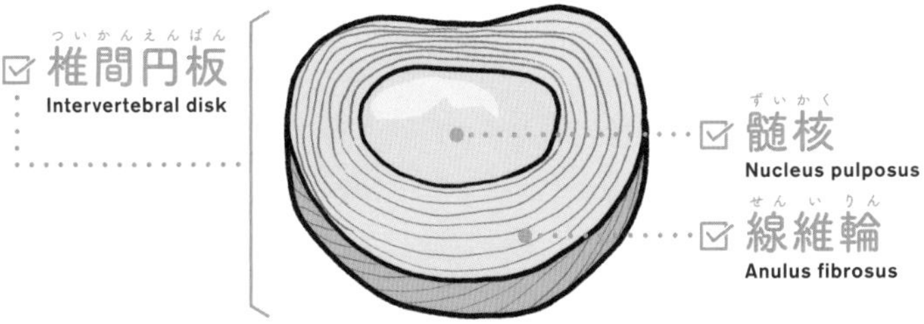

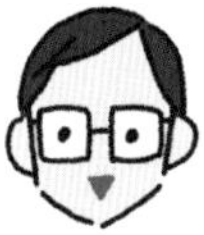

線維状の構造がやぶれて
はみ出してしまうことを
椎間板ヘルニアといいます

▶左右に穴あり！

頸《けい》椎《つい》

サーヴィカル スパイン

The Cervical Spine

小さな穴の
成り立ちに注目

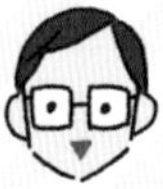

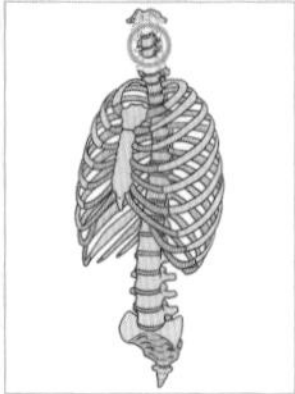

体幹部前面

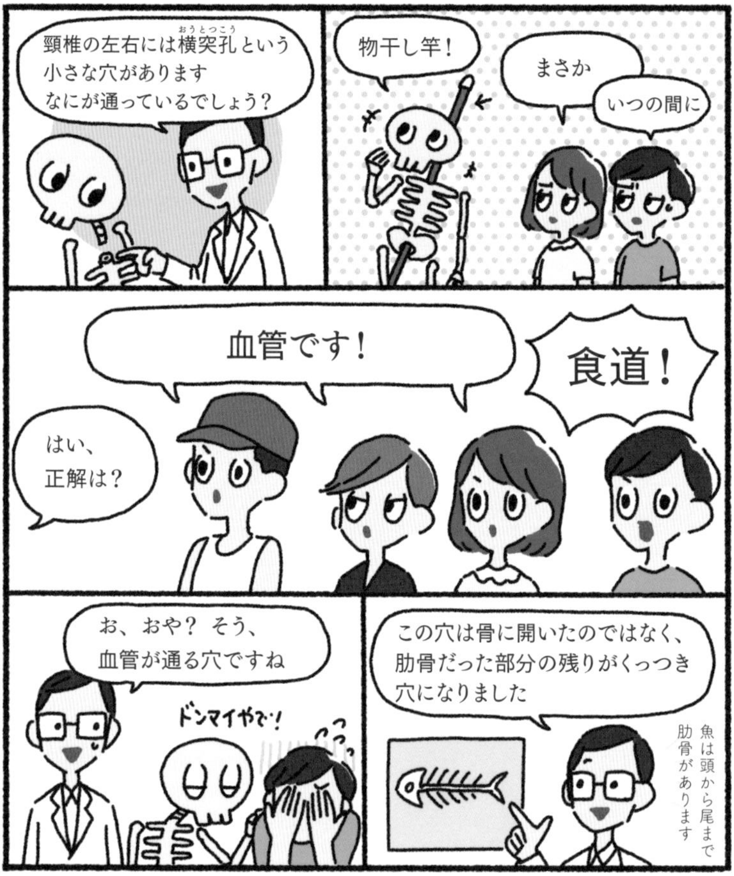
頸椎の左右には横突孔《おうとつこう》という小さな穴があります なにが通っているでしょう？
物干し竿！
まさか
いつの間に
血管です！
食道！
はい、正解は？
お、おや？ そう、血管が通る穴ですね
ドンマイやで！
この穴は骨に開いたのではなく、肋骨だった部分の残りがくっつき穴になりました
魚は頭から尾まで肋骨があります

特徴

頸椎には横突孔という小さな穴が左右にあります。これは、肋骨の起源となっていた骨がくっついてできた穴です。魚は頭から尾まで肋骨がありますよね。進化の過程で肋骨が小さくなり、細い頸ができたというわけです。**横突孔は第１頸椎から第７頸椎まで揃っていて、６番より上には椎骨静脈・椎骨動脈が通っていますよ。**

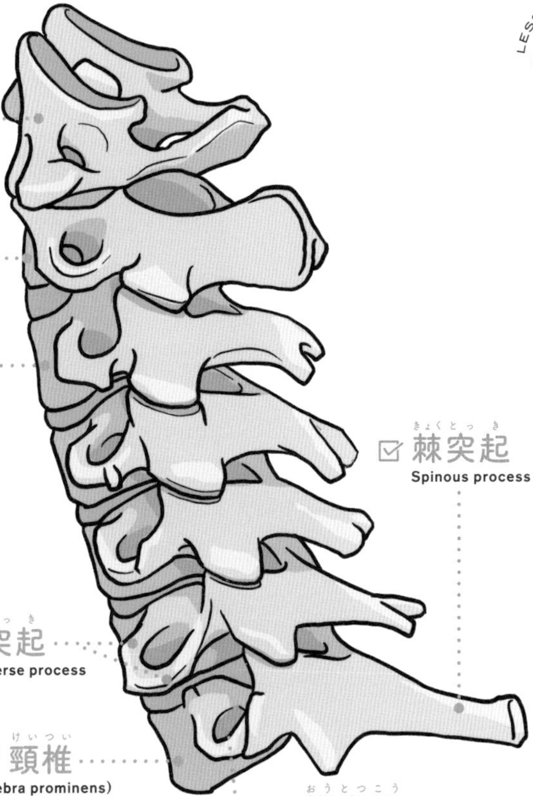

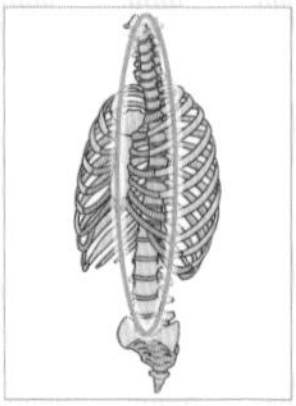

体幹部前面

▶ 椎骨が重なりあって穴ができた！

脊《せき》柱《ちゅう》管《かん》・椎《つい》間《かん》孔《こう》

ヴァーテブラル キャナル・インターヴァーテブラル フォラーメン

Vertebral canal・Intervertebral foramen

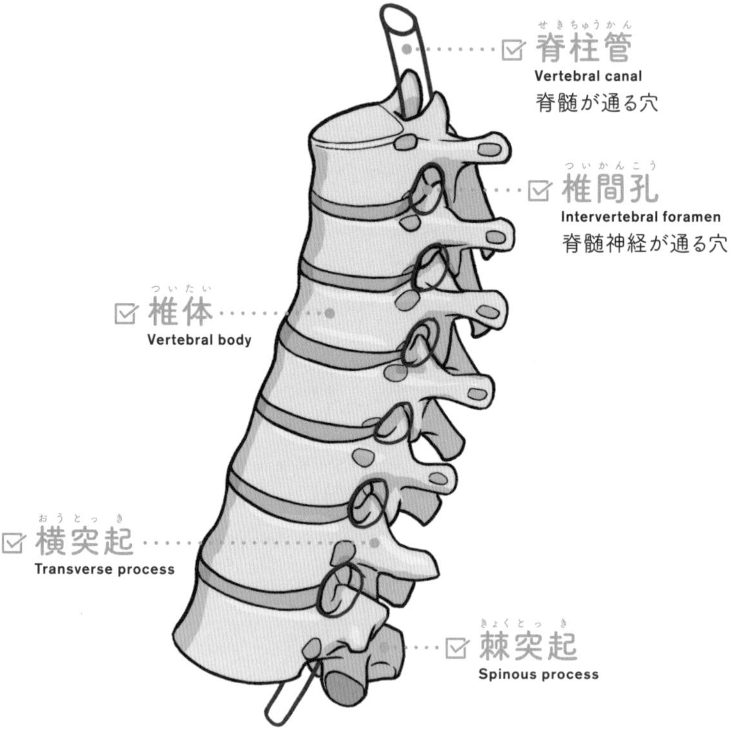

脊髄神経の名前って、C1とかT3って
いうんでしょ？ 覚えづらいなぁ

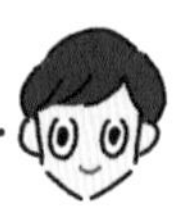

特徴

椎骨と椎骨が重なり、椎孔という穴が上下につらなって管に見えます。これが**脊柱管**です。**脊髄が通る管**ですね。そしてもうひとつ！ 椎弓の根本を横から見ると、**椎間孔**と呼ばれる穴があります。これは脊柱管から出ていく**脊髄神経が通る道**です。腕や足を動かす神経など、脊髄に出入りする神経は全てこの椎間孔を通って出ていきます。

おや、規則性だけ覚えれば簡単ですよ。脊髄神経の名前と数は椎骨の名前と数で決まっているんです。
頸椎から出てくるのは頸神経の1番から8番。
胸椎から出てくるのは、胸神経の1番から12番、
腰神経は1番から5番まであります

ということは……
このCって頸椎（Cervical spine）のCってこと？

その通り！

頸椎はC、胸椎はT、腰椎はL、仙骨はS、
この略語はしっかり覚えましょうね。それから椎骨の数も必須ですよ。頸椎に7つ、胸椎に12個、腰椎に5つです。これを覚えていれば脊髄神経の数を間違うことはないはずです

あれ？ 頸椎は7つなのに頸神経は8番（C8）までであるみたいだけど？

頭蓋骨が一番上にあるので、第1頸椎と頭蓋骨の間がC1（第1頸神経）になりますよ

▶指と指輪のような関係♡♡

頸《けい》椎《つい》（第《だい》1・第《だい》2）

Cervical spine《サーヴィカル スパイン》 C1(Atlas《アトラス》)・C2(Axis《アクシス》)

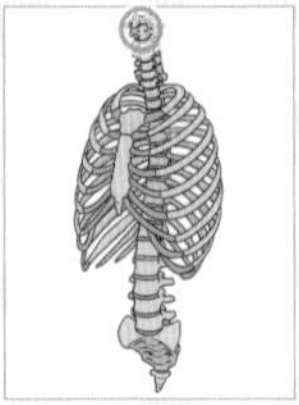

体幹部前面

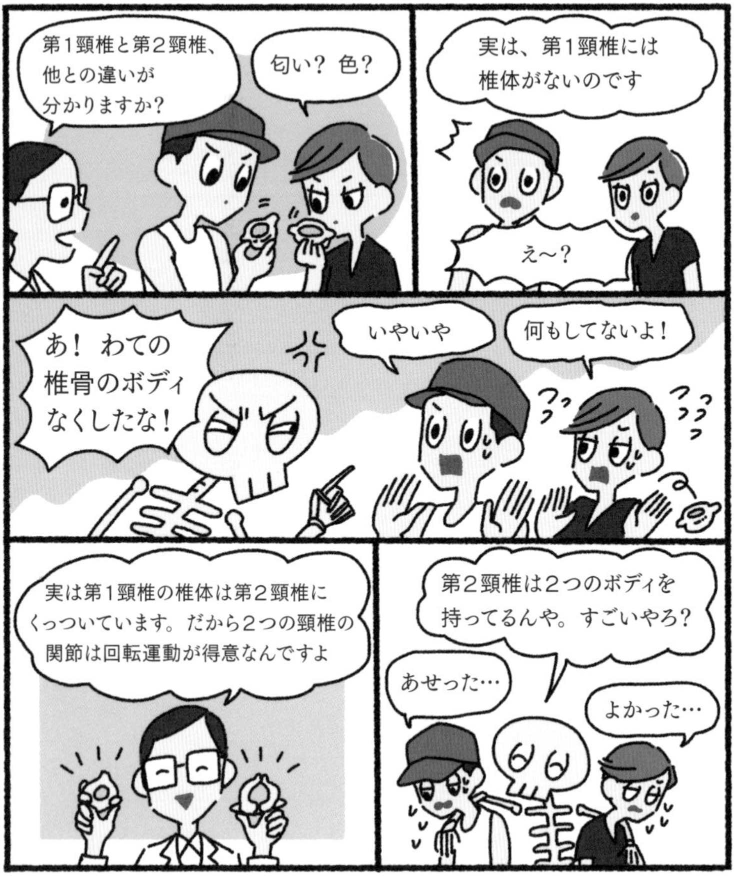
第1頸椎と第2頸椎、他との違いが分かりますか?
匂い? 色?
実は、第1頸椎には椎体がないのです
え〜?
あ! わての椎骨のボディなくしたな!
いやいや
何もしてないよ!
実は第1頸椎の椎体は第2頸椎にくっついています。だから2つの頸椎の関節は回転運動が得意なんですよ
第2頸椎は2つのボディを持ってるんや。すごいやろ?
あせった…
よかった…

特徴

7個ある頸椎のうち、第1頸椎と第2頸椎だけは特別です。**第1頸椎にはボディ（椎体）がありません。**もともとあったものが、第2頸椎とくっついてしまったんです。**第2頸椎の歯突起が、もともと第1頸椎の椎体だったもの。**この結果、第2頸椎の上に突き出た突起のまわりを指輪のような第1頸椎が動けるようになりました（詳しくはP72へ）。

第1頸椎
（環椎）

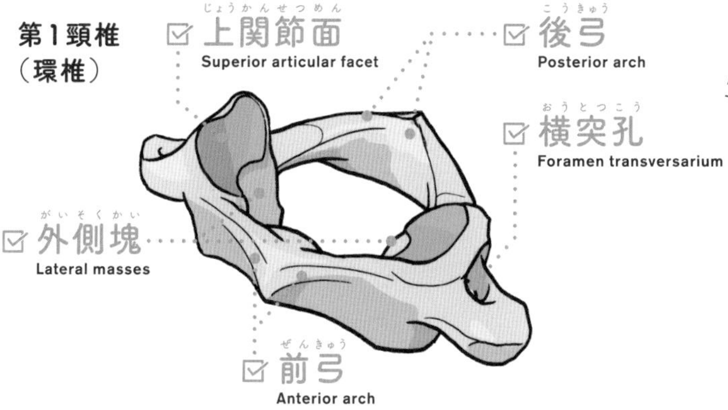

第2頸椎
（軸椎）

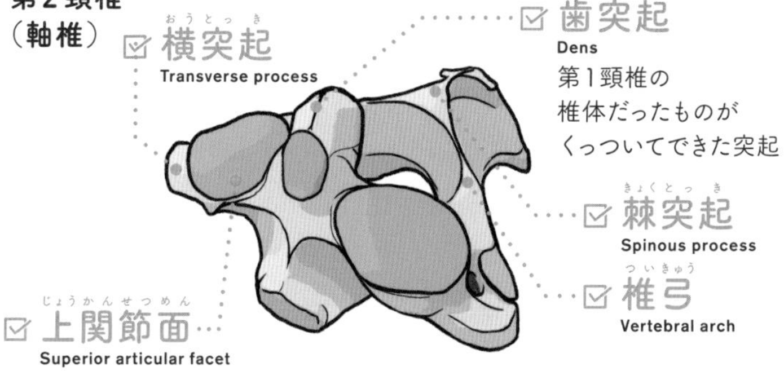

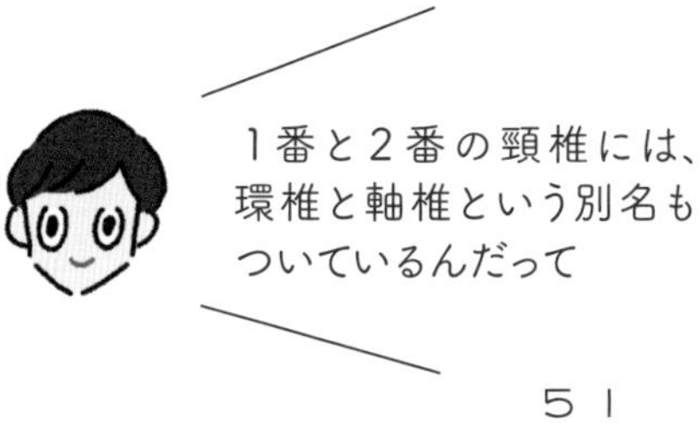

▶触ってみよう！ トンガリ突起

頸《けい》椎《つい》（第《だい》7）

C7(vertebra prominens《ヴァーテブラ プロミネンス》)

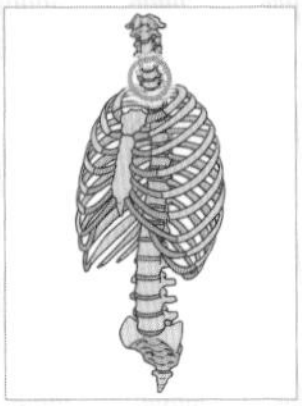

体幹部前面

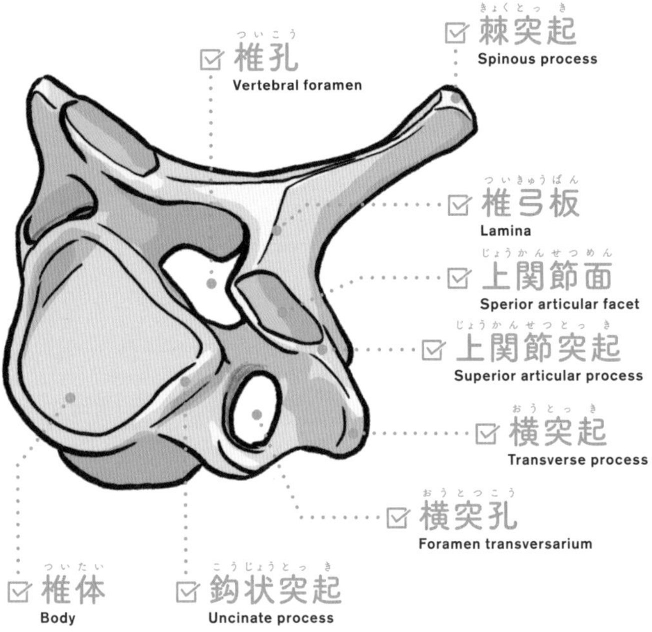

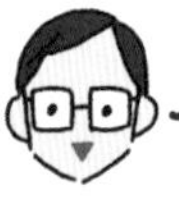

背中の皮膚を取り除くと僧帽筋《そうぼうきん》があり、
背中の真ん中が起始になっています。
第7頸椎から下では棘突起から起こります

特徴

第7頸椎にも「隆椎《りゅうつい》」という特別な名前がついています。頸の一番下あたりにあるのですが、**棘突起がもっとも長いため、体表から触ることもできます**よ。第6頸椎から上の頸椎は突起が短いのでどんなに頑張っても触ることはできない。これは首の動きを良くするためだといえます。

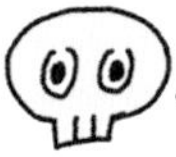

第6頸椎から上では、体表から触れる部分と棘突起の間に隙間があって、その隙間の膜状の結合組織がトサカのようなんや。項靱帯《こうじんたい》っていうで！

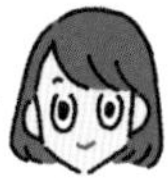

なんのためにある靱帯なのかしら？

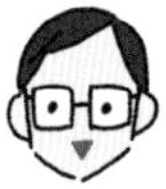

項靱帯があると僧帽筋の起始が、棘突起よりもかなり後ろにズレます。棘突起が短いのは頸の可動性を維持するためです。
そして、僧帽筋の起始を確保するためのゆとりを、項靱帯でつないでつくっているんです

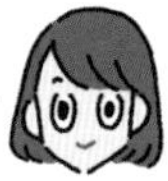

首は動きが良くないとね

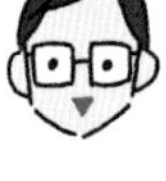

ですね。寝違えて一日首が動かずにツラい思いをしたこともあるでしょ？
頸の可動性はとても大切なんです

▶肋骨と2カ所で連結！

胸《きょう》椎《つい》

The Thoracic《ソラシック》 Spine《スパイン》

見たまんま
「胸」の骨だぞ

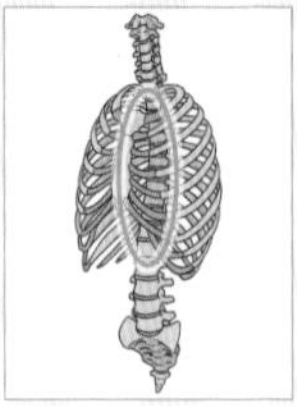

体幹部前面

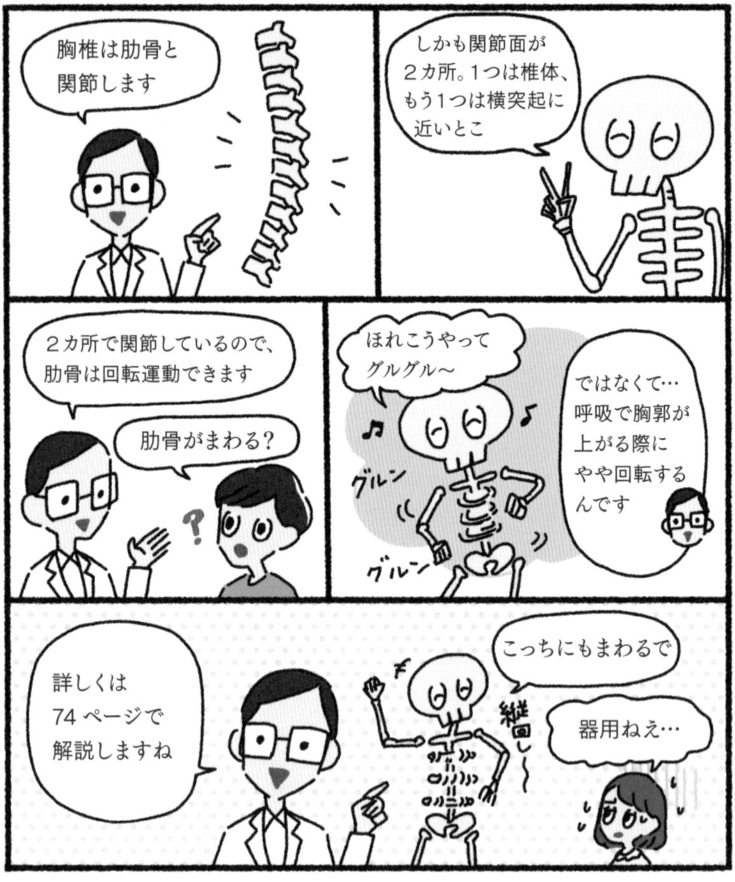
胸椎は肋骨と関節します
しかも関節面が2カ所。1つは椎体、もう1つは横突起に近いとこ
2カ所で関節しているので、肋骨は回転運動できます
肋骨がまわる？
ほれこうやってグルグル～
グルン
グルン
ではなくて…呼吸で胸郭が上がる際にやや回転するんです
詳しくは74ページで解説しますね
こっちにもまわるで
縦回し～
器用ねえ…

特徴

胸椎は肋骨と関節をするという点が特徴としてあげられます。そのため、**肋骨と関節するための関節面が2カ所にあります。**1つは椎体の上と下にある切れ込み部分（肋骨窩）。もう1つは横突起の先端に近い部分にあります。この2カ所をつなぐ線を軸にして、肋骨の回転運動は起こっています（詳細はP74）。

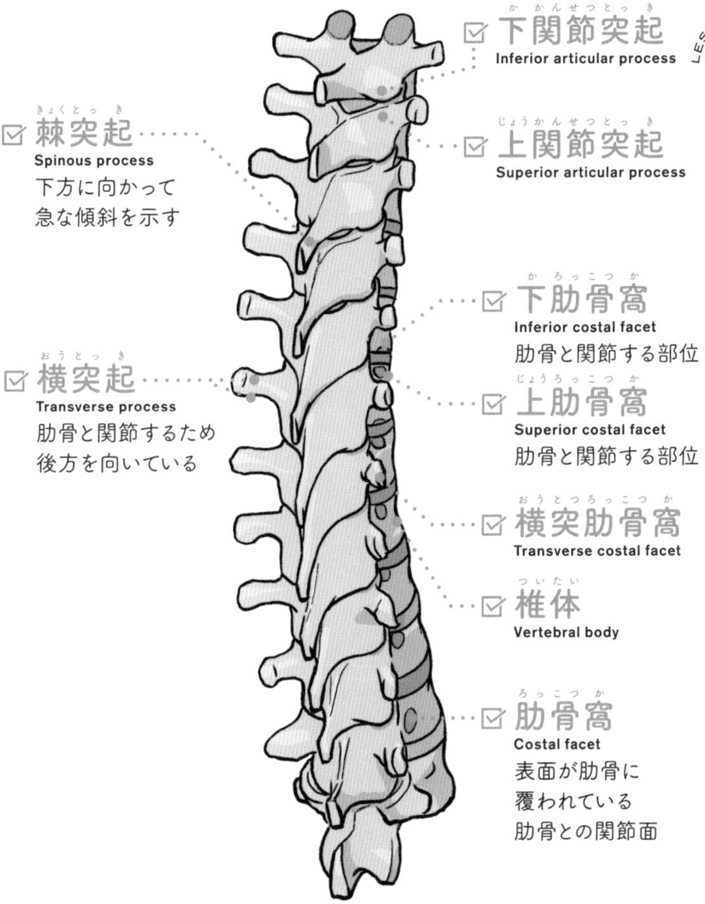

▶脊柱起立筋と仲良くくっつく

腰《よう》椎《つい》

The Lumbar《ランバー》 Spine《スパイン》

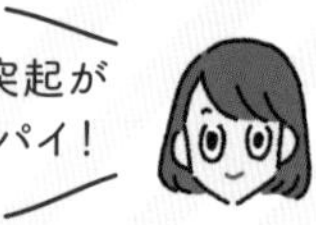

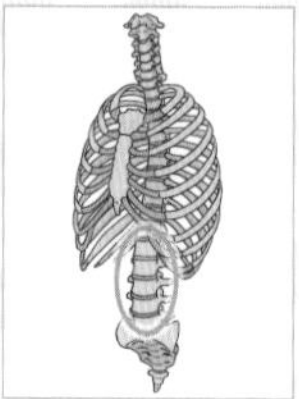

体幹部前面

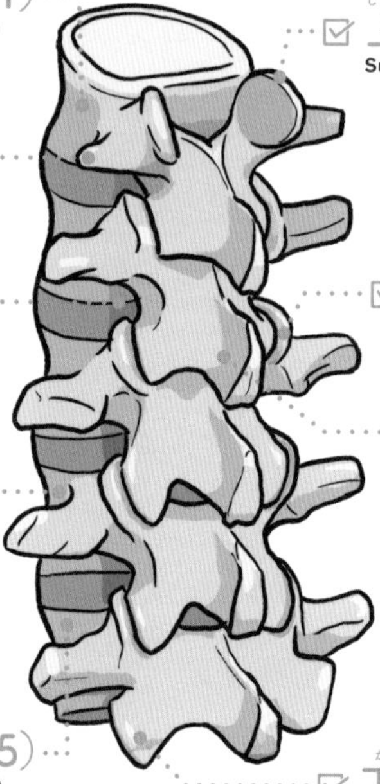

肋骨突起って横突起じゃないの?

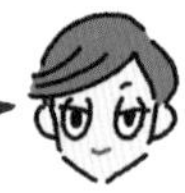

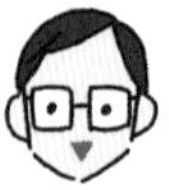

形だけを素直に見たらどう見ても横突起。でも、
肋骨由来だから肋骨突起とも呼ばれているんです

特徴

椎骨は下にいくほど大きくなります。つまり、胸椎よりも腰椎の方が、大きくて丈夫です。さらに**腰椎の椎骨は突起が多く複雑な形**をしているのが特徴です。なぜかというと、もともと肋骨だったものが、吸収されてくっついたものだからという理由がひとつ。そして、**脊柱起立筋がくっつく場所として働く**役目もあるからです。

関節突起の関節面が弯曲しているのも
腰椎ならではの特殊事情？

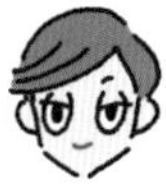

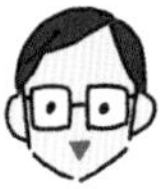

その通りです。頸椎では平たいのに対して、
腰椎では関節面が弯曲していますね。
腰椎の可動域を確保しているんです

第4腰椎

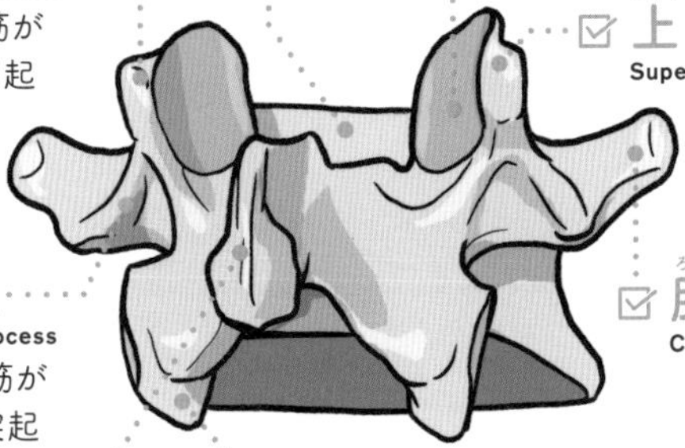

▶ 5個の椎骨が合体！

仙《せん》骨《こつ》・尾《び》骨《こつ》

セイクラム・コクシックス

The Sacrum and Coccyx

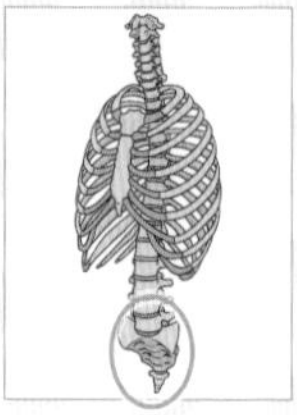

体幹部前面

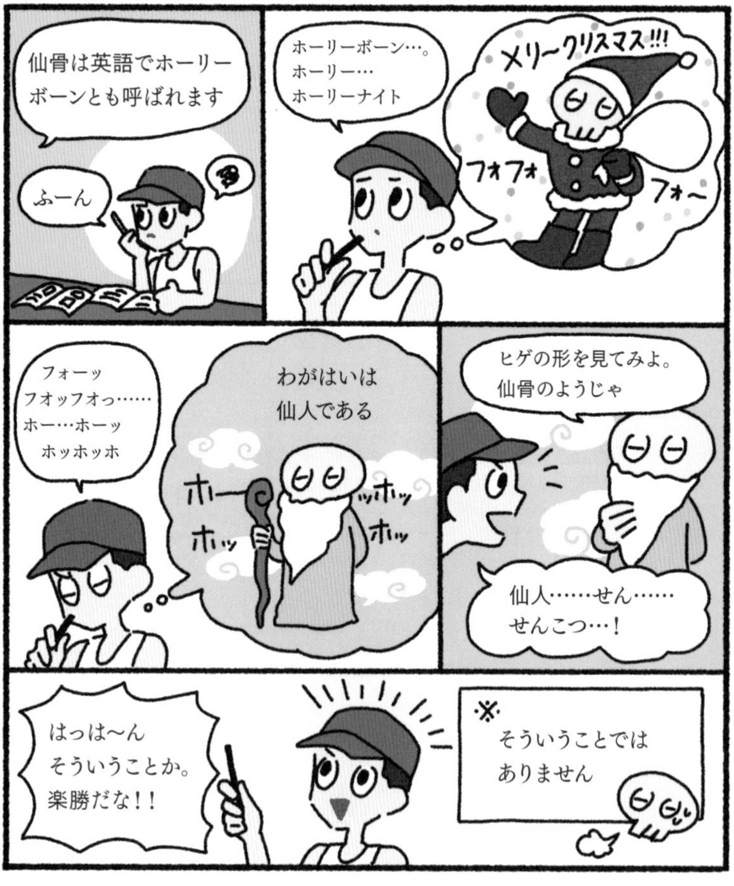

仙骨は英語でホーリーボーンとも呼ばれます
ふーん
ホーリーボーン…。ホーリー… ホーリーナイト
メリ～クリスマス!!!
フォフォ
フォ～
フォーッ フオッフオっ…… ホー…ホーッ ホッホッホ
わがはいは仙人である
ホー
ッホッ
ホッ
ホッ
ヒゲの形を見てみよ。仙骨のようじゃ
仙人……せん…… せんこつ…！
はっは～ん そういうことか。楽勝だな！！
※ そういうことではありません

特徴

仙骨は、5つの椎骨が癒着してできた骨です。その下に3つから5つの小さな椎骨がくっついた尾骨があります。仙骨の前後には左右に4つずつ穴が開いています。これは、脊髄神経が通る穴です。前面には脊髄神経の前枝が、後面からは後枝が出てきます。つまり、全体的な構造としては、椎骨と非常に似ていることが分かると思います。

後面

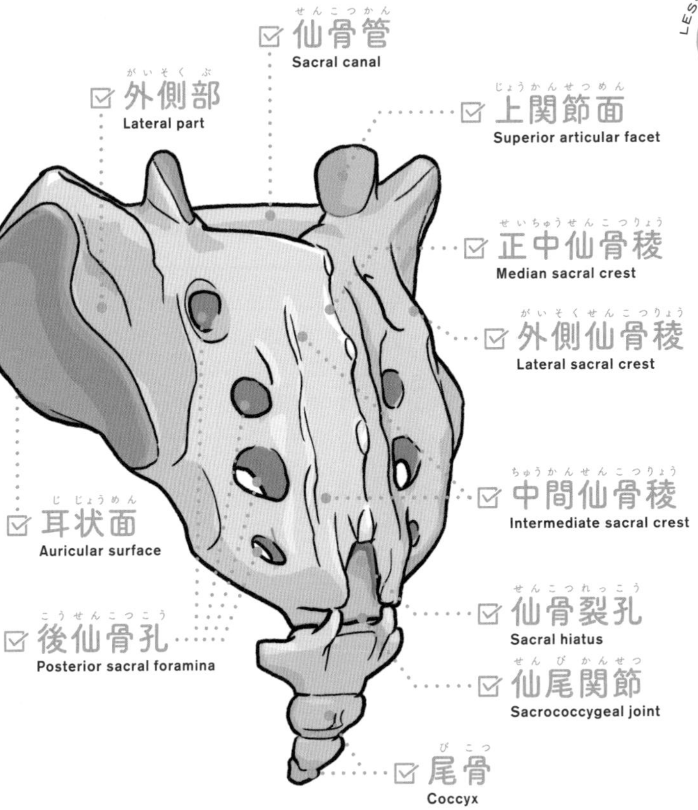

▶ 飛び出た部分が超大事

仙《せん》骨《こつ》(外《がい》側《そく》部《ぶ》)

セイクラム(ラテラル パート)

The Sacrum(lateral part)

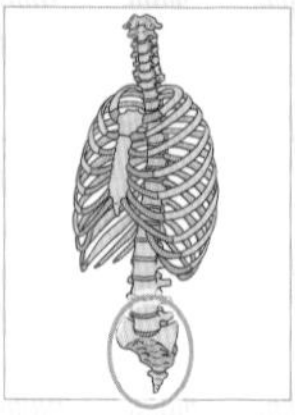

体幹部前面

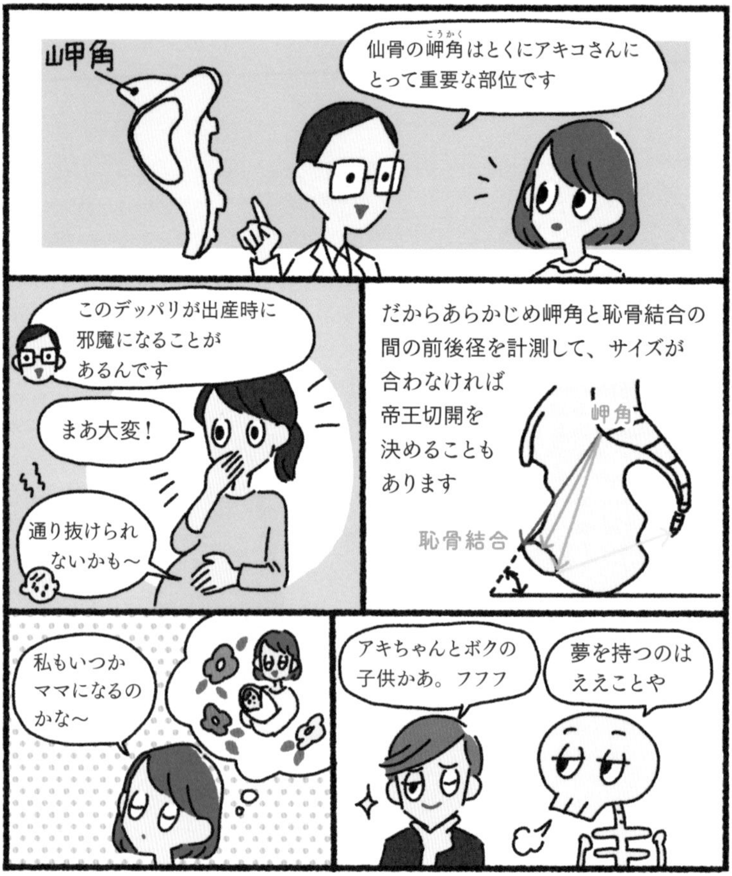
岬角
仙骨の岬角《こうかく》はとくにアキコさんにとって重要な部位です
このデッパリが出産時に邪魔になることがあるんです
まあ大変!
通り抜けられないかも~
だからあらかじめ岬角と恥骨結合の間の前後径を計測して、サイズが合わなければ帝王切開を決めることもあります
岬角
恥骨結合
私もいつかママになるのかな~
アキちゃんとボクの子供かあ。フフフ
夢を持つのはええことや

特徴

仙骨を側面から見ると、**椎体の前の部分に岬角《こうかく》**という名前がついていますね。これが特に重要！ 骨盤の形をつくった際に、一番前に突き出す部分で、**胎児が骨盤を通り抜けるときに岬角が邪魔になることがあるため、あらかじめ岬角と恥骨結合の間で前後径を計測**します。このサイズが胎児の通りやすさをはかる指標になるんですね。

左側面

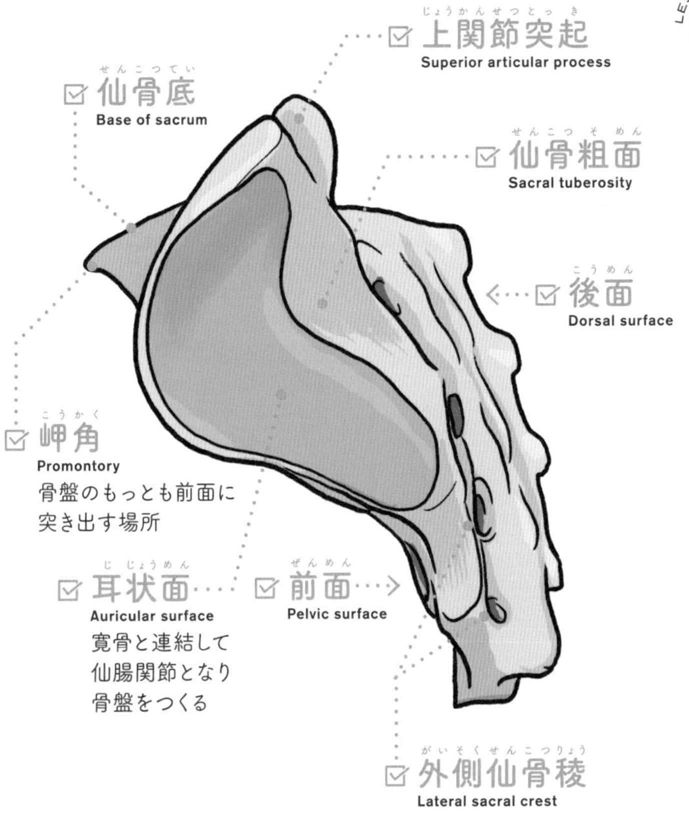

▶胸郭の中央にある小さな剣

胸《きょう》骨《こつ》

The Sternum《スターナム》

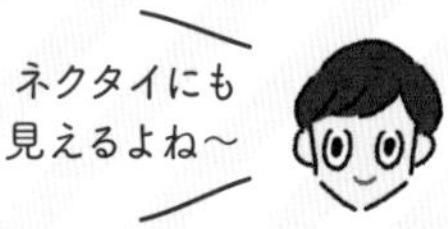
ネクタイにも
見えるよね〜

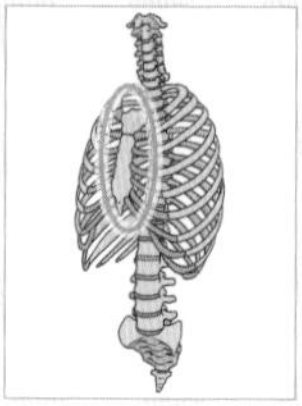

体幹部前面

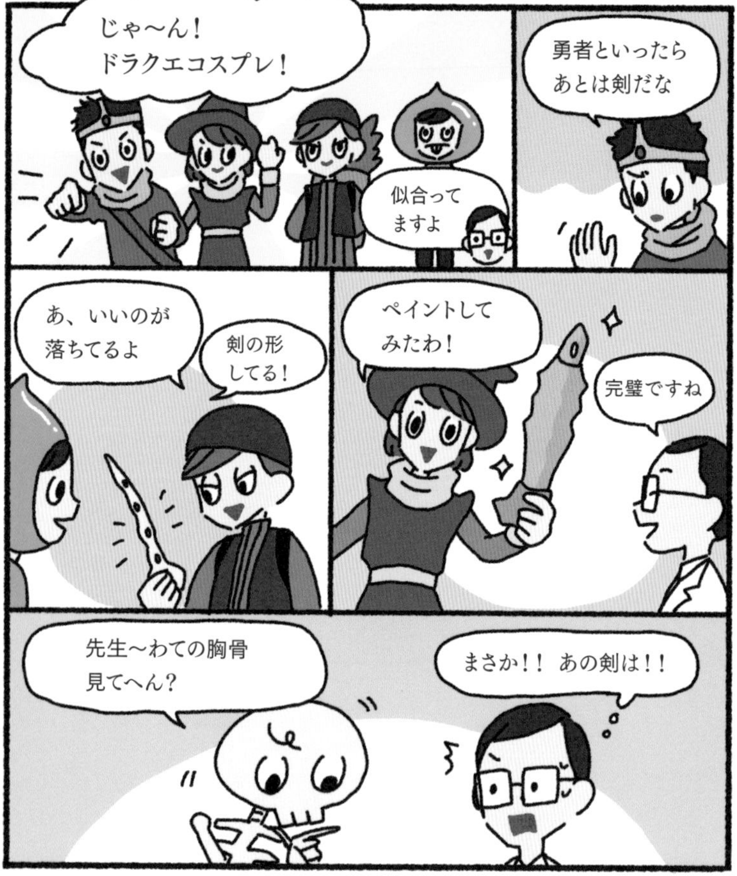
じゃ〜ん！
ドラクエコスプレ！
似合って
ますよ
勇者といったら
あとは剣だな
あ、いいのが
落ちてるよ
剣の形
してる！
ペイントして
みたわ！
完璧ですね
先生〜わての胸骨
見てへん？
まさか！！ あの剣は！！

特徴

胸骨は「胸骨柄《きょうこつへい》」「胸骨体《きょうこつたい》」「剣状突起《けんじょうとっき》」の3つの骨で構成されます。

胸骨体のデコボコをグリップ、剣状突起を小さな刃になぞらえることができます。胸骨柄には第1肋骨、胸骨柄と胸骨体の間には第2肋骨が関節します。胸骨を触ったときにやや出っ張っている部分は第2肋骨が関節する高さ。肋骨を数える際の目印にもなります。

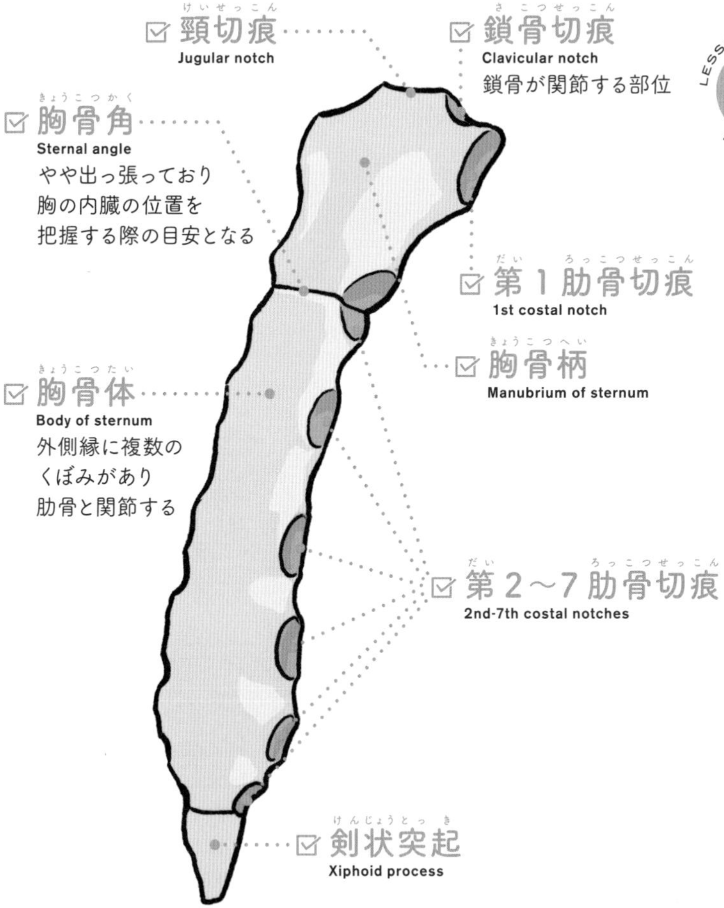

▶ 大事な内臓を 12 対の骨でガード

肋《ろっ》骨《こつ》

The Ribs《リブス》

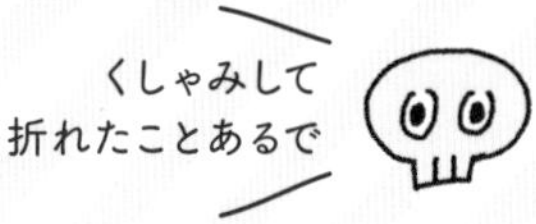
くしゃみして
折れたことあるで

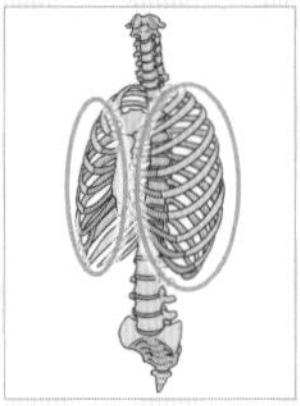

体幹部前面

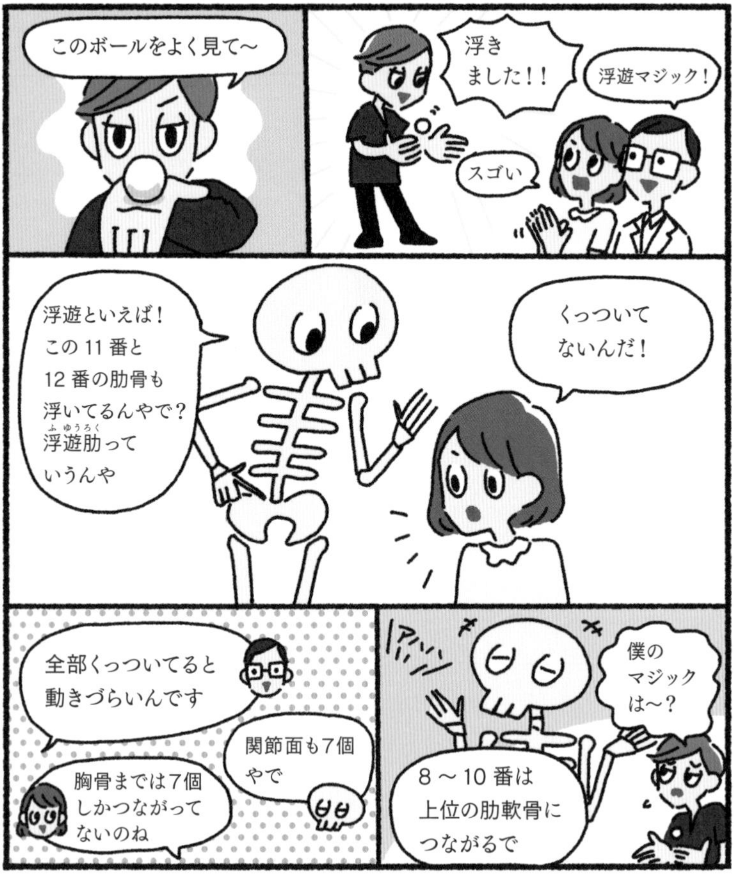
このボールをよく見て～
浮き
ました！！
浮遊マジック！
スゴい
浮遊といえば！
この 11 番と
12 番の肋骨も
浮いてるんやで？
浮遊肋《ふゆうろく》って
いうんや
くっついて
ないんだ！
全部くっついてると
動きづらいんです
関節面も7個
やで
胸骨までは7個
しかつながって
ないのね
アハハ
僕の
マジック
は～？
8 ～ 10 番は
上位の肋軟骨に
つながるで

特徴

肋骨はポピュラーな骨のひとつですよね。まずは、肋骨頭《ろっこつとう》に注目してみましょう。背中側、つまり胸椎と関節をつくっている部分ですね。**肋骨頭の先端の関節面部分には1本の筋が入っていて、上下に分かれているのが特徴**です。上下ともに椎骨と関節するわけですが、この隙間にぴったりと椎間円板（P71 参照）がハマる構造になっています。

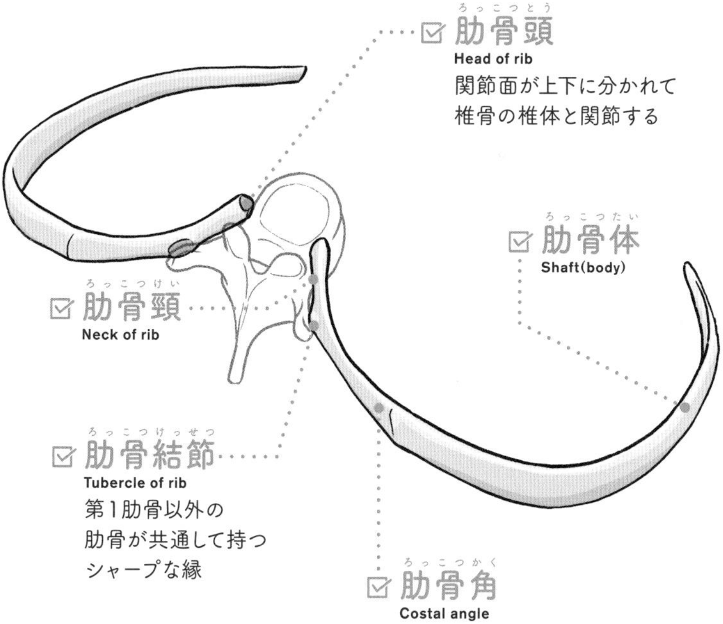

肋骨が全部胸骨につながっていないっていうのは
驚きだったなあ～

第1肋骨から第7肋骨までは、独自の軟骨で胸骨と
つながっているので、真肋《しんろく》といいます。第8から
12までを仮肋《かろく》と呼びます。仮肋は胸骨まで
辿り着けないから、上の肋軟骨にくっついています

肋軟骨ってことは、肋硬骨なんてのもあったり？？

あるんですねえ。肋骨の胸骨に近い部分（軟骨に
なっている部分）が肋軟骨。そうでない骨の部分を
肋硬骨《ろくこうこつ》と呼びます。両方あわせて肋骨ですが、
軟骨でない骨の部分だけを指して肋骨と示すことも
ありますね

あ、でもさ！
第11と第12はくっついてもいないよ！

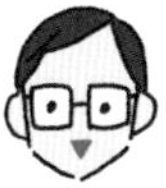

11と12は独立して上にくっつかずに終わって浮いているようなので、浮遊肋《ふゆうろく》と呼びます。柔軟性を維持するためなんですね。肋骨の先が軟骨になっているのもゆとりを保持するためですよ

前面

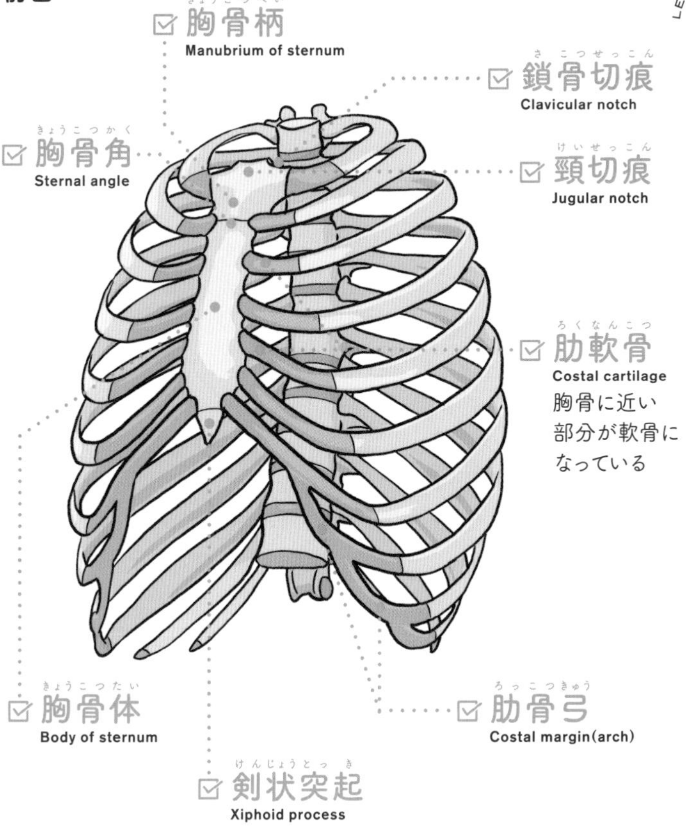

▶胸骨、肋骨、胸椎から成る鳥カゴ

胸郭《きょうかく》

The Rib cage《リブ ケージ》

横隔膜との
関係にも注目！

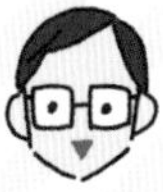

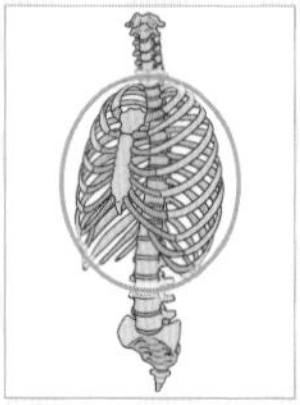

体幹部前面

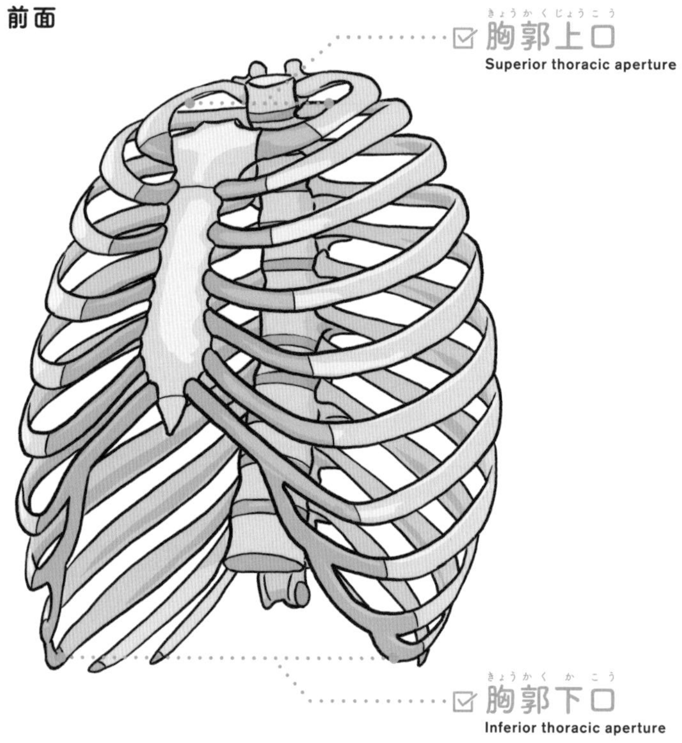

横隔膜は、息を吸うと収縮する？ ゆるむ？
どっちだったか分からなくなっちゃった…

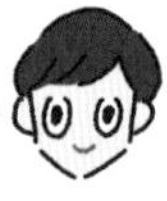

特徴

胸骨、肋骨、胸椎の集合体を胸郭と呼びます。胸郭の上の方の出口は比較的小さく、下の方は広いのが特徴ですね。下部の境界は、はっきりとはしていませんが、横隔膜があることによって胸とお腹を分けています。上端を胸郭上口、下端を胸郭下口と言います。年齢が上がるにつれて胸郭は前後方向に平たくなり、胸郭下口も小さくなります。

混乱しがちですよね。特徴をおさらいしましょう。
横隔膜の周囲は胸郭下口にくっついていて、
腱中心という結合組織の板になっています。
腱中心がドームの天井になり、横隔膜の線維が
放射状に伸びているんです

ということは、力が入って横隔膜が収縮すると
ドームの天井は下がっていくってこと？

そうです！

つまり、息を吐き出した状態では横隔膜も
ゆるんでいるので持ち上がっています。
息を吸う際に収縮しながら下がってくるんですよ

横隔膜の動きにあわせて胸郭も動くよね。
だから肋骨も呼吸時に回転運動をするってことだ
（P74 参照）

良いところに気づきましたね！ では、次のページ
からは体幹の関節について学んでいきましょう

▶ それぞれの椎骨をつなぐ

椎《つい》間《かん》関《かん》節《せつ》

サイガポフィシール ジョイント

Zygapophyseal joint

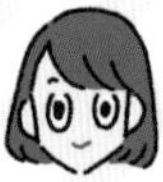

あらこんな〜
ところに関節が♩

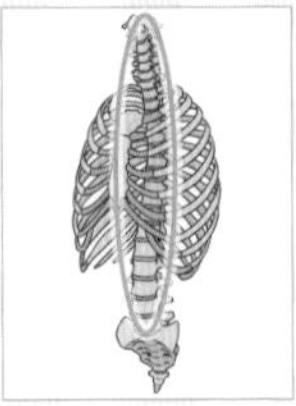

体幹部前面

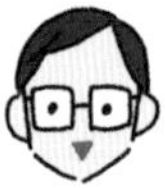

普段意識することは少ないかもしれませんが、椎骨にも関節はあります。それぞれの椎骨をつなぐ役目とともに、カラダをねじる、曲げるといった動作に関わっています。

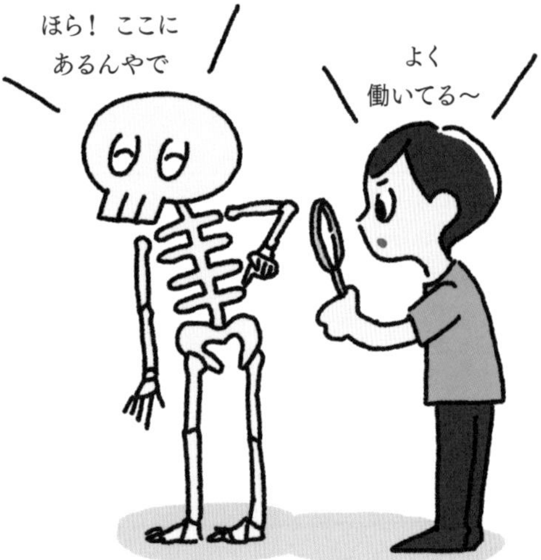
ほら！ ここに
あるんやで
よく
働いてる〜

小さくて目立たないけれど、方向によって動きやすさを決める関節。まさに縁の下の力持ちだね

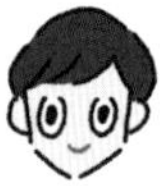

特徴

椎弓《ついきゅう》の付け根に近い位置で、1対の突起が上に、また1対の突起が下に突き出ていますね。それぞれ、上関節突起《じょうかんせつとっき》、下関節突起《かかんせつとっき》と呼びます。**この2対4組の突起が上下で関節面をつくって接触し、椎間関節をつくっています。**椎骨の間で、横や前後への曲がりやすさといった動きを決めている関節突起です。

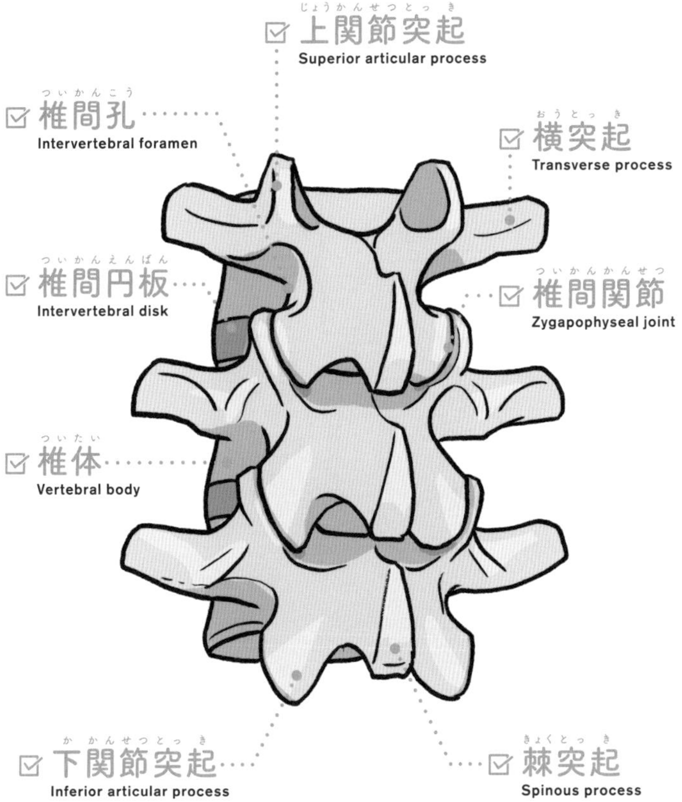

▶頸椎のなかでも可動性は抜群！

環《かん》椎《つい》後《こう》頭《とう》関《かん》節《せつ》・環《かん》軸《じく》関《かん》節《せつ》

Atlanto-occipital《アトラント オクスィピタル》・Atlanto-axial《アトラント アキシアル》 Joints《ジョインツ》

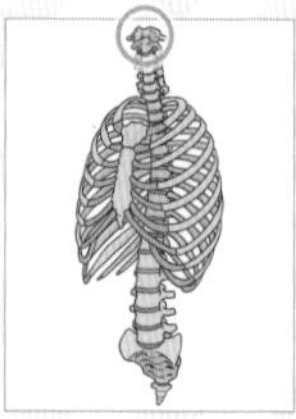
体幹部前面

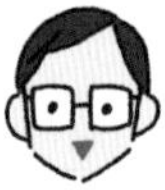

環椎後頭関節は前後運動、
環軸関節は回転運動をつかさどります。
とくに環軸関節の動き方は特徴的でよく動きます

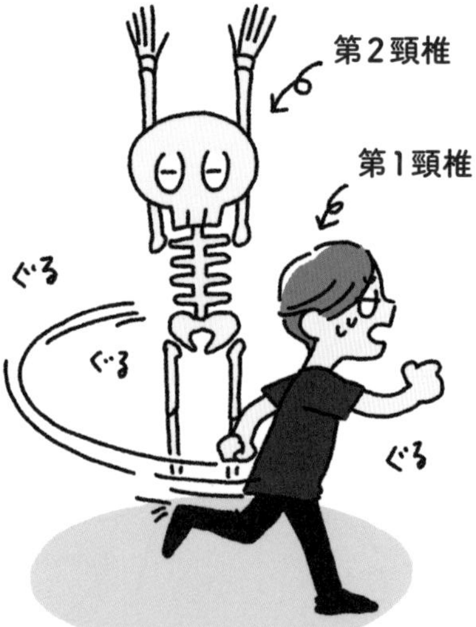

ラテン語でアクシスは軸、アトラスは指輪……
なのかと思ったら、ギリシャ神話のアトラスから
きているんですって！ アトラスは大地を支える神様。
頭を下から支える神様ね。ロマンチック〜

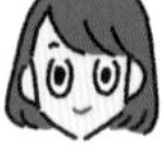

特徴

頭蓋骨の床には、後頭顆《こうとうか》という2つの出っ張りがあり、第1頸椎と関節しています。**環椎後頭関節と呼ばれ前後方向に動くのが特徴です。さらにその下には第1頸椎と第2頸椎を連結する環軸関節がありますね。**第2頸椎のまわりを第1頸椎がぐるぐると動き、回転運動が得意なことで知られています。

環椎後頭関節

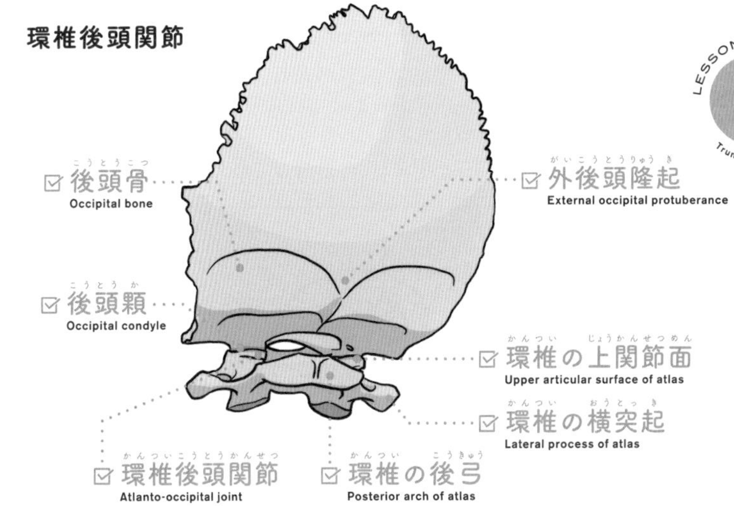

環軸関節

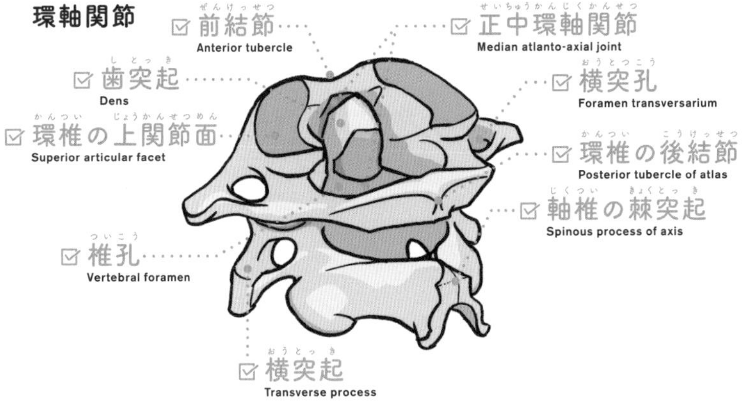

▶呼吸をサポートする大事な関節

肋《ろく》椎《つい》関《かん》節《せつ》（肋骨頭関節・肋横突関節）

コストヴァーテブラル ジョイン ツ（ジョイント オブ ヘッド オブ リブ・コストトランスヴァース ジョイント）

The Costovertebral joints [Joint of head of rib・Costotransverse joint]

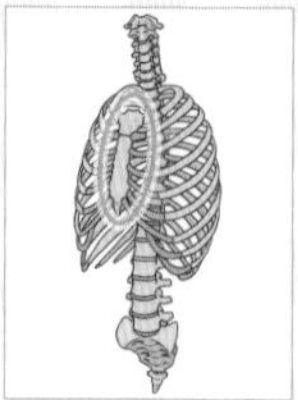

体幹部前面

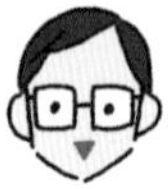

肋骨が回転するというのはイメージをつかみづらいですか？ 息を吸うと少しだけ胸が前に突き出ますよね。 これは肋骨が回転して前面にやや持ち上がるからなんです。

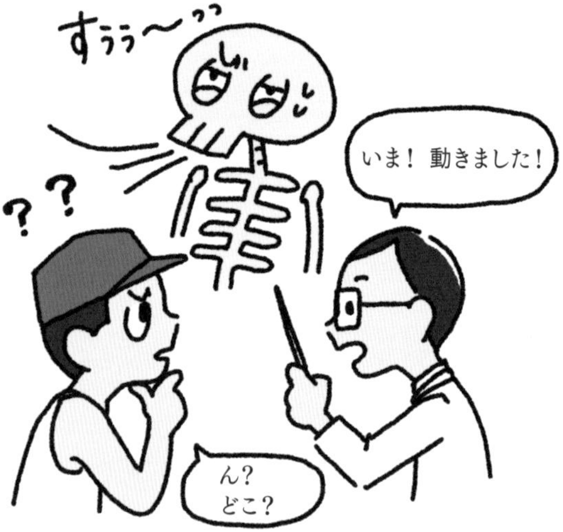
すぅぅ〜っっ
いま！ 動きました！
ん？
どこ？

肋骨が動くことで胸郭の前後の直径が大きくなってるんだね。 普段なにげなく呼吸しているけど肋骨の関節も関わってるんだなあ〜

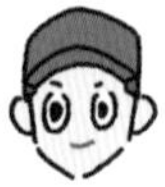

特徴

肋骨は、椎体との関節（肋骨頭関節《ろっこつとうかんせつ》）と横突起との関節（肋横突関《ろくおうとつかん》節《せつ》）がつなぐ線を軸にして回転運動が起きます。息を吸うと胸郭がやや持ち上がって広がり、吐くと下がります。このわずかな動きというのは、肋骨がこの2つの関節を軸に回転運動をしているからなんです。**2つの関節をまとめて肋椎関節と呼びます。**

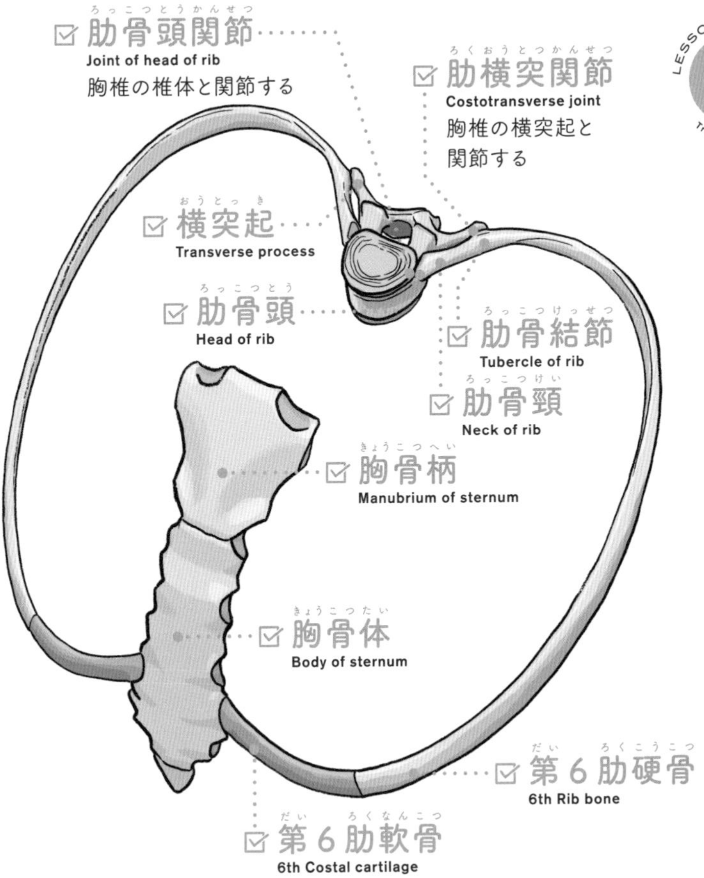

▶頸・胸・背中・腰の関節

体幹の
運動方向と可動域

首や腰がどのように
動くかをチェック

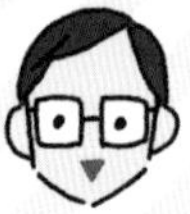

頸部

◉運動方向

屈曲（前屈）
伸展（後屈）

◉可動域

屈曲（前屈）…60°
伸展（後屈）…50°

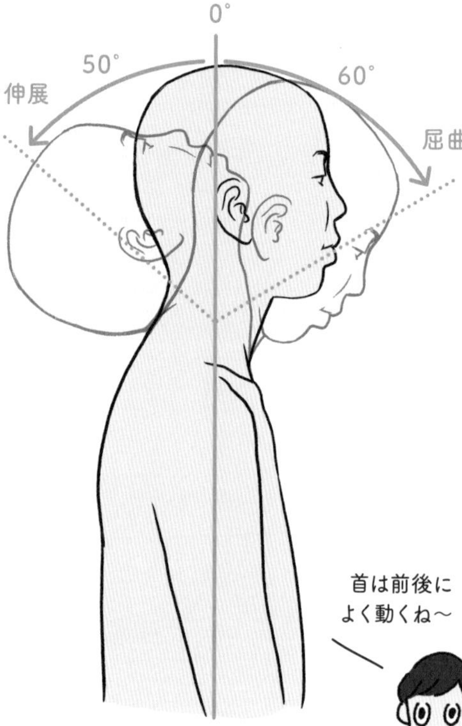

屈曲時は
胸鎖乳突筋が
メインで働きますよ

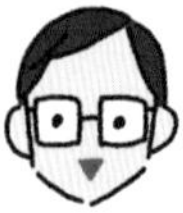

首は前後に
よく動くね～

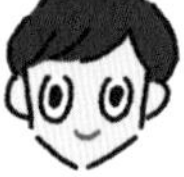

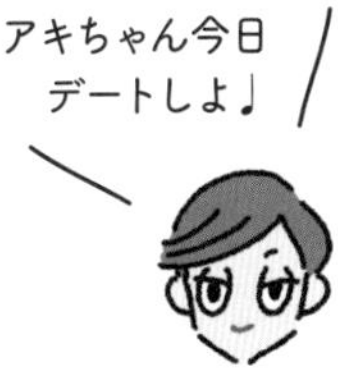

◉運動方向

左回旋
右回旋

◉可動域

左回旋…60°
右回旋…60°

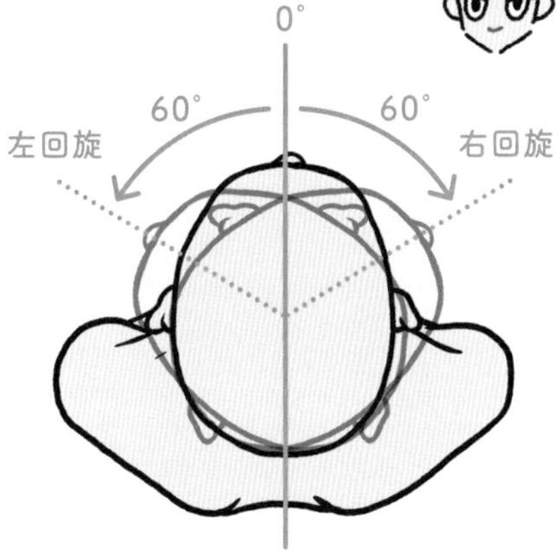

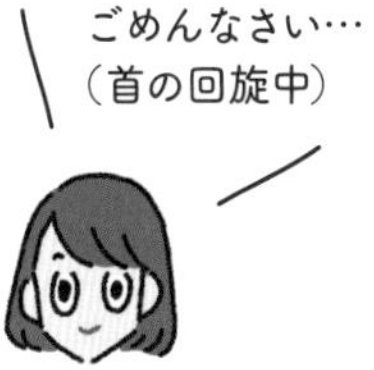

◉運動方向

左側屈
右側屈

◉可動域

左側屈…50°
右側屈…50°

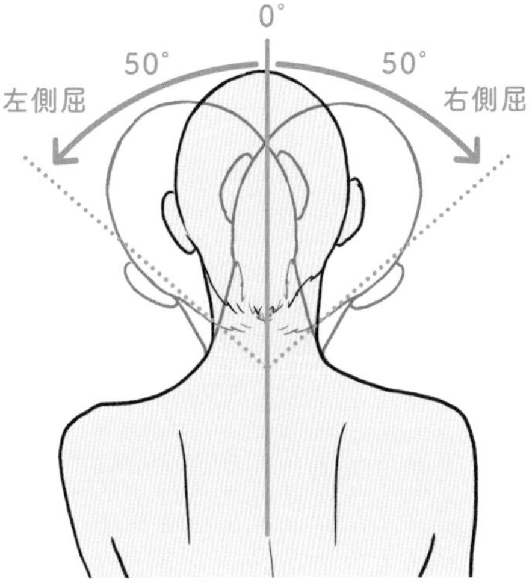

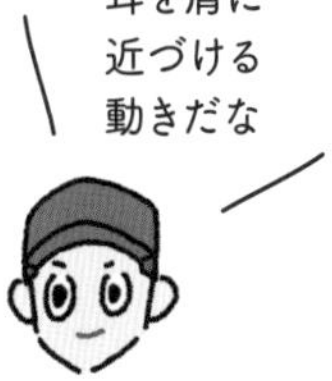

胸腰部

◉運動方向

屈曲（前屈）
伸展（後屈）

◉可動域

屈曲（前屈）…45°
伸展（後屈）…30°

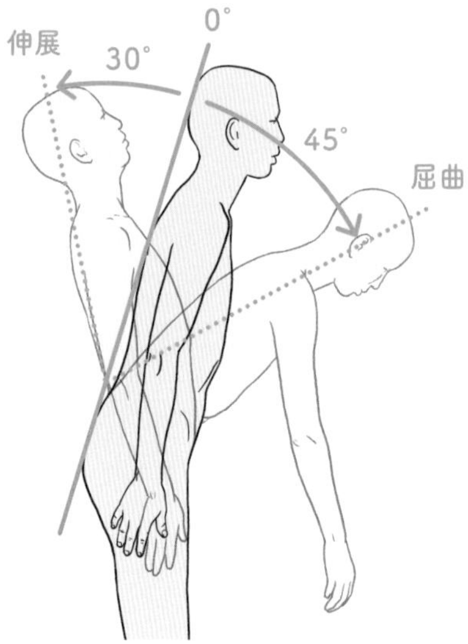

アタタ…
ボクこんなに
前屈できないかも…

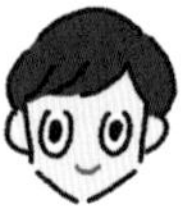

筋肉の柔軟性
にもよりますよ

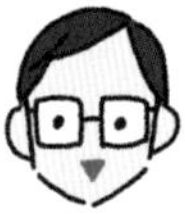

◉運動方向

左回旋
右回旋

◉可動域

左回旋…40°
右回旋…40°

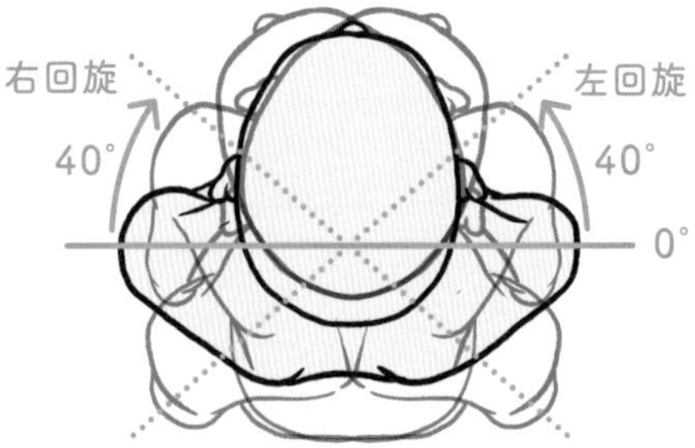

肩を前後に
ブラブラする
動きやで

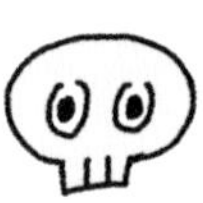

◉運動方向

左側屈
右側屈

◉可動域

左側屈…50°
右側屈…50°

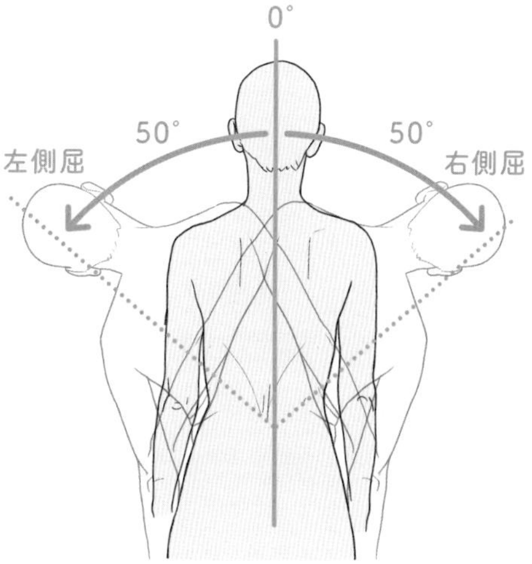

ラジオ体操で
やるアノ動きね

胸腰部の屈曲（前屈）って45°？
180°ぐらいいけない？

みてみて〜私もっといけるわよ！

これは骨盤を固定した際の可動域を示しているんです。
180°になるのは骨盤も傾いたときだと言えますね

いつかきっと役に立つ小話

坂井先生の「ありがた～いお言葉」

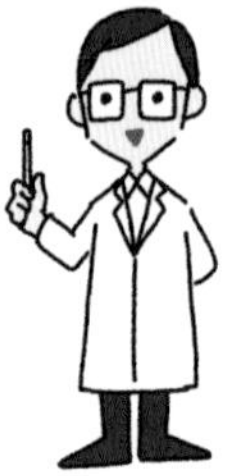

「頸椎のC、胸椎のT、腰椎のL、仙骨のS」寝る前に唱えてでも覚えておくべし

P49でも解説したように、椎間孔にはそれぞれ名前がついていましたよね。あの名前は、椎間孔というよりも脊髄神経に名前がついていると考えましょう。

脊髄神経の根本をたどっていくと、脊髄から出るときには小さな枝が何本も連なって上下に出ているのですが、椎間孔から出るタイミングで通路が厳格化されて、一本の脊髄神経になります。つまり「脊髄神経は椎間孔によって脊髄神経になりえる」というわけです。脊髄神経の名前と数が、椎骨の名前と数によって決まってしまうのには、このような理由があるからだと言えますね。

だからこそ、頸椎のC、胸椎のT、腰椎のL、仙骨のSといった略語と、椎骨の数をしっかり覚えてほしいと思います。これを覚えていなければ、脊髄神経の数も覚えられませんよね。ちなみに、神経ビギナーが間違いがちなのは、尾骨神経の略語「Co」。アルファベットのCと数字の0だと勘違いしやすいので注意です。OK！の「オー」ですからね。

知っても得はしない ありがた～くはないお言葉

脊髄神経がどの通路を通るかはアバウトらしいぜ。隣り合う脊髄神経は性質が似てるから問題ないんだって。（まったく超・個性派のオレを見習えよな～）

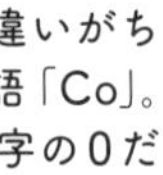

LESSON 3

骨盤部

〔Bony Pelvis〕

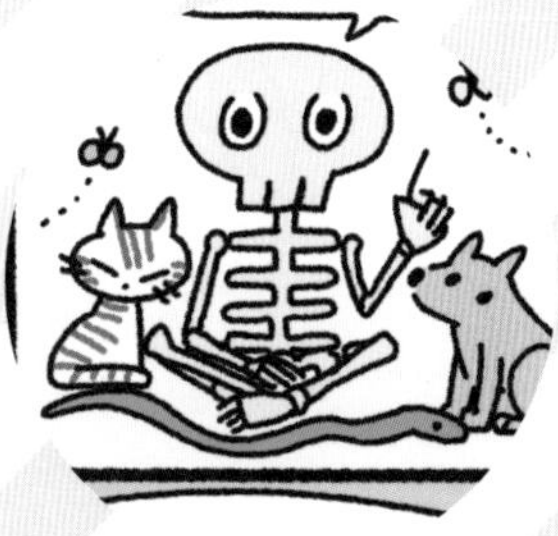

▶体幹と下肢にまたがる複合的な骨

骨《こつ》盤《ばん》

The Bony Pelvis《ボニー ペルヴィス》

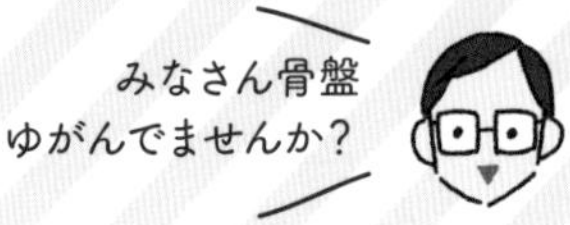
みなさん骨盤
ゆがんでませんか？

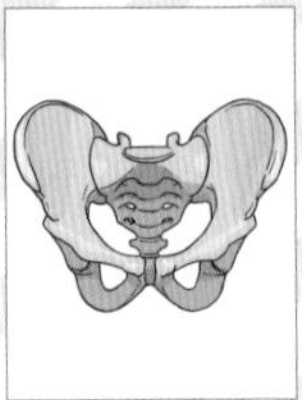

骨盤部前面

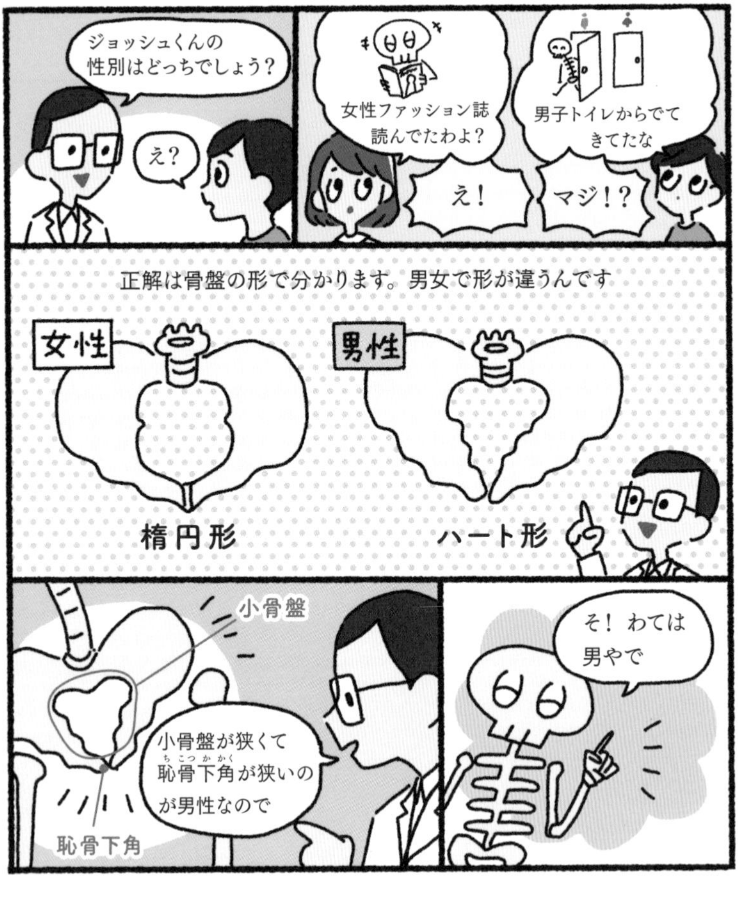
ジョッシュくんの
性別はどっちでしょう？
え？
女性ファッション誌
読んでたわよ？
男子トイレからでて
きてたな
え！
マジ！？
正解は骨盤の形で分かります。男女で形が違うんです
女性
男性
楕円形
ハート形
小骨盤
恥骨下角
小骨盤が狭くて
恥《ち》骨《こつ》下《か》角《かく》が狭いの
が男性なので
そ！ わては
男やで

特徴

男性の骨盤と女性の骨盤の形は、あきらかに異なります。**小骨盤の形を上から見ると男性はハート形で女性は楕円形**なのが分かります。また、前面から見たときの、**恥骨の角度（恥《ち》骨《こつ》下《か》角《かく》）が、男性は狭くて女性は広いのが特徴**です。カラダの他の部分にも男女差はありますが、ひと目見て判断がつくのは「骨盤の形」だと言えますね。

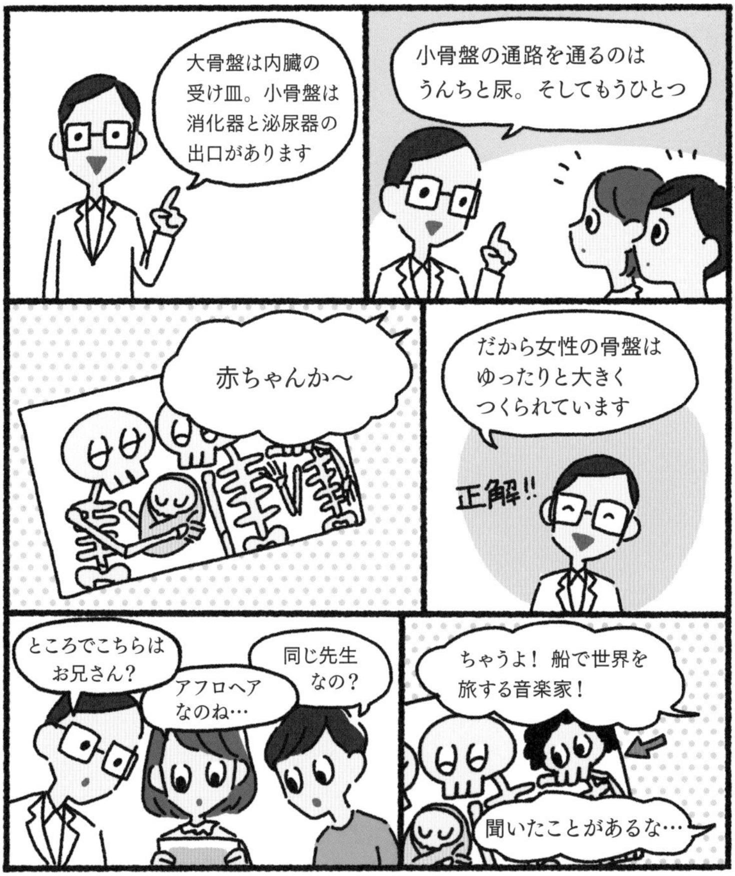
大骨盤は内臓の受け皿。小骨盤は消化器と泌尿器の出口があります
小骨盤の通路を通るのはうんちと尿。そしてもうひとつ
赤ちゃんか～
だから女性の骨盤はゆったりと大きくつくられています
正解!!
ところでこちらはお兄さん？
アフロヘアなのね…
同じ先生なの？
ちゃうよ！ 船で世界を旅する音楽家！
聞いたことがあるな…

骨盤を形成する骨
The Bony Pelvis

男性の骨盤

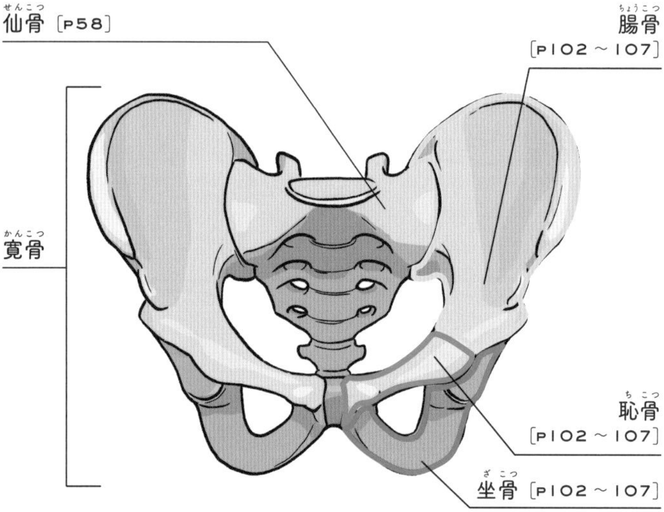

骨盤は複合的な骨なんです。仙骨は脊柱の下端部にあたり、寛骨は下肢のつけ根にあたります（寛骨についてはP100で詳しく解説します）

いくつもの骨が組み合わさってグラグラしないの？

仙骨と寛骨が強固に結合しているため、
とても動きにくい関節がつくられ、「骨盤」という
形ができています。だからとても頑丈なんです

女性の骨盤

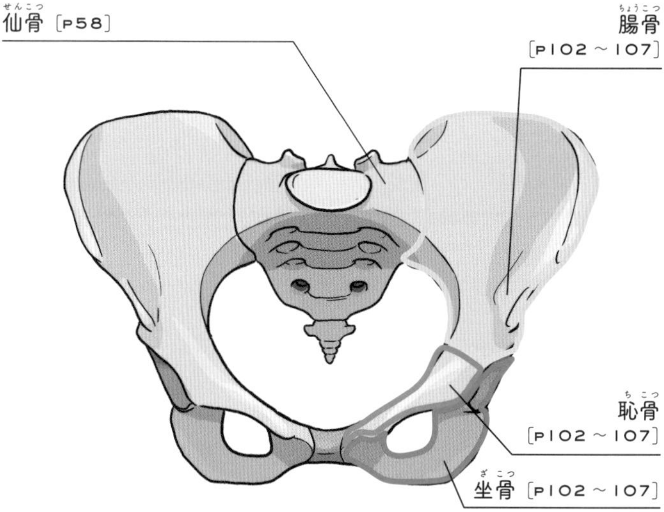

そもそも、骨盤の役目って？

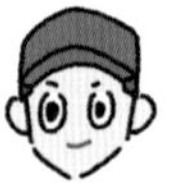

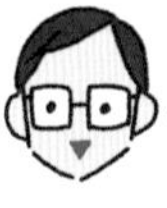

ひとつは、お腹の内臓を下から受け止める
受け皿になること。そしてもうひとつは排泄物の
通り道になることだと言えますね

▶「受け皿」と「通路」の働き

大《だい》骨《こつ》盤《ばん》と小《しょう》骨《こつ》盤《ばん》

Large pelvis《ラージ ペルヴィス》・Small pelvis《スモール ペルヴィス》

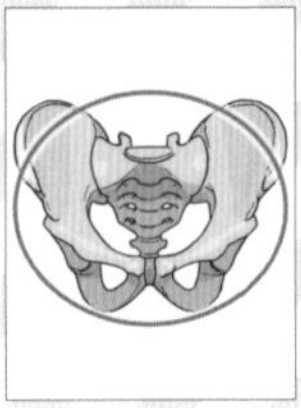

骨盤部前面

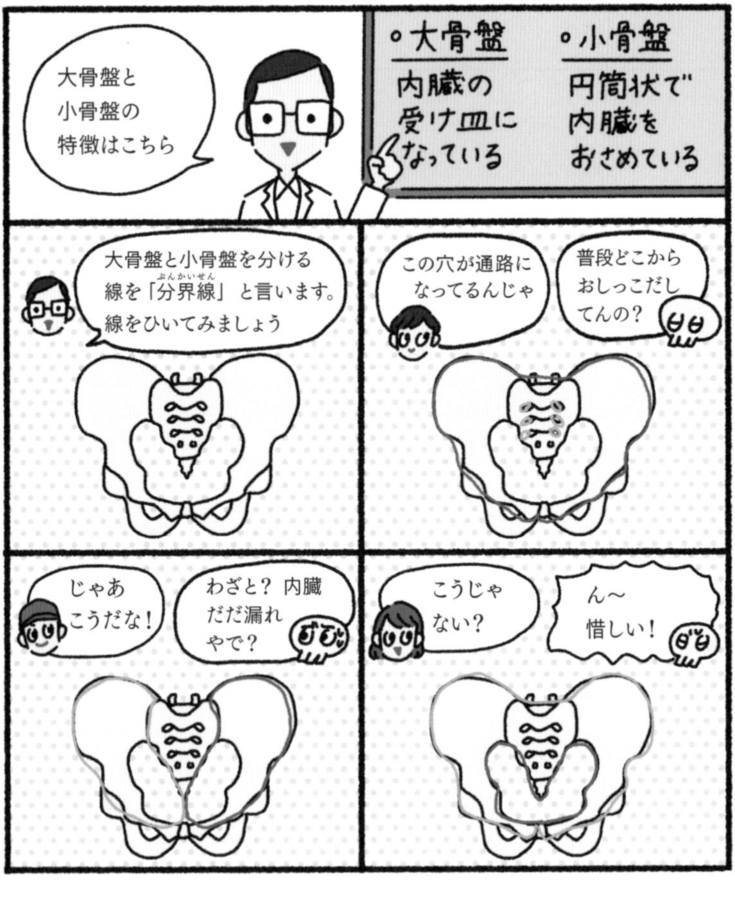
大骨盤と
小骨盤の
特徴はこちら
○大骨盤
内臓の
受け皿に
なっている
○小骨盤
円筒状で
内臓を
おさめている
大骨盤と小骨盤を分ける
線を「分界線《ぶんかいせん》」と言います。
線をひいてみましょう
この穴が通路に
なってるんじゃ
普段どこから
おしっこだし
てんの？
じゃあ
こうだな！
わざと？ 内臓
だだ漏れ
やで？
こうじゃ
ない？
ん〜
惜しい！

特徴

大骨盤の役目は内臓を下から受け止めることです。一方の小骨盤は円筒状になっていて、骨盤の内臓をおさめています。また、小骨盤は便や尿など排泄物、そして女性であれば胎児が抜ける通り道になっています。このふたつは、骨盤を上から見た際に大雑把に分類することができるんです。その境界を「分界線《ぶんかいせん》」と呼びます。

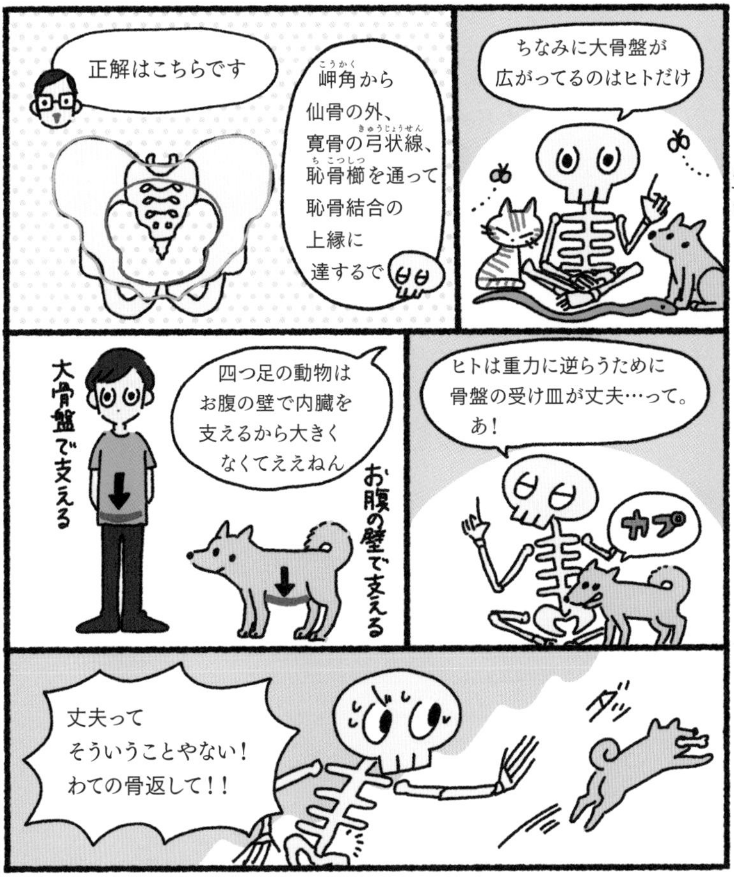
正解はこちらです
岬角《こうかく》から仙骨の外、寛骨の弓状線《きゅうじょうせん》、恥骨櫛《ちこつしつ》を通って恥骨結合の上縁に達するで
ちなみに大骨盤が広がってるのはヒトだけ
大骨盤で支える
四つ足の動物はお腹の壁で内臓を支えるから大きくなくてえええねん
お腹の壁で支える
ヒトは重力に逆らうために骨盤の受け皿が丈夫…って。あ！
カプ
丈夫ってそういうことやない！わての骨返して！！
ダッ

大骨盤のほとんどは腸骨（黄色で囲った部分）で構成されています。骨盤の上の方にある骨ですよ。大骨盤をつくっている大部分を、腸骨翼と言います

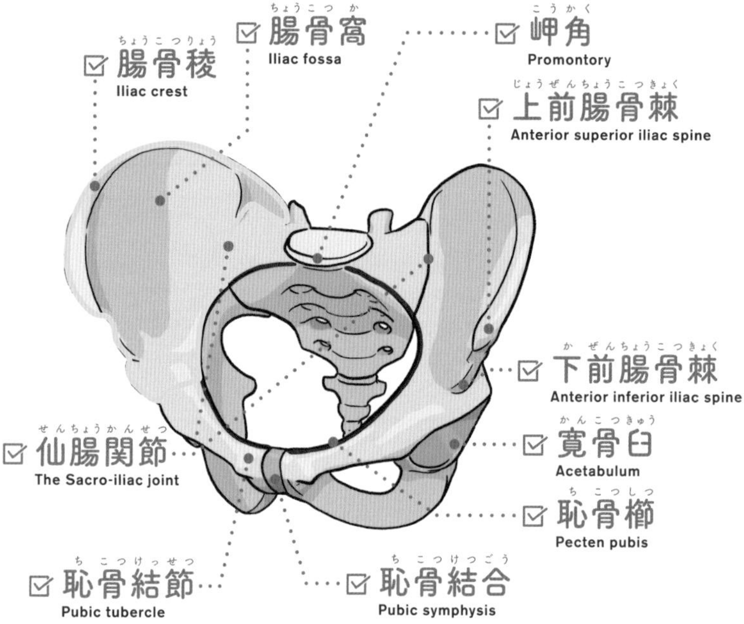

そして、丈夫な骨盤をつくるために、腸骨と仙骨が結合して仙腸関節をつくっています

関節面を耳状面《じじょうめん》というんや。もちろん仙骨側にも腸骨側にもあるで。前方部では、左右の寛骨が恥骨の部位でくっついて恥骨結合と呼ぶで

恥骨結合って、恥骨の間を軟骨がつないでいるのよね。軟骨結合と違いがあるの？

恥骨結合は、線維軟骨結合といって、軟骨結合の中でもとくに線維成分の多い結合なんです

つまり普通の軟骨結合とはひと味違うってことね

ちなみに線維軟骨結合は英語で「シン（合体）フィスィス（自然に）」と言うんですが……

あれ？ 軟骨結合はたしか「シン（合体）コンドローシス（軟骨）」よね。線維軟骨結合には“軟骨”や“線維”といった単語は使われないの？

時代とともに学問が進み、軟骨結合にもさまざまな種類があることが分かってきました。でも、とくに線維成分の多い軟骨結合が恥骨結合であり、かつ、昔からシンフィスィスと呼んでいた。
だからそのまま使い続けるしかなかったんです

そんなことがあったのね！ 欧米人にとっては、字だけ見たら線維軟骨の結合だとは判断できないわね。……日本人で得しちゃったかも♡

小骨盤の骨盤腔の下には床があるのですが、
何でできているか分かりますか？

ここに骨は……ないよね。 ということは筋肉？

その通り！ この筋肉を中心として成り立つ骨盤の
床を骨盤底筋《こつばんていきん》と言いますよ

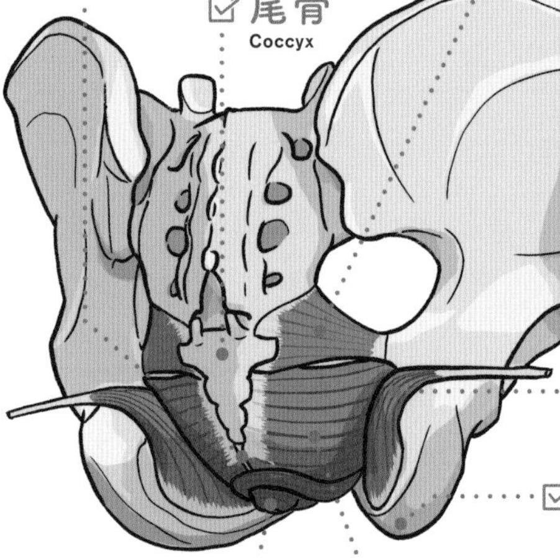

この床よりもさらに下に会陰《えいん》があります。
この会陰が肛門や尿道の出口になっています

▶骨盤の上下にある大小の口

骨盤上口《こつばんじょうこう》・骨盤下口《こつばんかこう》

Pelvic inlet plane《ペルヴィック インレット プレイン》・Pelvic outlet plane《ペルヴィック アウトレット プレイン》

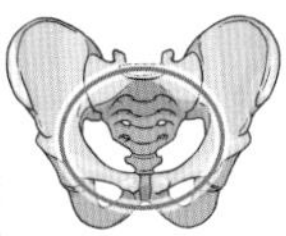

骨盤部前面

前上面

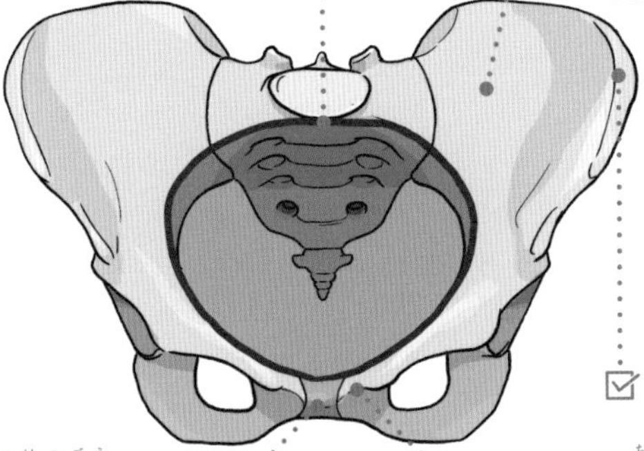

下面

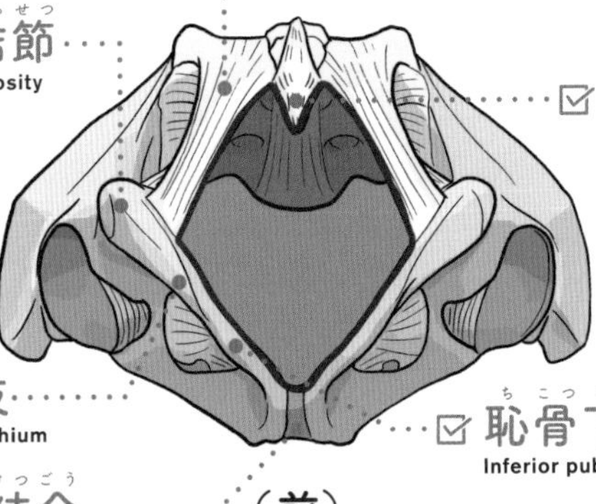

▶骨盤を強固にするサポーター

骨《こつ》盤《ばん》の靭《じん》帯《たい》

Pelvic Ligaments《ペルヴィック リガメンツ》

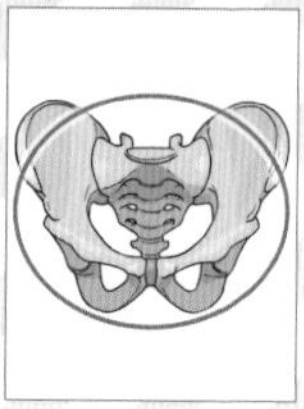

骨盤部前面

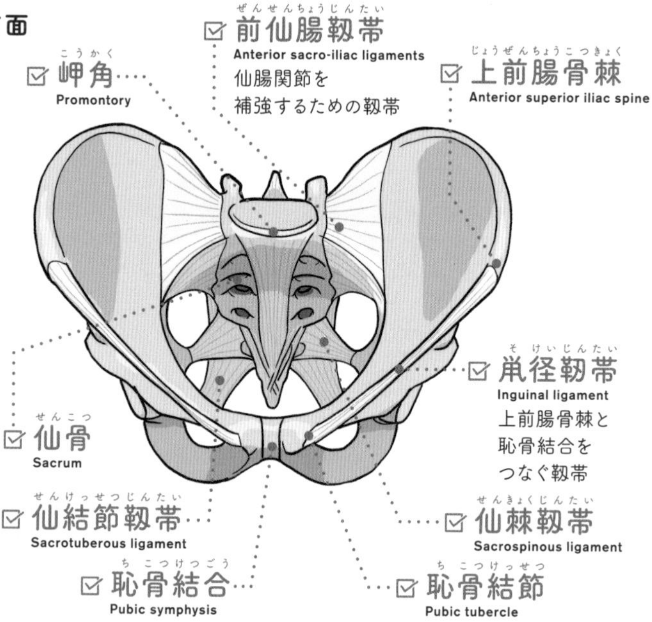

大坐骨孔という穴は仙骨神経の大部分と一部の血管が通る穴なんですよ。
ちなみに仙骨の後ろ側にも穴があるのですが、ここは脊髄神経の後枝しか出てこないのでちょろい

大坐骨孔を通った神経の一部は、今度は小坐骨孔を通って骨盤の中に戻っていくんやで

特徴

骨盤周辺の靭帯では、仙腸関節を補強する仙腸靭帯《せんちょうじんたい》と、腰椎と寛骨を補強する役目を持つ腸腰靭帯《ちょうようじんたい》（P128 参照）が重要です。これらは、骨盤の形をつくるのに役立っています。骨盤の後面には大坐骨孔や小坐骨孔をつくるための仙結節靭帯《せんけっせつじんたい》と仙棘靭帯《せんきょくじんたい》や、お腹と太ももの境界線をつくっている鼡径靭帯《そけいじんたい》も見逃さないようにしましょうね。

後面

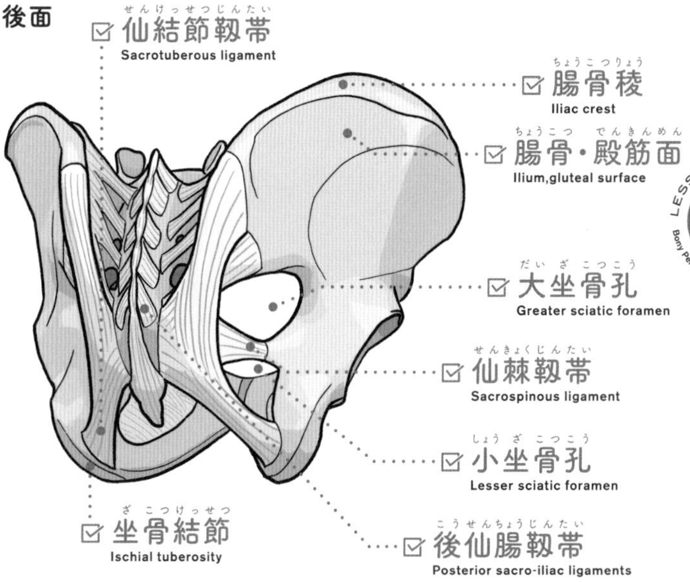

ええ！ 戻っちゃうの??

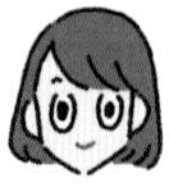

そう！

小坐骨孔を通って会陰にいくんです。
血管や神経が会陰にむかうために、骨盤底筋をつらぬくのは無理でしょう？ だから、迂回するようなイメージで、大坐骨孔から一度外に出て小坐骨孔を経由して進むんですよ

いつかきっと役に立つ小話

坂井先生の「ありがた〜いお言葉」

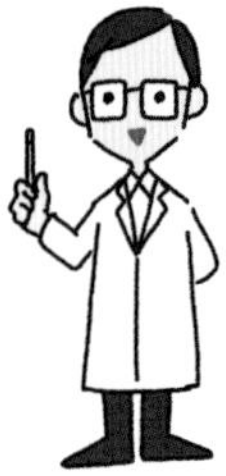

とんでもない大昔。生物が陸に上がったことで骨盤が誕生した

骨盤は内臓の受け皿であると同時に、体幹と足をつなぐ場所でもありますよね。だから、骨盤は足のある動物にしかありません。私たちの先祖となる魚は足のかわりに腹びれを持っていました。でも、腹びれの骨格は背骨とくっついていません。進化の過程で生物が陸上に上がり四つ足の動物になったときに、腹びれが下肢に、胸びれが上肢になりました。このとき、下肢のつけ根、つまり寛骨と脊柱がくっついたことが骨盤のはじまりです。また、我々ほ乳類は、肋骨、背骨、骨盤と分かれ、それぞれ隙間がありますよね。この隙間があることで、腰をねじったり、前後させることができます。は虫類は、肋骨が下までずっと伸びていて隙間がありません。人間にも腰椎に肋骨突起と呼ばれる部位がありましたが（P56 参照）この突起が、は虫類の場合はすべて肋骨になっている。は虫類は腹這いで地面にくっつきながら生活していて、さほどカラダをねじる必要がないからです。ヒトのカラダの構造と生物の進化の歴史は、とても深いつながりがありますね。

知っても得はしない　ありがた〜くはないお言葉

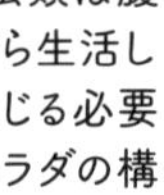
骨盤骨折は超重傷。でも、尾骨骨折はたいしたことありません。本人は痛いでしょうけど「あらカワイソウね」ぐらいで終わっちゃいます（って、先生厳しい！）

LESSON 4

下肢

［Lower Limb］

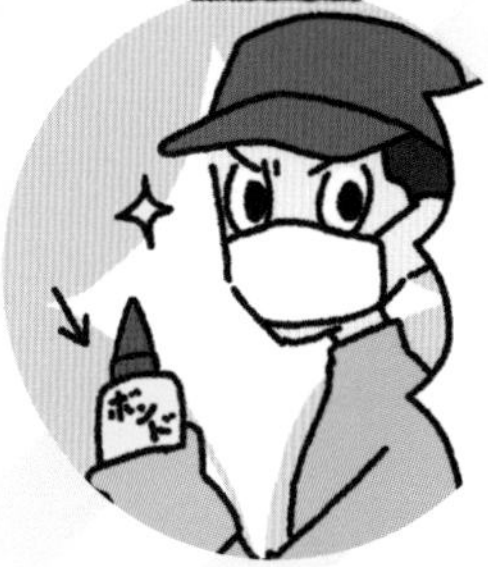

▶24時間カラダを支える

下肢《かし》にある骨《ほね》

The lower《ロウアー》 limb《リム》

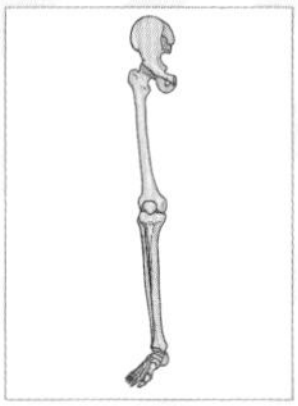

下肢前面

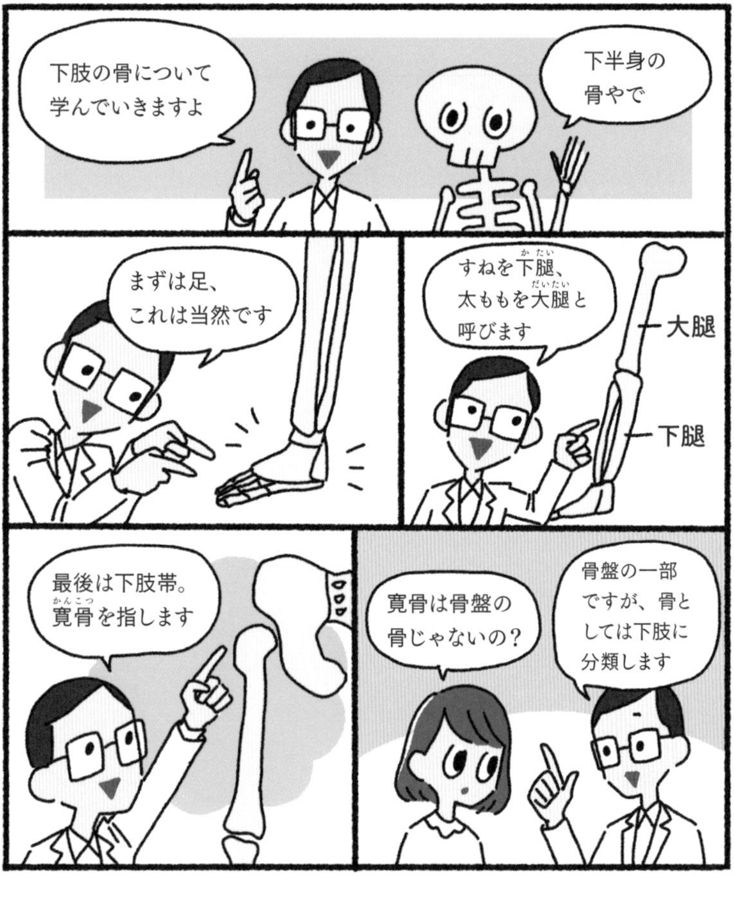
下肢の骨について学んでいきますよ
下半身の骨やで
まずは足、これは当然です
すねを下腿《かたい》、太ももを大腿《だいたい》と呼びます
大腿
下腿
最後は下肢帯。寛骨《かんこつ》を指します
寛骨は骨盤の骨じゃないの？
骨盤の一部ですが、骨としては下肢に分類します

特徴

下肢の骨と上肢の骨は構成がそっくり！ 骨の数もほぼ同じですよ。鎖骨と肩甲骨に対するのは寛骨。肩関節と股関節、上腕と大腿、肘関節と膝関節――。構造はほとんど一緒ですよね。けれど、お互いの役割を入れ換えるのは難しいですよね。**構成は同じでも働きがまったく違う**からです。下肢の骨はどんな役目を担っているのか見ていきましょう。

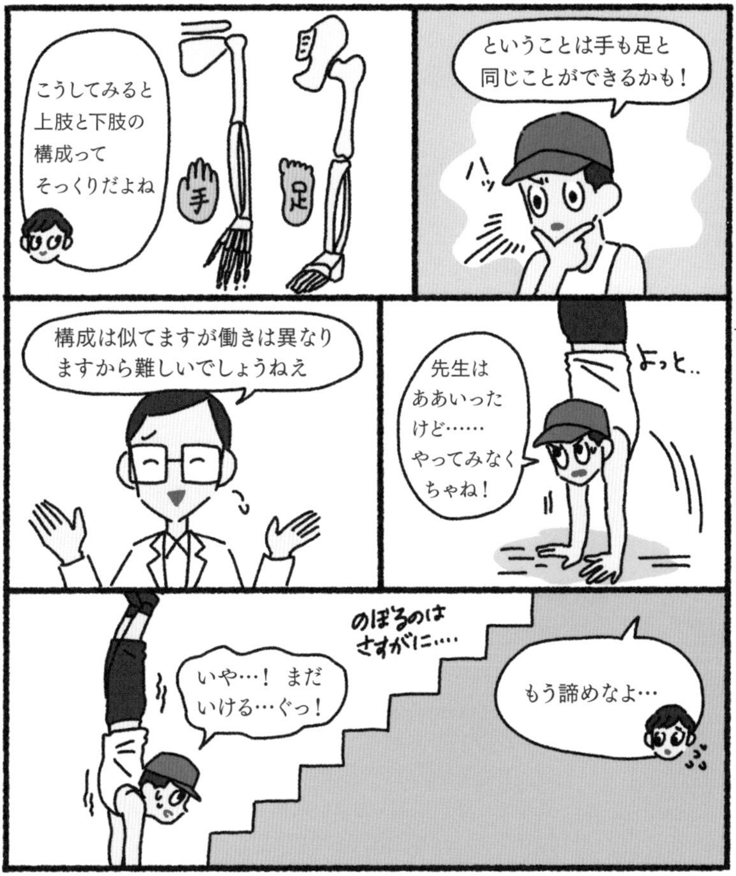

こうしてみると上肢と下肢の構成ってそっくりだよね
手
足
ということは手も足と同じことができるかも！
ハッ
構成は似てますが働きは異なりますから難しいでしょうねえ
先生はああいったけど……やってみなくちゃね！
よっと..
いや…！ まだいける…ぐっ！
のぼるのはさすがに…
もう諦めなよ…

下肢の骨格

The Lower Limb as a Whole

下肢の骨格前面

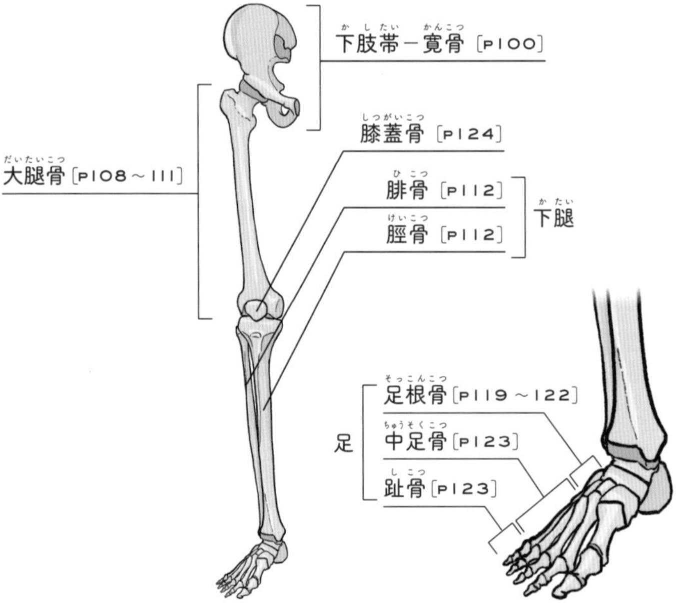

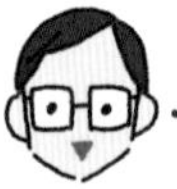

下肢にはそれぞれ部位ごとに名称がついています。
太ももは大腿、すねは下腿と言います

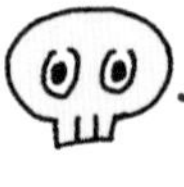

骨と関節を勉強するときのお約束みたいなもん
なんや。普段は使ってない名称でも、
使ってるうちに慣れてくるで

下肢の骨格後面

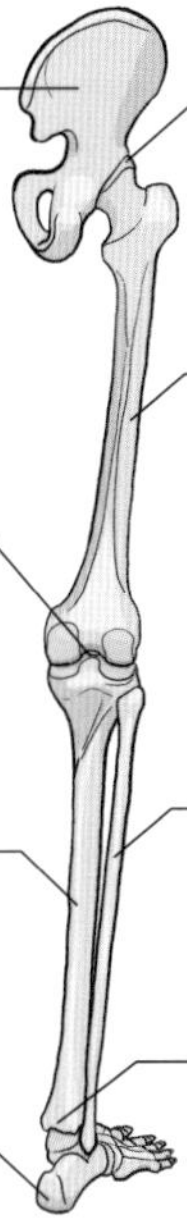

下肢帯の骨、寛骨は骨盤の一部をつくる骨だね。
骨盤の全体像を学びたいときは P82〜をチェック！

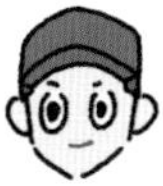

下肢の骨は体表から触れる骨や突起が多いみたい。
実際に触りながら勉強していこうぜ

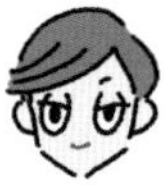

▶ 3つの骨がひとつに合体！

寛《かん》骨《こつ》

Hip bone《ヒップ ボーン》

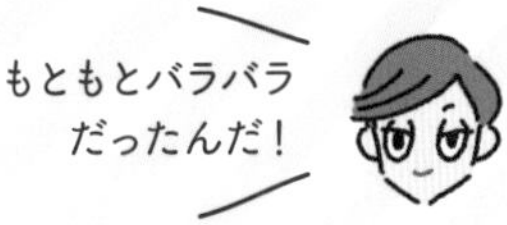
もともとバラバラ
だったんだ！

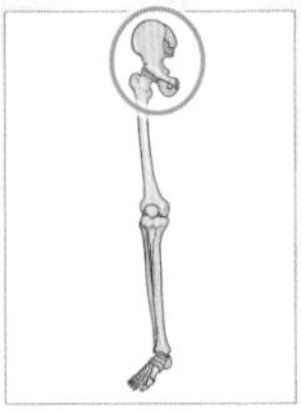

下肢前面

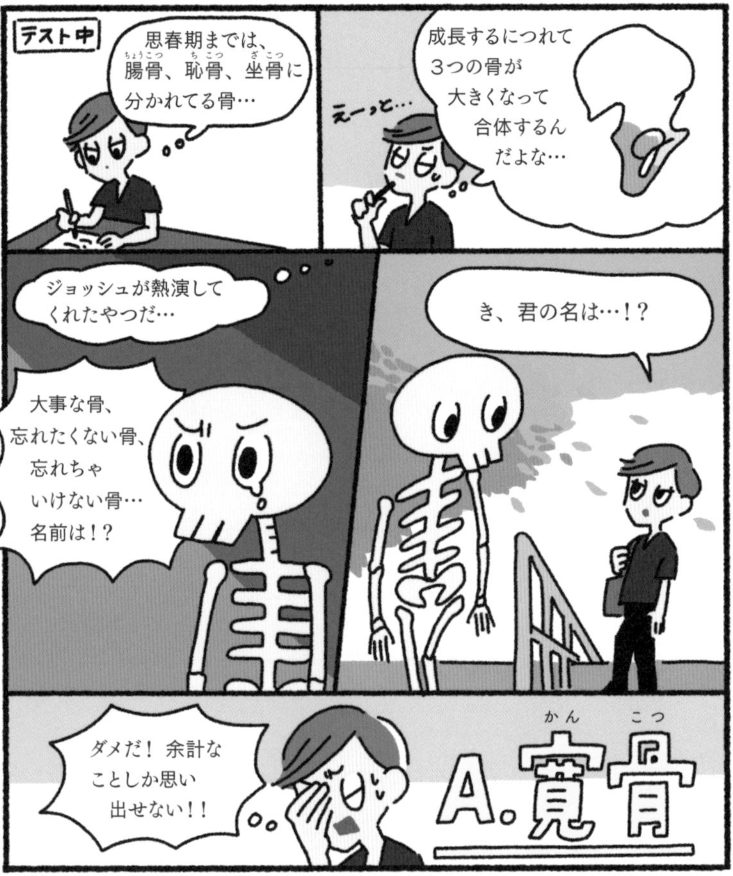
テスト中
思春期までは、腸骨《ちょうこつ》、恥骨《ちこつ》、坐骨《ざこつ》に分かれてる骨…
えーっと…
成長するにつれて3つの骨が大きくなって合体するんだよな…
ジョッシュが熱演してくれたやつだ…
大事な骨、忘れたくない骨、忘れちゃいけない骨…名前は！？
き、君の名は…！？
ダメだ！ 余計なことしか思い出せない！！
A.寛《かん》骨《こつ》

特徴

寛骨は、思春期までは上部の腸骨《ちょうこつ》、後面下部の坐骨《さこつ》、前面下部の恥骨《ちこつ》の3つの骨に分かれています。昔は寛骨という名前が無く「無名骨」と呼ばれていたこともありました。寛骨臼と呼ばれる大きなくぼみを見てみましょう。寛骨臼は大腿骨と関節するくぼみです。この穴の真ん中で3つの骨が一緒に集まっています。

右寛骨の外側面

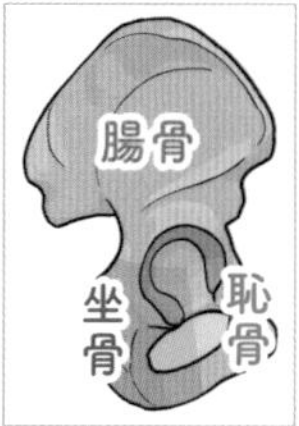

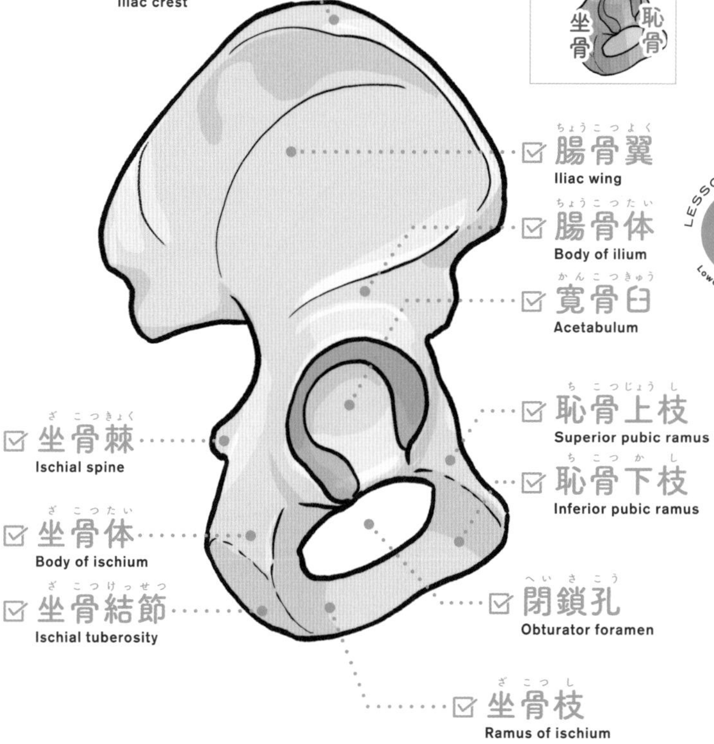

▶ 3つの骨の特徴

腸骨《ちょうこつ》・恥骨《ちこつ》・坐骨《ざこつ》

イリウム・ピュビス・イスキウム

Ilium・Pubis・Ischium

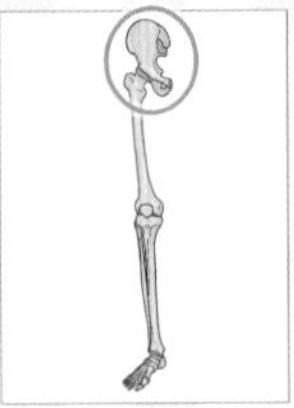

下肢前面

右寛骨前面

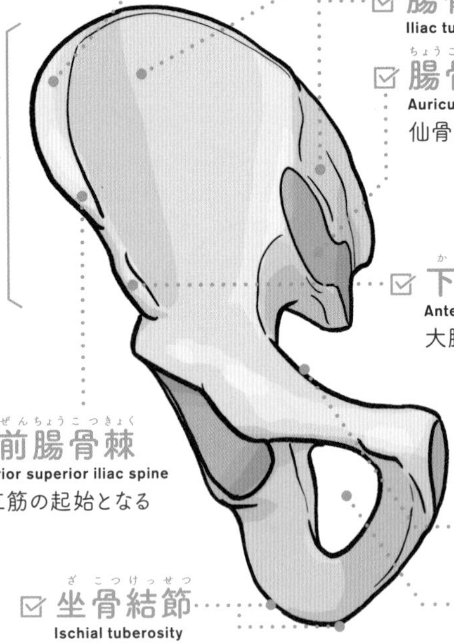

特徴

腸骨《ちょうこつ》は寛骨《かんこつ》の上部に大きく翼のように広がった部分を腸骨翼《ちょうこつよく》、**内面部分のくぼみを腸骨窩《ちょうこつか》**と呼びます。恥骨と坐骨は、骨の全体がボディと枝に分けられ、**恥骨の前端には恥骨体**、そこから**下に恥骨下枝**、**上には恥骨上枝**があります。同様に坐骨も、**坐骨体と坐骨枝**があります。この「枝」は、閉鎖孔を囲むように構成されています。

右寛骨内側面

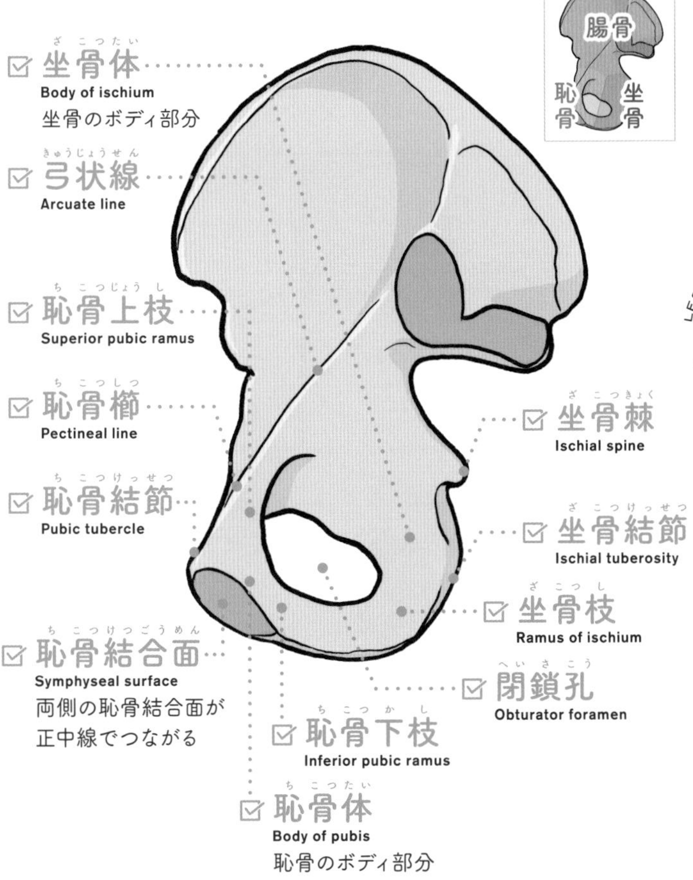

それぞれの部位を詳しく解説していきましょう。
まずは、坐骨結節《ざこつけっせつ》・恥骨結節《ちこつけっせつ》・耳状面《じじょうめん》についてです

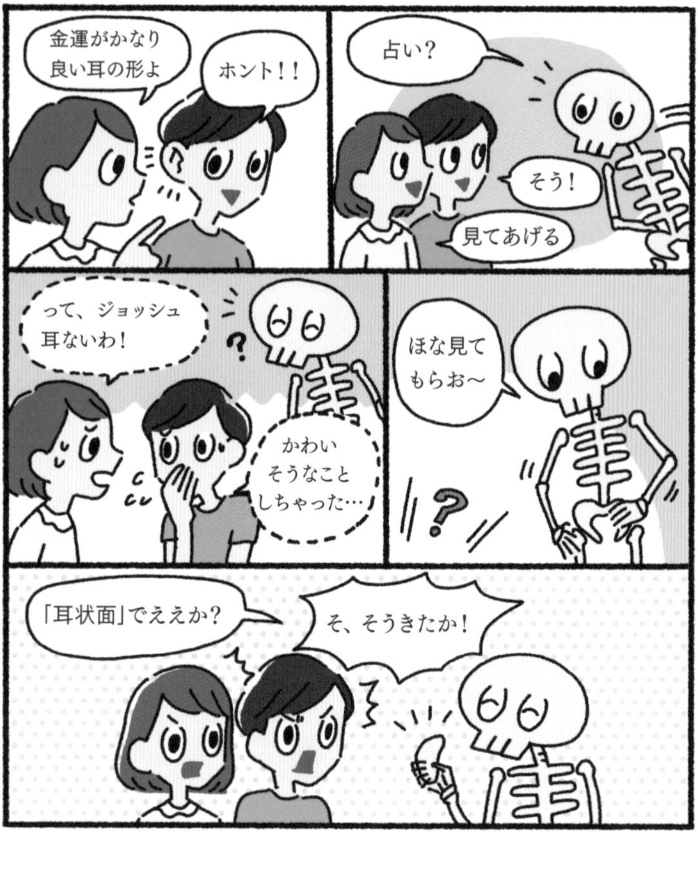
金運がかなり良い耳の形よ
ホント!!
占い?
そう!
見てあげる
って、ジョッシュ耳ないわ!
かわいそうなことしちゃった…
ほな見てもらお～
「耳状面」でええか?
そ、そうきたか!

腸骨には耳状面という仙骨と関節する場所があるんや。仙骨にも耳状面ってあったの覚えてる?(P61参照)。そことくっついて仙腸関節をつくるで

恥骨結合面っていうのは何がくっつく場所？

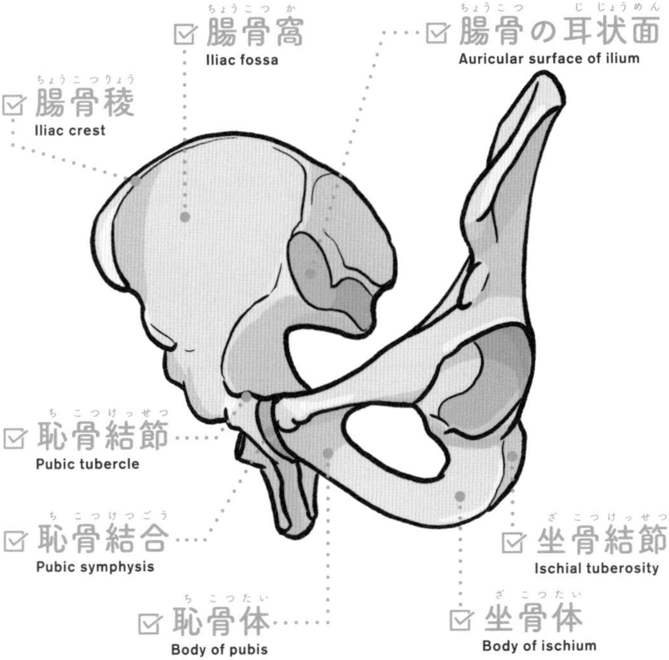

それは、左右の恥骨が軟骨によってくっつく場所。恥骨結合を行なうための接着面で、少しザラザラして見えます。仙腸関節と恥骨結合によって、寛骨ができあがっているんです

恥骨下枝から坐骨結節にかけての領域は様々な筋肉の起始位置になってるで。有名なんはハムストリングスや大内転筋《だいないてんきん》あたりかな～

P93、P103 もあわせて参照してくださいね

ここからは坐《ざ》骨《こつ》棘《きょく》のお話です。坐骨棘は大坐骨切痕と小坐骨切痕を区切っています。骨盤をつくるときに大坐骨孔と小坐骨孔という穴になりますよ

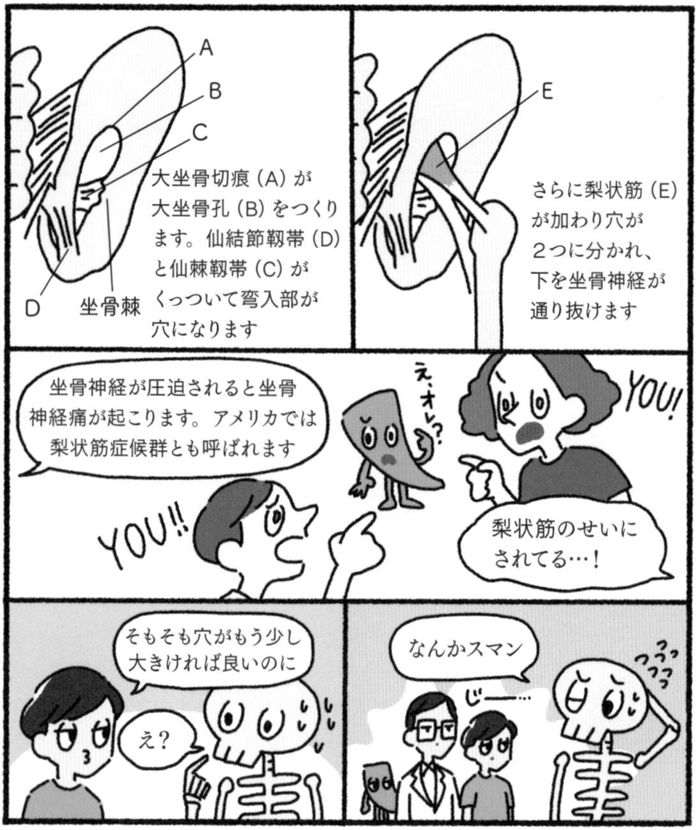
A
B
C
D
坐骨棘
大坐骨切痕（A）が大坐骨孔（B）をつくります。仙結節靱帯（D）と仙棘靱帯（C）がくっついて弯入部が穴になります
E
さらに梨状筋（E）が加わり穴が2つに分かれ、下を坐骨神経が通り抜けます
坐骨神経が圧迫されると坐骨神経痛が起こります。アメリカでは梨状筋症候群とも呼ばれます
え、オレ？
YOU!
YOU!!
梨状筋のせいにされてる…！
そもそも穴がもう少し大きければ良いのに
え？
なんかスマン
じー……

仙骨の弯入部の後ろに仙結節靱帯と仙棘靱帯が2種類くっつくと2つの穴ができるで。ここは血管と神経の通路や

さらに梨状筋が 大坐骨孔の穴を2つに
分けてしまう。梨状筋を境にして上から上殿動脈と
上殿神経が、下から下殿動脈と下殿神経、
そして坐骨神経が通ります

寛骨の下にはずいぶんと大きな穴がぽっかり
開いているわよね。
これは何のための窓なのかしら？

その穴は閉鎖孔と言います。
これは実はがらんどうの穴ではないんです。
結合組織の膜が張ってあるんですよ

やっぱり！ 穴が開いているのに「閉鎖」って
おかしいと思ったのよね。
しっかり閉じている場所なのにね

結合組織の膜が張られ、
表面と裏面には筋肉がくっついています。
でも、1カ所だけ通路が残っているんです

抜け道があるの？？

そうなんですよ。前方の端に1カ所通り道があり、
そこを下肢に伸びる神経や閉鎖動脈や閉鎖静脈と
いった血管が通っているんです

▶人体で最大級の大きさを誇る

大《だい》腿《たい》骨《こつ》（前《ぜん》面《めん》）

Femur《フィーマー》

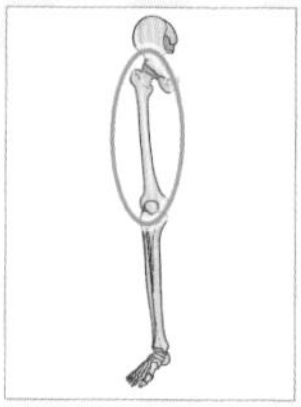

下肢前面

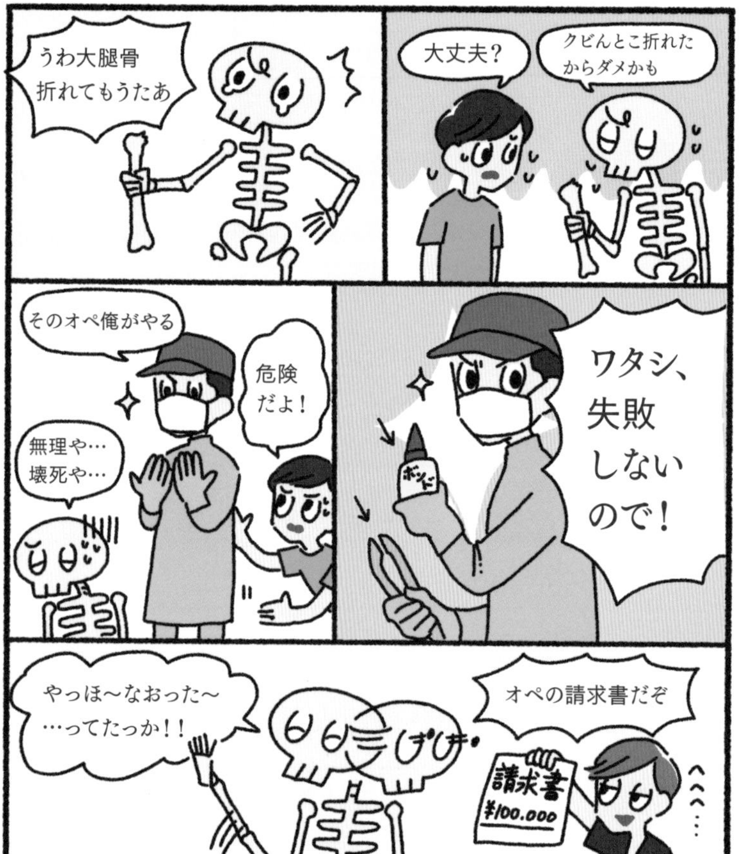
うわ大腿骨 折れてもうたあ
大丈夫？
クビんとこ折れた からダメかも
そのオペ俺がやる
危険 だよ！
無理や… 壊死や…
ボンド
ワタシ、失敗しないので！
やっほ〜なおった〜 …ってたっか！！
げげ
オペの請求書だぞ
請求書 ¥100.000
へへへ…

特徴

大腿骨頭《だいたいこっとう》の下部にある**大腿骨頸《だいたいこつけい》は、血管の入り口が下にしかないため骨折をすると治りにくい場所**です。大腿骨頸のすぐ下には、大《だい》転子《てんし》と小転子《しょうてんし》という大きな出っ張りが2カ所ありますね。どちらも筋肉がくっつきます。下部にある**外側顆《がいそくか》と内側顆《ないそくか》**はひとつの関節面としてつながっていて、**脛骨と関節する場所**になっています。

右大腿骨前面

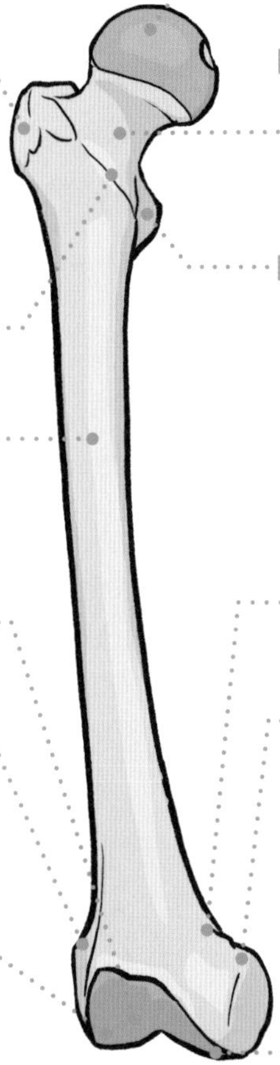

☑ 大転子《だいてんし》
Greater trochanter
中殿筋、小殿筋、
外旋筋群、
梨状筋など
外転動作に関わる
筋肉がつく

☑ 転子間線《てんしかんせん》
Intertrochanteric line

☑ 大腿骨体《だいたいこつたい》
Shaft of femur
前面のボディは
ツルツル

☑ 膝蓋面《しつがいめん》
Patellar surface

☑ 外側上顆《がいそくじょうか》
Lateral epicondyle
腓腹筋の外側頭が
くっつく

☑ 外側顆《がいそくか》
Lateral condyle
脛骨の上面と
関節する

☑ 大腿骨頭《だいたいこっとう》
Head of femur

☑ 大腿骨頸《だいたいこつけい》
Neck of femur
大腿骨頭のつけ根。
クビの角度は
個体差がある

☑ 小転子《しょうてんし》
Lesser trochanter
股関節を曲げる
ための腸腰筋がつく

☑ 内転筋結節《ないてんきんけっせつ》
Adductor tubercle

☑ 内側上顆《ないそくじょうか》
Medial epicondyle
腓腹筋の内側頭が
くっつく

☑ 内側顆《ないそくか》
Medial condyle
脛骨の上面と
関節する

▶ あらゆる筋肉の腱がビタッと付着

大《だい》腿《たい》骨《こつ》（後《こう》面《めん》）

Femur《フィーマー》

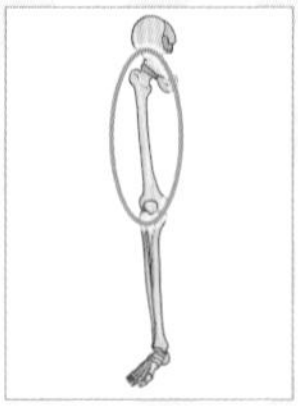

下肢前面

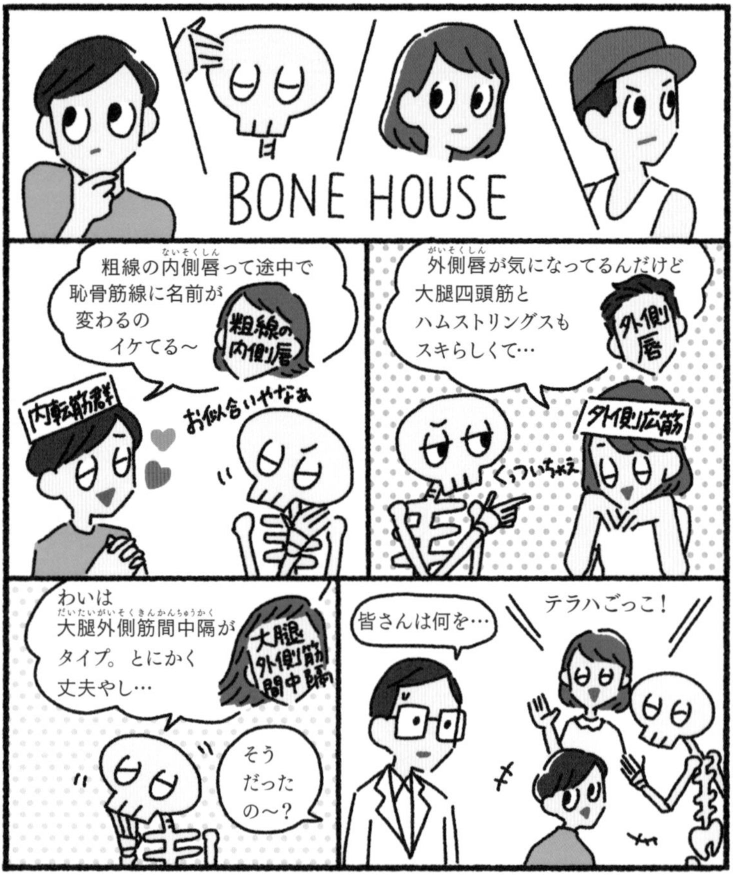
BONE HOUSE
粗線の内側唇《ないそくしん》って途中で恥骨筋線に名前が変わるのイケてる〜
粗線の内側唇
内転筋群
お似合いやなあ
外側唇《がいそくしん》が気になってるんだけど大腿四頭筋とハムストリングスもスキらしくて…
外側唇
外側広筋
くっついちゃえ
わいは大腿外側筋間中隔《だいたいがいそくきんかんちゅうかく》がタイプ。とにかく丈夫やし…
大腿外側筋間中隔
そうだったの〜？
皆さんは何を…
テラハごっこ！

大腿外側筋間中隔についてちょっぴり補足。筋間中隔＝筋膜（結合組織）が筋群の間に挟まったものだと考えましょう。大腿外側筋間中隔はとくに分厚くてとても丈夫です

特徴

大腿骨の前面には、中間広筋《ちゅうかんこうきん》がビタッと張り付き、後面には、それ以外の筋肉が腱となってくっついています。だから大腿骨の後ろ側はザラザラです。**特に重要なのが、大殿筋《だいでんきん》の停止面となる殿筋粗面《でんきんそめん》。**さらに下に伸びている粗線《そせん》には外側と内側の端に外側唇《がいそくしん》、内側唇《ないそくしん》という名前がついています。粗末な線と書いても大事な線です。

右大腿骨後面

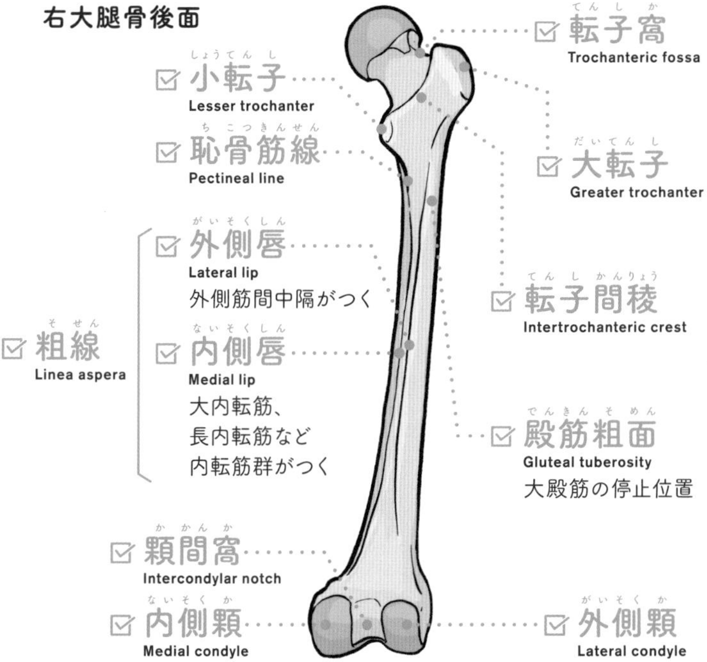

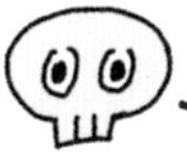

大腿四頭筋とハムストリングスの境目にあるのが、外側唇につく大腿外側筋間中隔やで。これがただ筋肉を隔てているわけではないねん

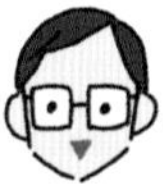

大腿四頭筋の起始でもあり、大殿筋の停止腱がくる部位でもあります。さらに腸脛靱帯の線維も加わるんです。だからとにかく丈夫につくられているんです！

▶丈夫な脛骨とちょろい腓骨

脛《けい》骨《こつ》・腓《ひ》骨《こつ》

ティビア・フィビュラ

Tibia・Fibula

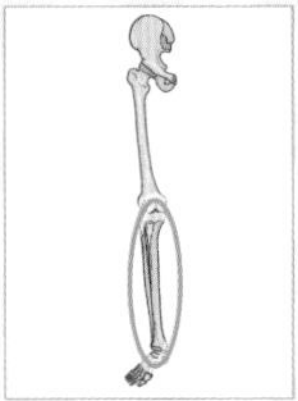

下肢前面

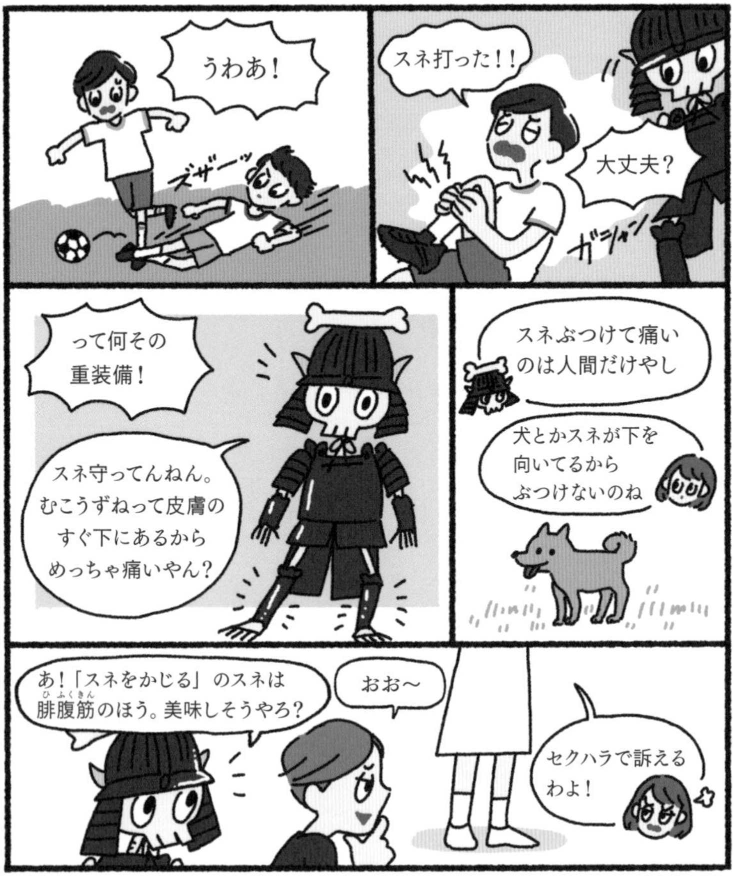
うわあ！
ズザーッ
スネ打った！！
大丈夫？
ガシャン
って何その
重装備！
スネ守ってんねん。
むこうずねって皮膚の
すぐ下にあるから
めっちゃ痛いやん？
スネぶつけて痛い
のは人間だけやし
犬とかスネが下を
向いてるから
ぶつけないのね
あ！「スネをかじる」のスネは
腓腹筋《ひふくきん》のほう。美味しそうやろ？
おお～
セクハラで訴える
わよ！

特徴

脛骨と腓骨の構造は、上肢の橈骨《とうこつ》と尺骨《しゃっこつ》の関係性ととても似ています。ですが、橈骨と尺骨はほぼ同じ太さをしているのに対して、脛骨と腓骨はまったく太さが違います。**脛骨だけが丈夫で腓骨はなくてもよいちょろい骨なんです。**前腕の場合は、回外・回内の動きができますが、こちらはまったく動かないのが特徴です。

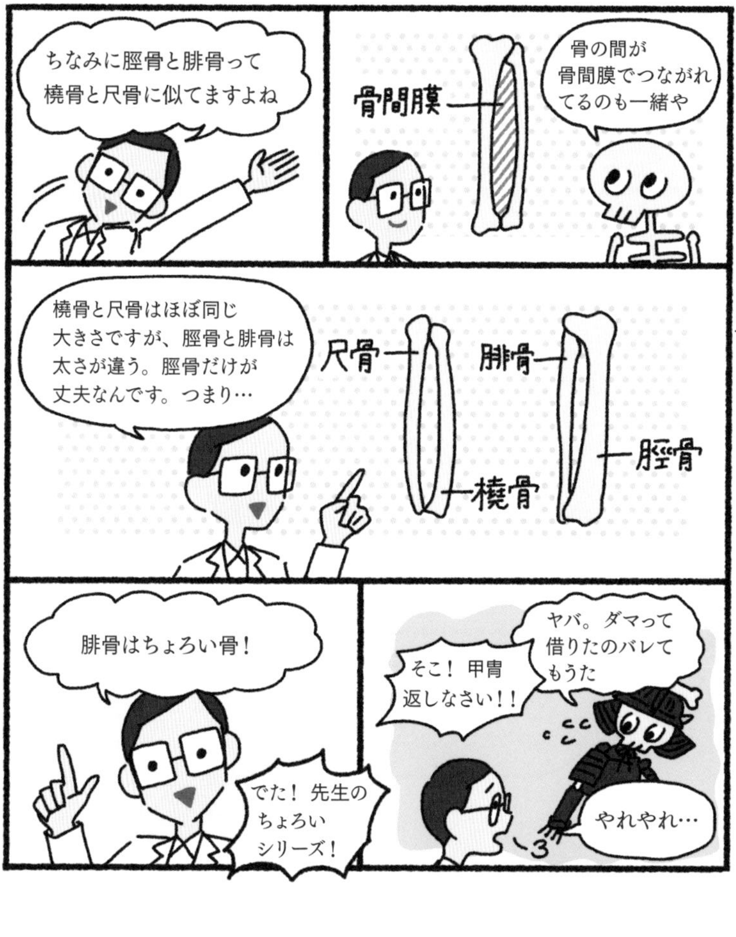
ちなみに脛骨と腓骨って橈骨と尺骨に似てますよね
骨の間が骨間膜でつながれてるのも一緒や
骨間膜
橈骨と尺骨はほぼ同じ大きさですが、脛骨と腓骨は太さが違う。脛骨だけが丈夫なんです。つまり…
尺骨
橈骨
腓骨
脛骨
腓骨はちょろい骨！
でた！ 先生のちょろいシリーズ！
そこ！ 甲冑返しなさい！！
ヤバ。ダマって借りたのバレてもうた
やれやれ…

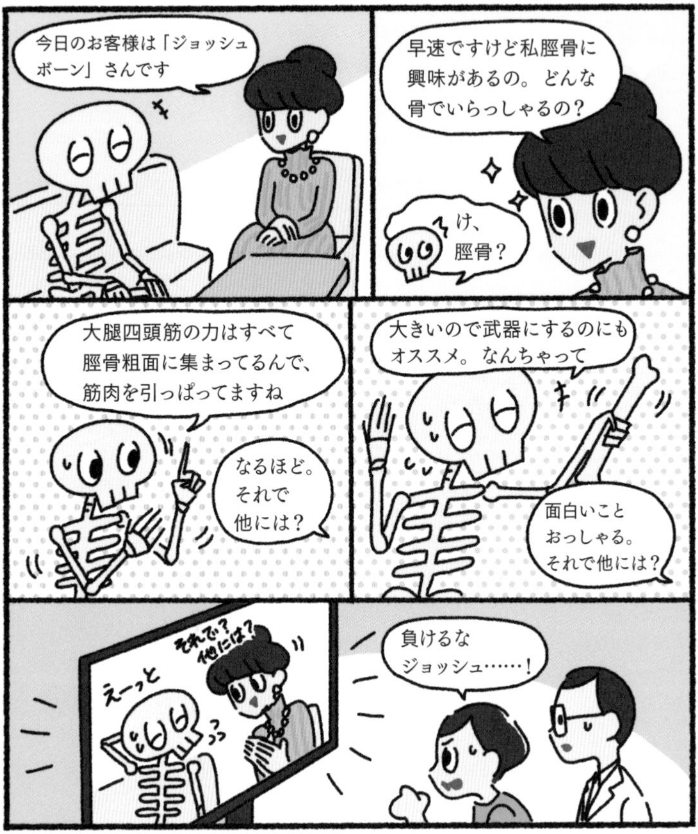
今日のお客様は「ジョッシュボーン」さんです
早速ですけど私脛骨に興味があるの。どんな骨でいらっしゃるの？
け、脛骨？
大腿四頭筋の力はすべて脛骨粗面に集まってるんで、筋肉を引っぱってますね
なるほど。それで他には？
大きいので武器にするのにもオススメ。なんちゃって
面白いことおっしゃる。それで他には？
それで？他には？
えーっと
負けるなジョッシュ……！

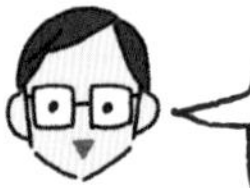

重さを支える力を持っているのは、
脛骨だけなんです。さすがは人体で２番目の
大きさをした骨だと言えますね

脛骨は上方が広がっています。
内側顆と外側顆には大腿骨との関節面がありますよ。
下端には足首との関節面があります

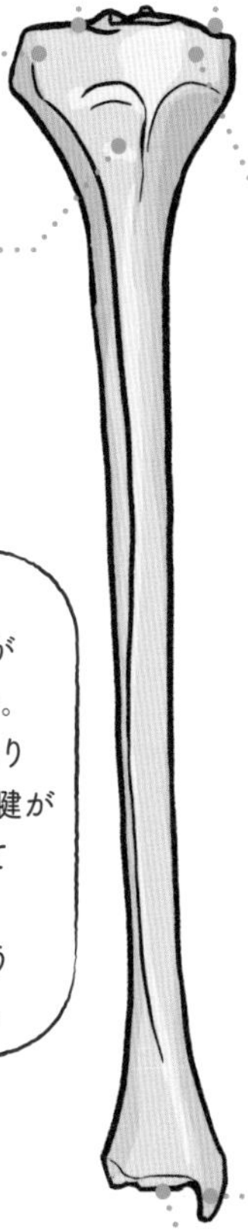

脛骨粗面は
ザラザラで腱が
くっつきやすい。
膝蓋靱帯、つまり
大腿四頭筋の腱が
膝蓋骨を介して
付着する場所。
膝蓋腱《しつがいけん》って言う
こともあるねん

内果の出っ張りは
内くるぶしの
出っ張りだね

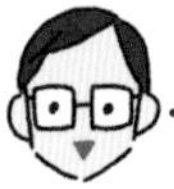

腓骨は上端と下端の手前で脛骨と関節しています。
また、脛骨の内側顆《ないそくか》の周囲には、
半膜様筋《はんまくようきん》、半腱様筋《はんけんようきん》、薄筋《はっきん》、縫工筋《ほうこうきん》の4つが
くっつきますが、外側の腓骨にくっつくのは1つだけ。
腓骨頭にくっつく大腿二頭筋《だいたいにとうきん》のみです

腓骨前面

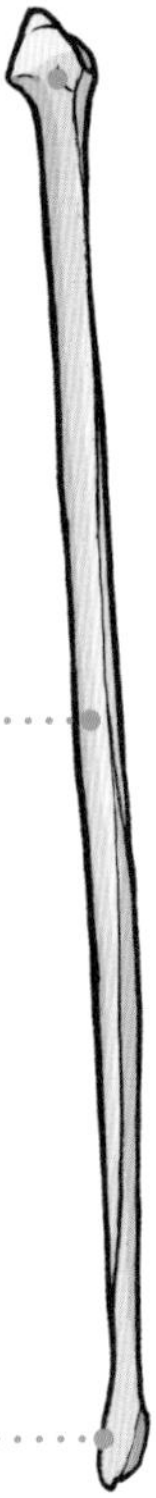

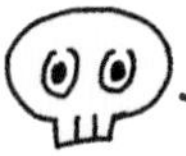

膝関節は大腿骨と脛骨の間にあるんや。つまり、
腓骨はちょろいから膝関節には含まれないってこと

教えて！坂井先生

膝関節を補強する靭帯は特殊？

膝の外側側副靭帯《がくそくそくふくじんたい》と内側側副靭帯《ないそくそくふくじんたい》は、
大腿骨と脛骨でつながっていると思ってたら……。
あれ？ 外側側副靭帯はどこへいくんだ？？

ジョッシュくんも解説していましたが、腓骨は膝関節には含まれません。そのため、関節を補強する靭帯も少し特殊な動きをするんです。内側側副靭帯は大腿骨と脛骨でつながっていますが、外側側副靭帯は腓骨へ伸びる、関節の外にある靭帯なんです（P136 参照）

靭帯って関節包の一部だって言ってたよね？
（P20 参照）離れちゃってるってこと？

そうなんです。
腓骨が関節から外れているという背景があるために、
外側側副靭帯は独立しているんです

せやから固定されてる内側側副靭帯と、そうではない
外側側副靭帯で損傷の頻度に差があんねん

そっか。「危ない！」ってときに自由に動く
外側側副靭帯の方がケガをしづらいんだね

▶ 3つのユニットに分けよう

足《あし》の骨《ほね》

ボーンズ オブ ザ フット

The Bones of the foot

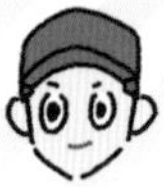
手の骨とは
ちょっとだけ違うぜ

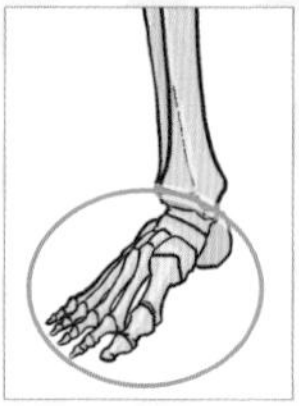

下肢前面

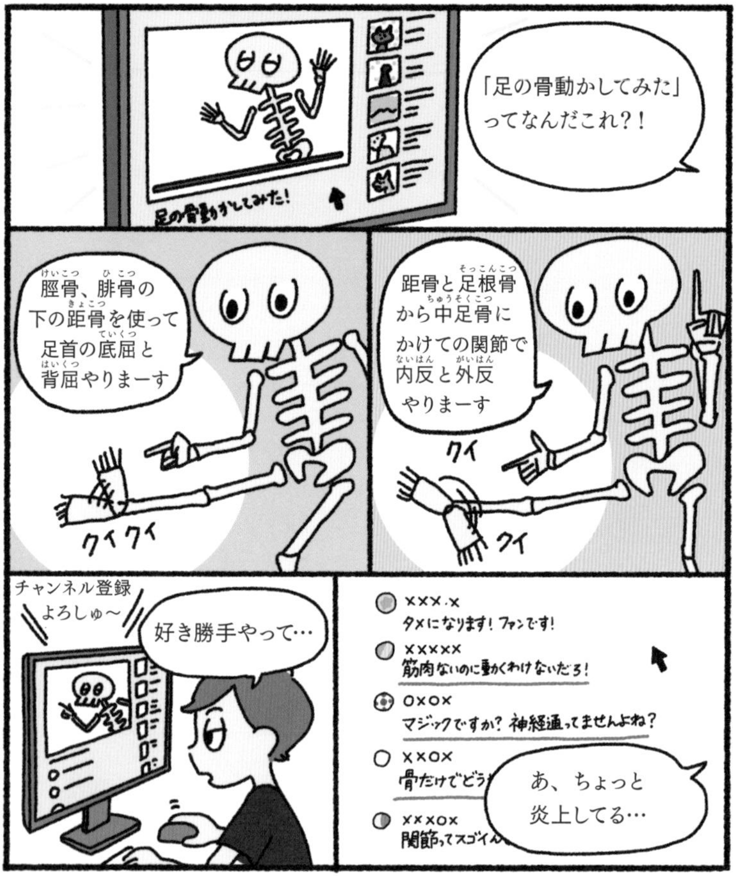
足の骨動かしてみた!
「足の骨動かしてみた」ってなんだこれ?!
脛骨《けいこつ》、腓骨《ひこつ》の下の距骨《きょこつ》を使って足首の底屈《ていくつ》と背屈《はいくつ》やりまーす
クイクイ
距骨と足根骨《そっこんこつ》から中足骨《ちゅうそくこつ》にかけての関節で内反《ないはん》と外反《がいはん》やりまーす
クイ
クイ
チャンネル登録よろしゅ〜
好き勝手やって…
×××.×
タメになります! ファンです!
×××××
筋肉ないのに動くわけないだろ!
○×○×
マジックですか? 神経通ってませんよね?
××○×
骨だけでどう
×××○×
関節ってスゴイん
あ、ちょっと炎上してる…

底屈：足首の関節を足裏へ折り曲げる
背屈：足首の関節を甲の方向へ折り曲げる
内反：足首の関節を外側へ曲げる
外反：足首の関節を内側へ曲げる

特徴

足首にある足根骨が７個、足の甲をつくる中足骨が５個、足の指の骨をつくる骨が 14 個あります。ちなみに、手の指の骨は指骨と言いますが、足の指は趾骨と呼びます。距骨とその上の脛骨、腓骨との間で屈曲と伸展を行ない、内反と外反の動きは距骨から足根骨と中足骨にかけての関節で行なっています。

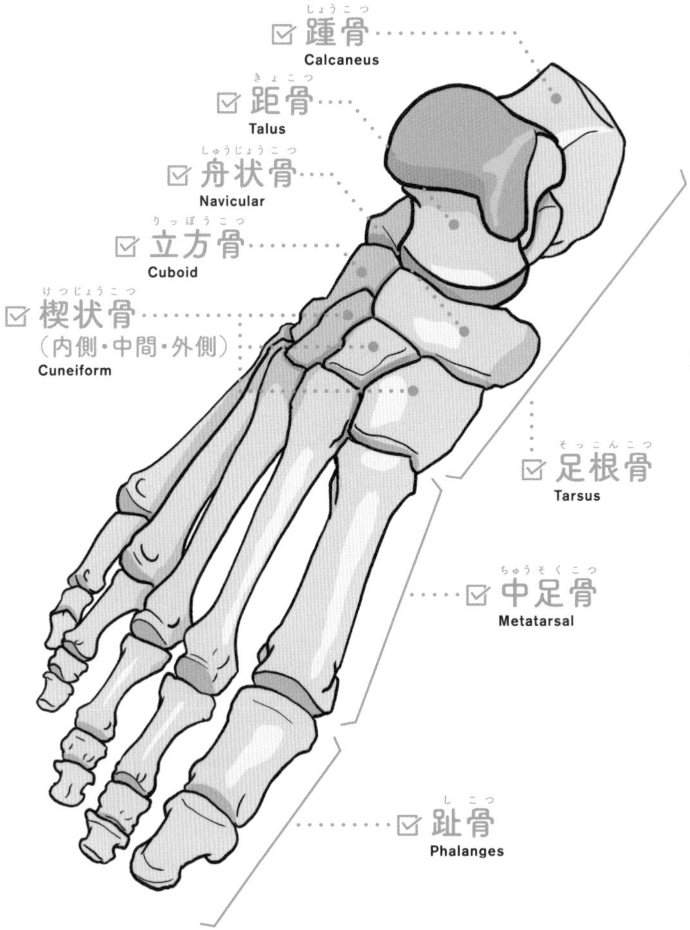

▶大きなサイコロ状の骨

距《きょ》骨《こつ》

Talus《タルス》

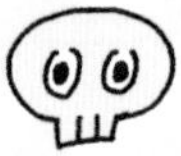
スゴロクしよか？
なんちって♪

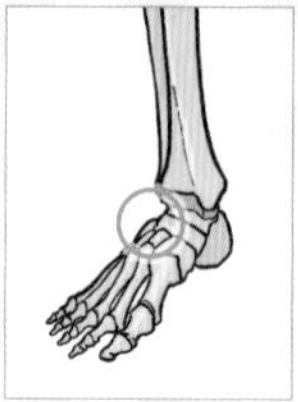

下肢前面

☑ 距骨滑車上面《きょこつかっしゃじょうめん》
Superior trochlear surface of talus
脛骨、腓骨と関節する

☑ 距骨頸《きょこつけい》
Neck of talus

☑ 距骨頭《きょこつとう》
Head of talus
舟状骨と関節する距骨の頭部分

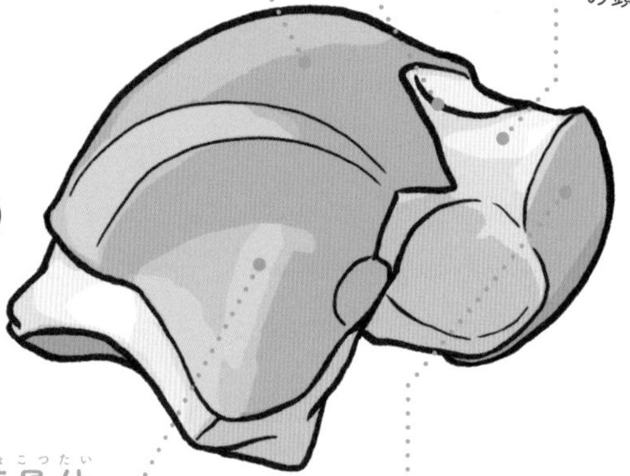
（後）
（前）

☑ 距骨体《きょこつたい》
Body of talus

☑ 舟状骨関節面《しゅうじょうこつかんせつめん》
Navicular articular surface

特徴

脛骨、腓骨の両方と関節する唯一の骨が距骨です。円筒形の関節面を、距骨滑車と呼びます。この上に脛骨と腓骨がのっかっているんですね。内側には、うちくるぶし（内果、脛骨の一部）、外側には、そとくるぶし（外果、腓骨の一部）がくっついています。**前後に回転運動をすることが特徴だといえますね。**

▶ 後方の出っ張りに注目

踵骨《しょうこつ》

カルケニアス
Calcaneus

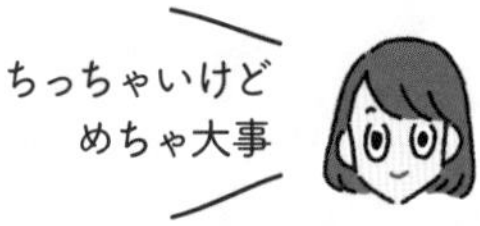

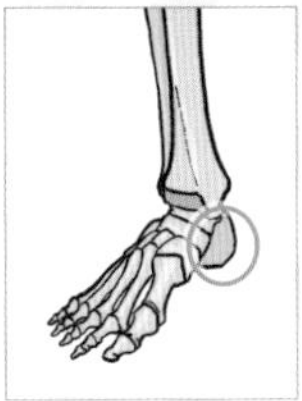

下肢前面

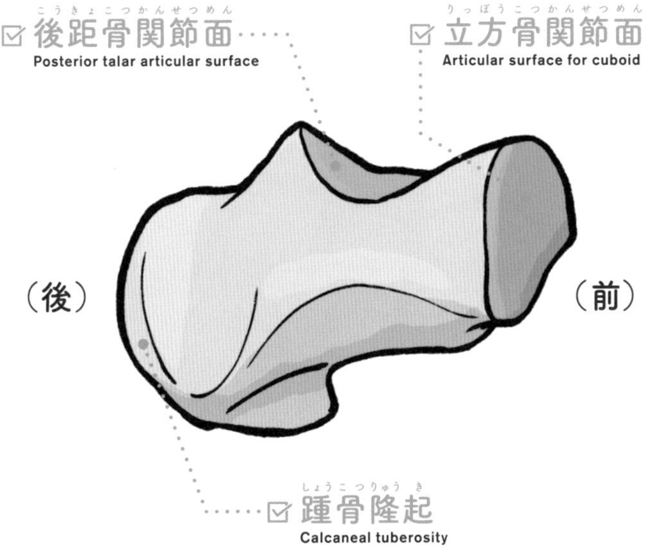

特徴

踵骨はいわゆるカカトの骨のことですね。特筆したいのは後方の出っ張りです。踵骨隆起と呼ぶのですが、**一番上端にアキレス腱がくっつきます。**このようにアキレス腱が距骨の関節よりも後ろに付着することで、テコの原理でアキレス腱を引っぱる力が有効に働きます。つまり、つま先で地面を蹴り歩いたり走ったりできるのです。

▶楔状骨は3種がくさびとして活躍

舟状骨《しゅうじょうこつ》・立方骨《りっぽうこつ》・楔状骨《けつじょうこつ》

Navicular《ナヴィキュラ》・Cuboid《キューボイド》・Cuneiform《キュニエフォーム》

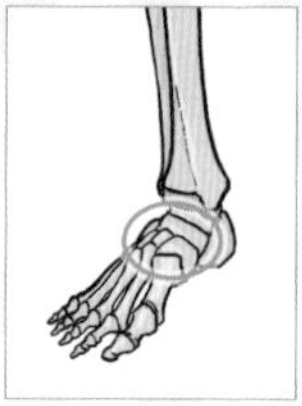
下肢前面

足背面

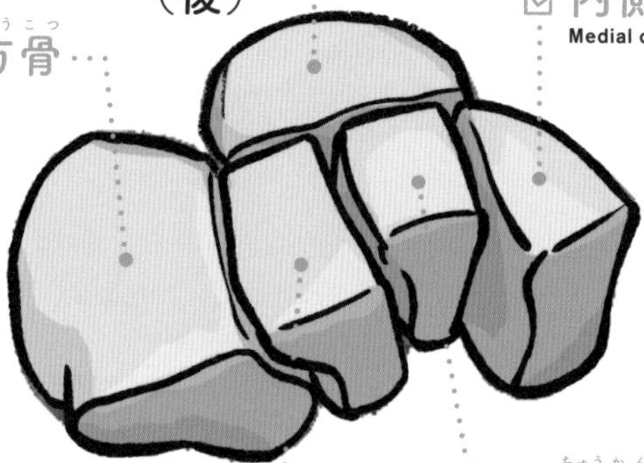

特徴

距骨の前方には、舟状骨と立方骨という2つの骨があります。立方骨は中足骨とくっついていますが、舟状骨は中足骨と直接関節していません。なぜなら**舟状骨の前に、楔状骨という骨が並んでいるから**なんです。**楔状骨は内側、中間、外側の3種類**があります。**くさび状の骨**と言ってもよいでしょう。

▶ フレンドリーな名前に注目

中《ちゅう》足《そく》骨《こつ》・趾《し》骨《こつ》

メタタルサル・ファランジズ

Metatarsals・Phalanges

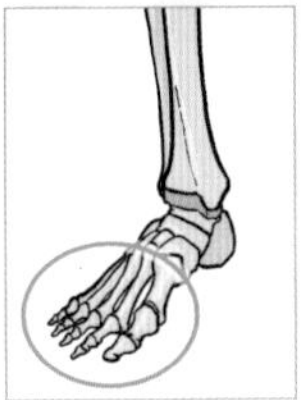

下肢前面

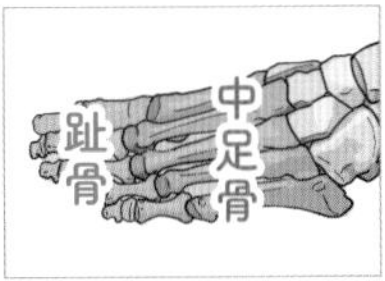

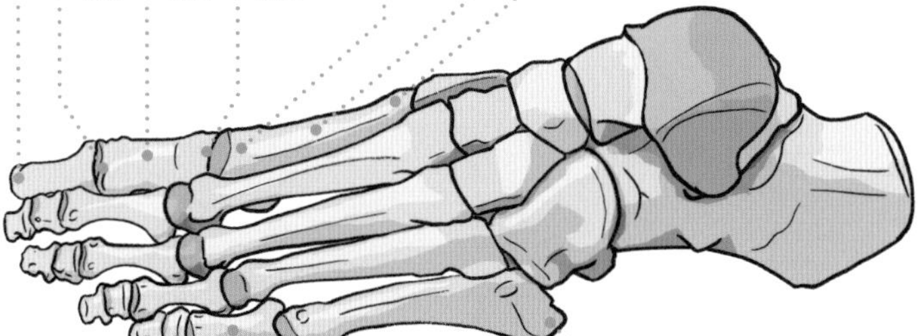

特徴

中足骨は5つあり、手前の部分が底、中央が体、先が頭と言います。趾骨も同様です。手の指とも骨の数は同じですが、ひとつだけ違うことがあります。手の指は、開いたり、閉じたりといった運動の中心は中指です。しかし、足の場合は2番目の指が中心になります。足は第2指を軸にしてバランスをとっているのです。

▶人体最大の種《しゅ》子《し》骨《こつ》

膝《しつ》蓋《がい》骨《こつ》

パテラ

Patella

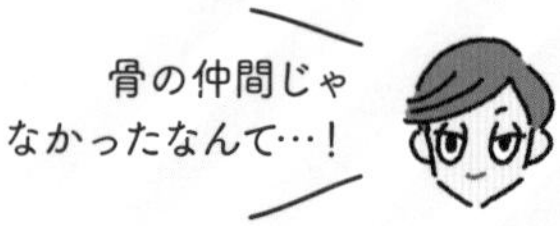
骨の仲間じゃ
なかったなんて…！

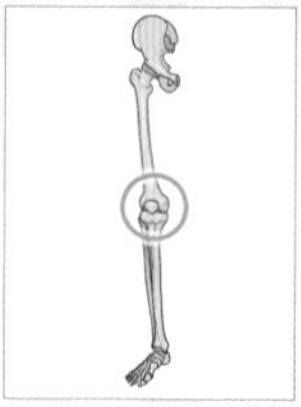

下肢前面

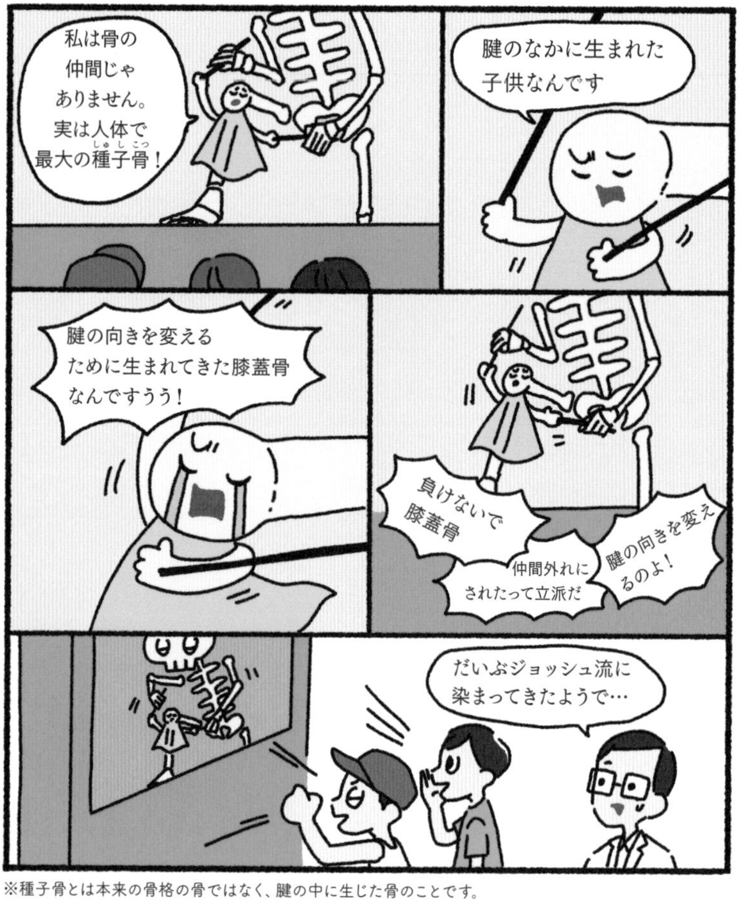
私は骨の
仲間じゃ
ありません。
実は人体で
最大の種《しゅ》子《し》骨《こつ》！
腱のなかに生まれた
子供なんです
腱の向きを変える
ために生まれてきた膝蓋骨
なんですううう！
負けないで
膝蓋骨
仲間外れに
されたって立派だ
腱の向きを変えるのよ！
だいぶジョッシュ流に
染まってきたようで…

※種子骨とは本来の骨格の骨ではなく、腱の中に生じた骨のことです。
足や手の腱の中にある種子骨はゴマ粒ほどの大きさです

特徴

いわゆる膝のお皿の骨ですね。膝蓋骨は大腿四頭筋の腱の中に生まれた種子骨で、骨格の仲間ではありません。**種子骨は足や手にも存在しますが、膝蓋骨がもっとも大きいんです。**腱は出っ張った関節を通り抜ける際に向きを変えなければなりません。その際に種子骨が滑車のような働きをして、腱の進む方向を調節しているのです。

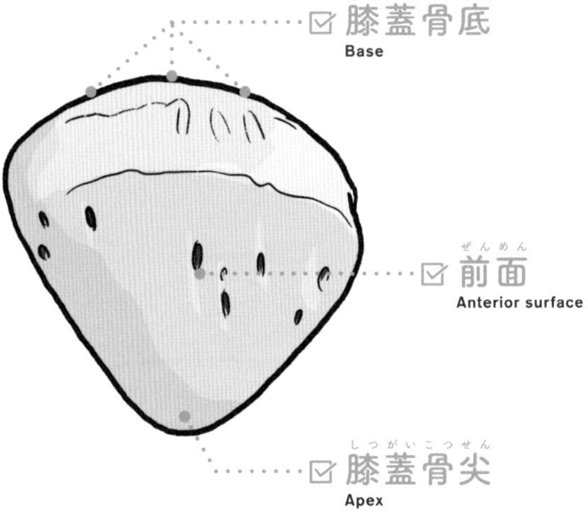

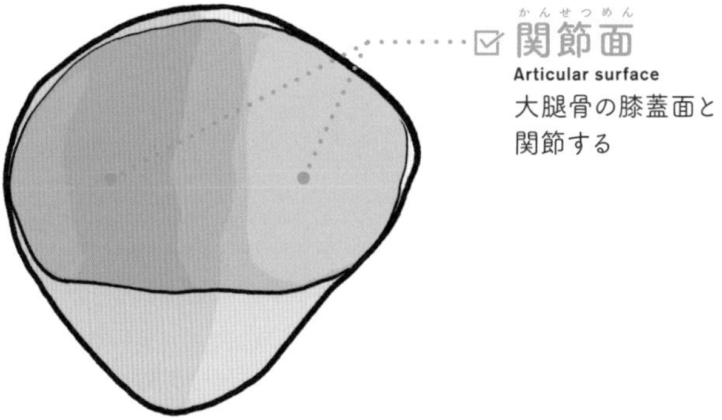

▶丈夫なつくりで体重を支える

股関節《こかんせつ》

The Hip Joint《ヒップ ジョイント》

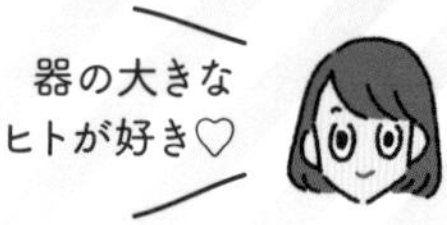
器の大きな
ヒトが好き♡

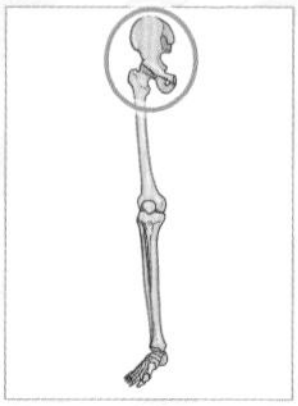
下肢前面

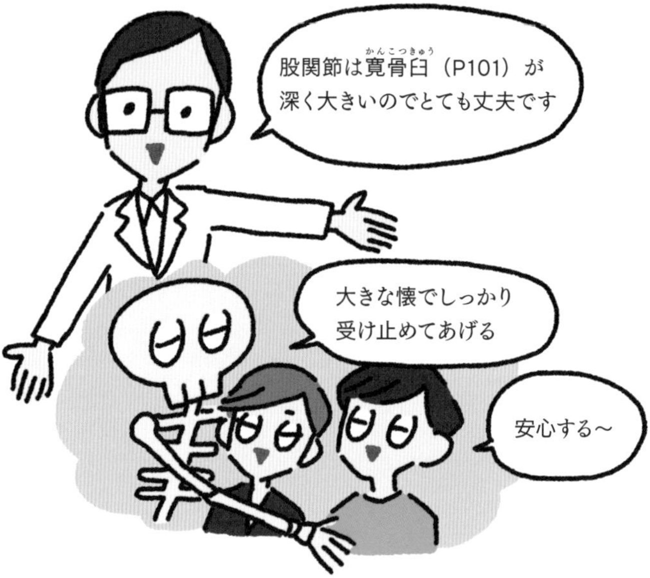
股関節は寛骨臼《かんこつきゅう》（P101）が
深く大きいのでとても丈夫です
大きな懐でしっかり
受け止めてあげる
安心する～

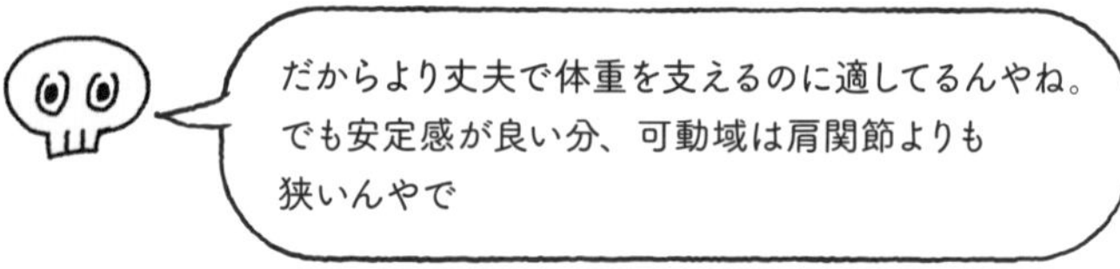
だからより丈夫で体重を支えるのに適してるんやね。
でも安定感が良い分、可動域は肩関節よりも
狭いんやで

特徴

股関節は、寛骨《かんこつ》の寛骨臼《かんこつきゅう》と大腿骨《だいたいこつ》の大腿骨頭《だいたいこつとう》で構成される関節です。肩関節と同じようにボールと受皿の関係性を持った多軸性の関節です。軸に制限がないためにとても動きが良いのが特徴です。股関節を動かしてみると分かりますが、前後にも左右にも動きますよね。関節の運動範囲とともに補強する靱帯にも注目してみましょう。

股関節前面

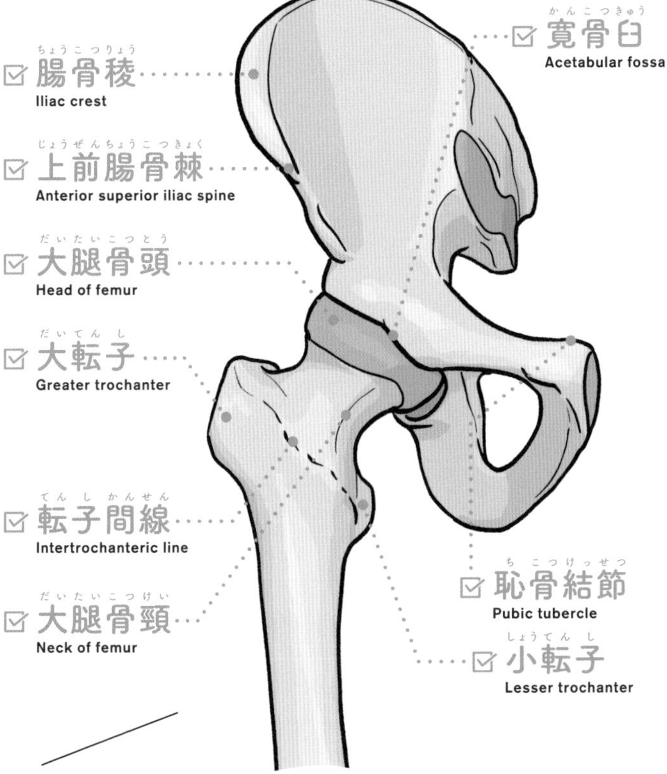

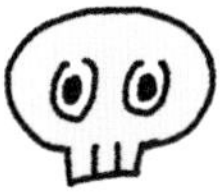

股関節を支える
靱帯は次のページで
紹介するで

股関節の補強をしているのは腸骨大腿靭帯《ちょうこつだいたいじんたい》、恥骨大腿靭帯《ちこつだいたいじんたい》、坐骨大腿靭帯《ざこつだいたいじんたい》などです

いちばん丈夫なのは腸骨大腿靭帯。縦方向にはしって股関節が伸び過ぎないようにしてるんや

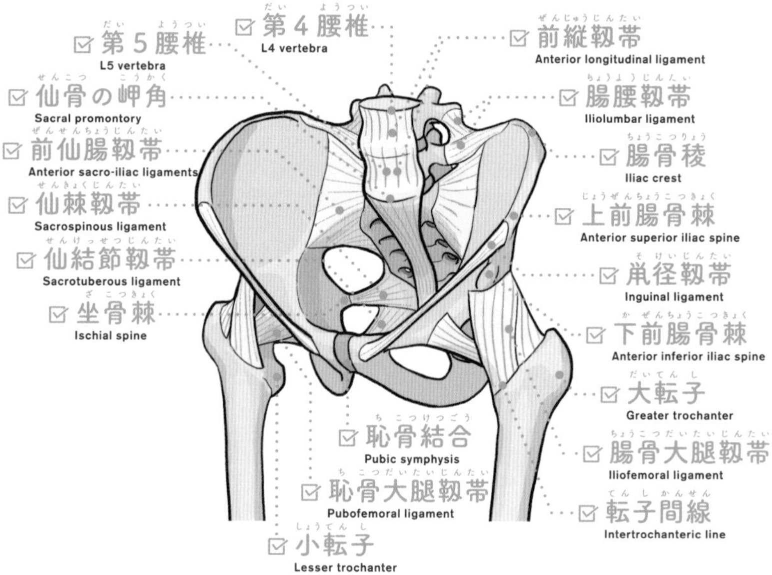

足は前にはどんどん上がりますが、後ろにはあまり上がりませんよね。それは腸骨大腿靭帯が動きを制限してるからなんです

他にも、恥骨大腿靭帯は、股関節の外旋を制限してるんやで

大腿骨頭靱帯というのは、大腿骨頭と寛骨臼の凹みの間をつなぐ靱帯です。靱帯としての力は弱いのですが、この中に細い血管が通っているのが特徴です

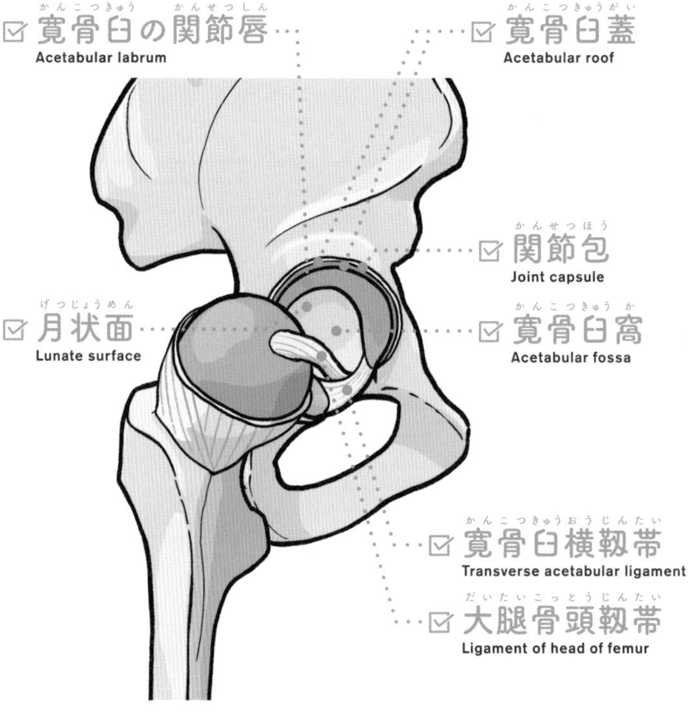

この血管は大腿骨頭の栄養を補ってるんやで。ただ靱帯自体はとても弱いから、クビ（大腿骨のつけ根）が切れるとアウトなんや

▶実は単純な蝶番関節ではない

膝《ひざ》関《かん》節《せつ》

The Knee joint《ニー ジョイント》

体重の5〜6倍の力を支えています

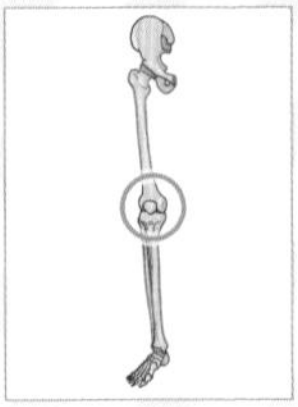

下肢前面

膝関節は、大腿骨の下端にある外側顆と内側顆、および、脛骨の上面の外側顆、内側顆、さらに膝蓋骨でつくられる関節です

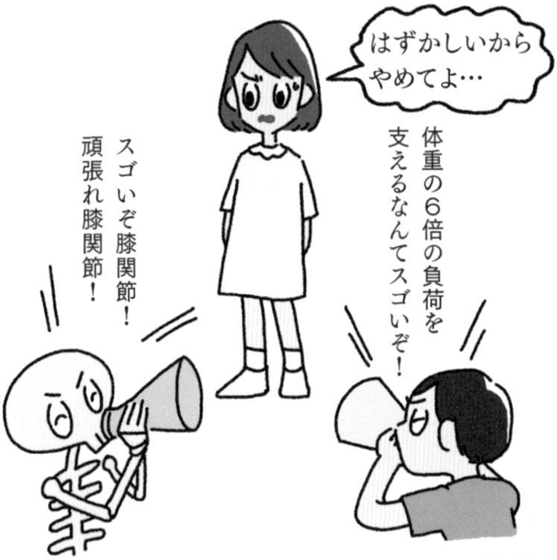
はずかしいからやめてよ…
体重の6倍の負荷を支えるなんてスゴいぞ!
スゴいぞ膝関節!
頑張れ膝関節!

大腿骨と脛骨は大腿脛骨関節をつくり、大腿骨と膝蓋骨は膝蓋大腿関節をつくってるんやで

膝関節の関節包は、大腿骨、脛骨、膝蓋骨を包んでいます。関節腔にはこれらの骨が全て面しているわけです

特徴

膝関節は、屈曲と伸展を行なう一軸性の蝶番関節《ちょうはんかんせつ》だと思いがちですが、実は内転や外転の動きにも多少関わっています。外側顆と内側顆を持っているため、双顆関節《そうかかんせつ》と呼ぶこともあります。機能的な特徴をあげると、靱帯でもっともスポーツ障害が起きやすい関節ですね。前十字靱帯損傷や半月板損傷など、耳にしたことがある人も多いはずです。

膝関節前面

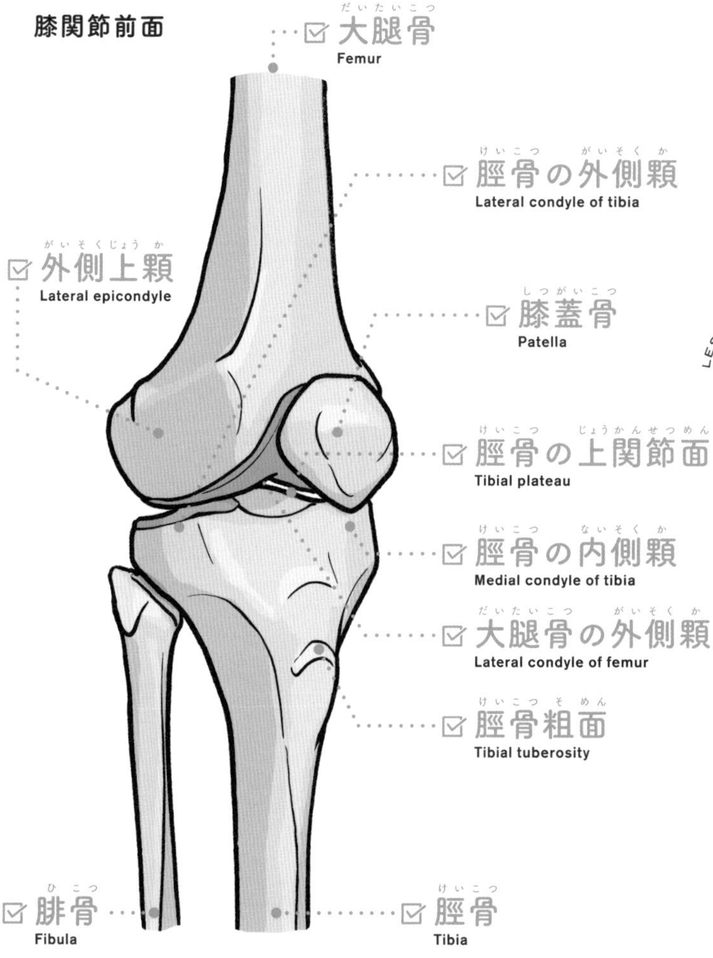

▶加重を分散させるドーナツクッション

半《はん》月《げつ》板《ばん》

メニスカス

The Meniscus

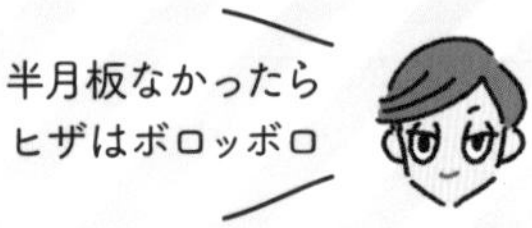
半月板なかったら
ヒザはボロッボロ

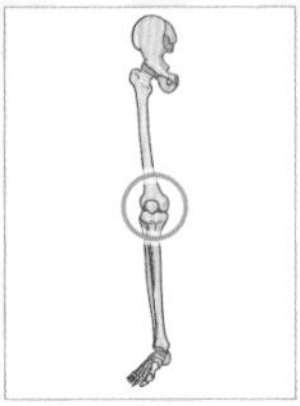

下肢前面

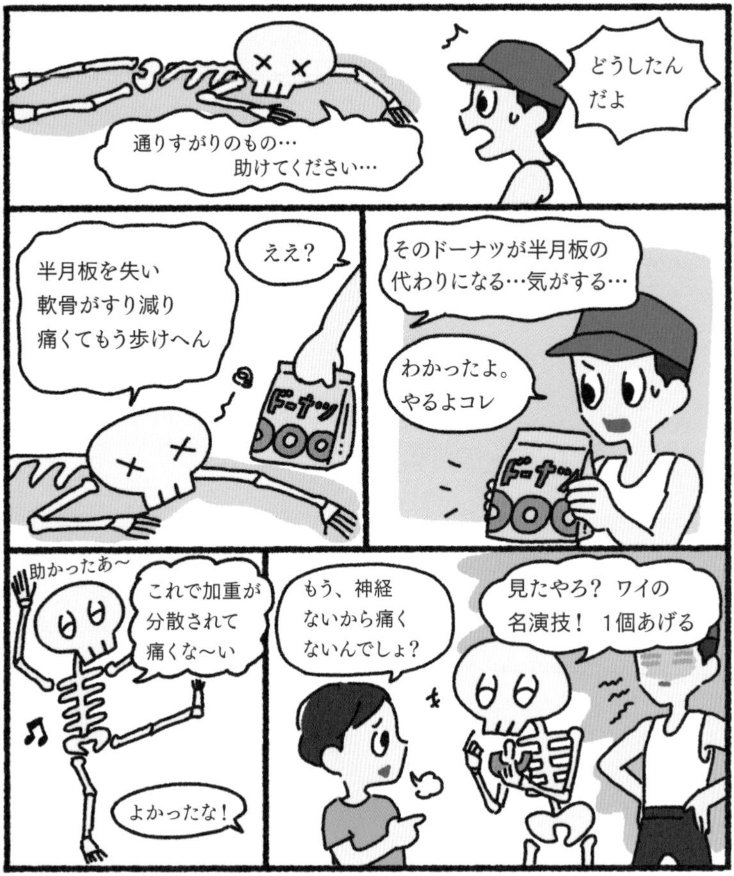
通りすがりのもの… 助けてください…
どうしたんだよ
半月板を失い 軟骨がすり減り 痛くてもう歩けへん
ええ？
そのドーナツが半月板の代わりになる…気がする…
わかったよ。やるよコレ
助かったあ〜
これで加重が分散されて痛くな〜い
よかったな！
もう、神経ないから痛くないんでしょ？
見たやろ？ ワイの名演技！ 1個あげる

特徴

膝関節には外側と内側それぞれに半月板があります。半月板とは、関節包から内側に発生している軟骨です。ドーナツクッションのような役目を持っていて、大腿骨と脛骨の間に入り込み、**カラダの重さを分散させるのに役立っていますよ。**もし、半月板がなかったら体重が一点に集中してしまい、関節の軟骨がすり減ってしまうのです。

内側・外側半月と上関節面

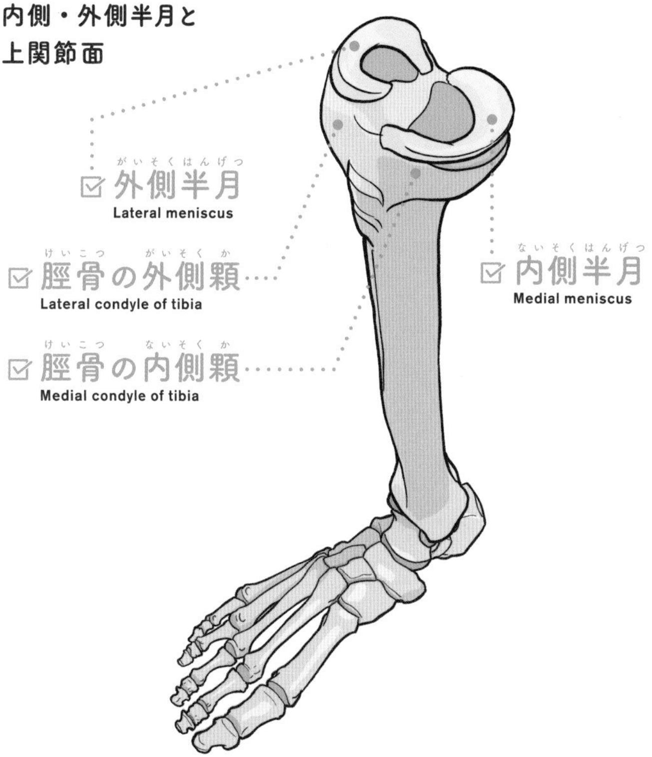

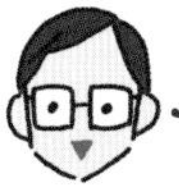

昔は半月板を損傷すると切り取るしかなかったんです。でも、医学が進歩して、最近は修復手術ができるようになりました

▶アスリートがケガをしがちな靭帯

膝《ひざ》の靭帯《じんたい》

The ligament of the Knee《リガメント オブ ザ ニー》

負荷がかかりやすいんですって

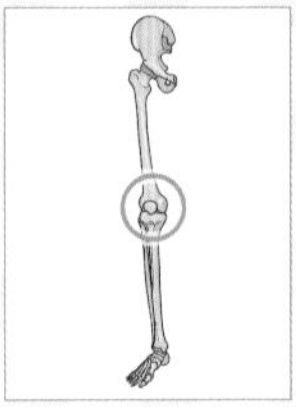

下肢前面

関節の横には外側《がいそく》・内側側副靭帯《ないそくそくふくじんたい》、関節の中には前《ぜん》・後十字靭帯《こうじゅうじじんたい》がありますが、内側側副靭帯は関節包の一部で固定されているので、特に損傷しやすいんです

引退の理由は…体力…気力…靭帯の限界！

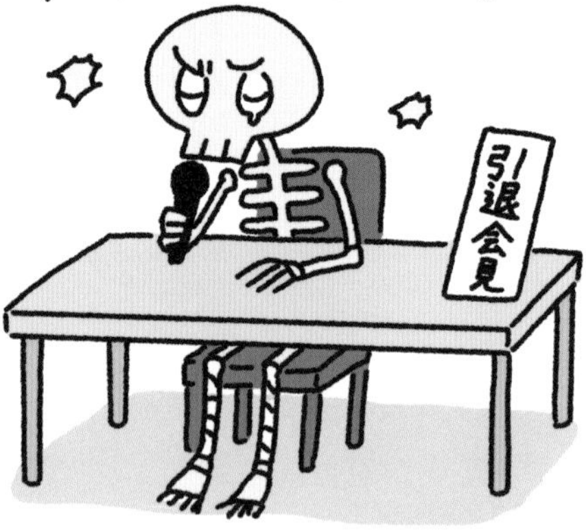

一方の外側側副靭帯は、関節包から離れて腓骨の頭から上に伸びてるで。自由が利きやすいんや

特徴

膝の靱帯は、人体の中でもっとも障害が起きやすい部位です。膝のケガというと、たいていの場合は靱帯がからんでいるケースが多いものです。高いところから飛び降りて着地した際に靱帯を断裂してしまったり、運動中に膝に大きな負荷がかかり靱帯が伸びてしまったりと、とにかく故障しやすいといえます。

膝関節外側前面

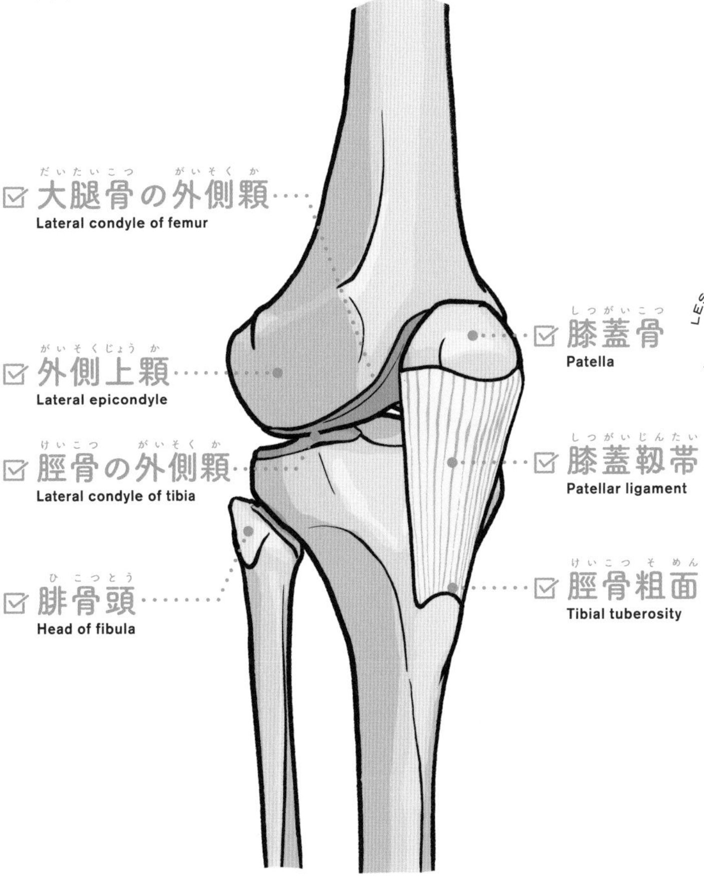

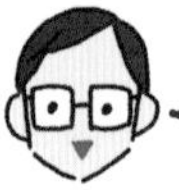

続いて、前・後十字靭帯を見ていきましょう。
前十字靭帯は脛骨の前方から大腿骨の後方に、
後十字靭帯は脛骨の後方から大腿骨の前方に
伸びています

膝関節の後面

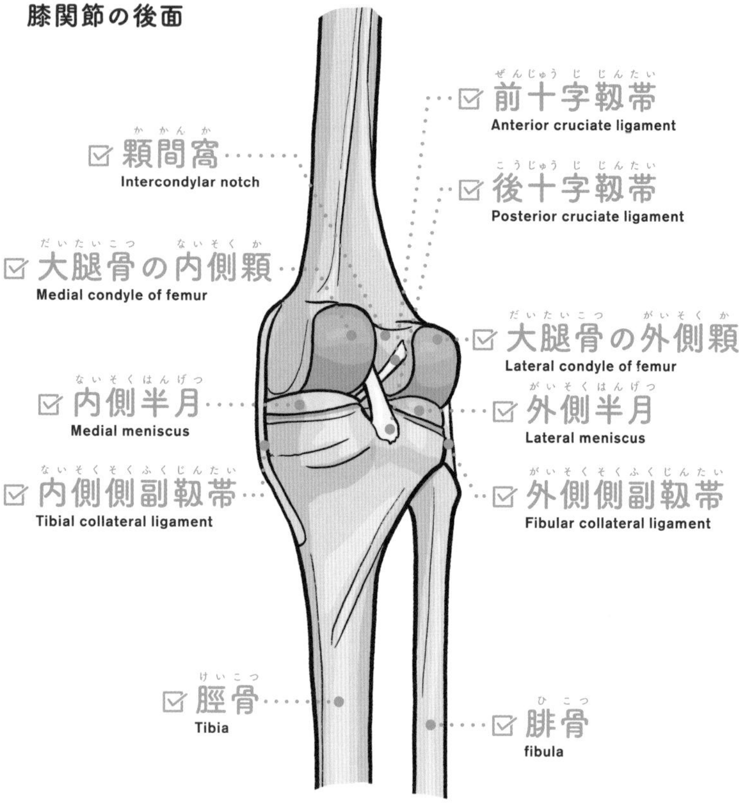

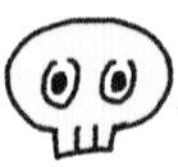

前十字靭帯は脛骨の前から大腿骨の後ろに走ってる
から、脛骨が前にズレるのを防いでるんやで

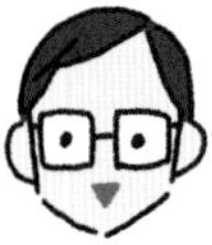

教えて！ 坂井先生

靭帯の再建手術ってなに？

応援してたサッカー選手が靭帯断裂したらしいんだ。
ちゃんとカムバックできるのかな？

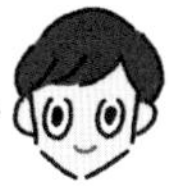

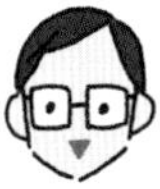

靭帯を断裂すると「再建手術」と呼ばれる治療を行ないます。靭帯はほっといても生き返らない。
だから内視鏡手術で骨に穴をあけて、
関節腔に腱の代替物を通して縫いつけるんです

わあ、すごい手術だね。代替物というのは
どんなもの？ 紐状のナニか……とか？

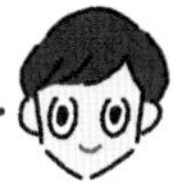

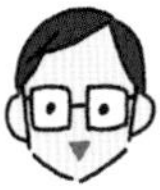

人工物ではいけないので、
体内から持ってきちゃうんですよ。半腱様筋《はんけんようきん》の腱や
膝蓋腱《しつがいけん》を使用することもありますね

ちょっと待って！
それって持ってきちゃっていいの？

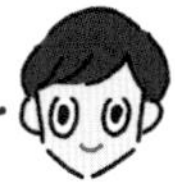

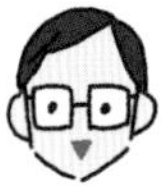

一部だけ取るのであれば問題ないんです。再建手術を
行なうことで、元通り動くようになりますよ

▶端から端まで関節がいっぱい

足《あし》の関節《かんせつ》
The Joints of the Foot《ジョイント オブ ザ フット》

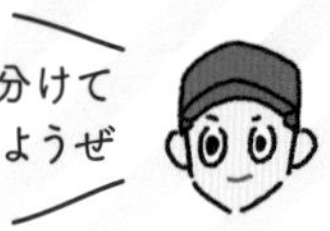
エリアに分けて
覚えようぜ

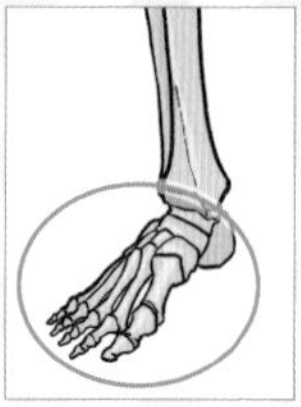

下肢前面

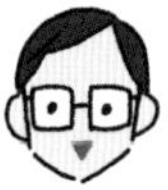

足首の関節は複合的です。距腿関節《きょたいかんせつ》は前後に動く単純な構造ですが、それより下にある関節では内反《ないはん》、外反《がいはん》といった動作も行なっています

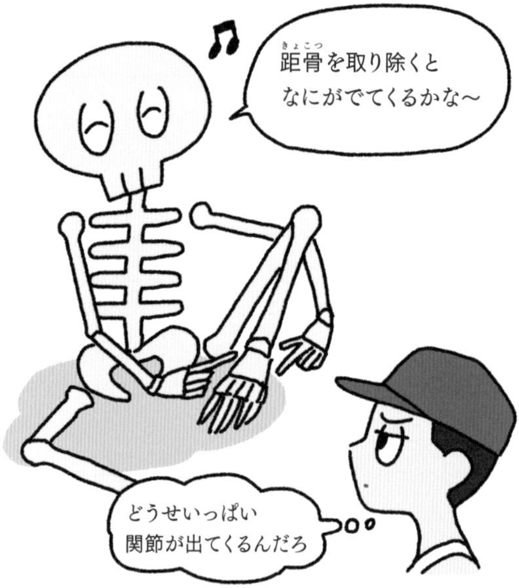
距骨《きょこつ》を取り除くと
なにがでてくるかな～
どうせいっぱい
関節が出てくるんだろ

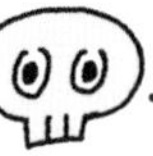

そう！ 距骨を取り除くと下にも関節があるんや。距骨、踵骨《しょうこつ》、舟状骨《しゅうじょうこつ》をつなぐ距踵舟関節《きょしょうしゅうかんせつ》と、距骨と踵骨をつなぐ距踵関節《きょしょうかんせつ》やで

特徴

足の骨格は、足根骨《そっこんこつ》、中足骨《ちゅうそくこつ》、趾骨《しこつ》に分けられますが、機能で見たときには、距骨《きょこつ》、踵骨《しょうこつ》、それよりさらに前の部分と分けることができます。**距舟関節《きょしゅうかんせつ》と踵立方関節《しょうりっぽうかんせつ》からなるのは横足根関節《おうそくこんかんせつ》。別名ショパール関節と呼ばれています。**同様に、**足根中足関節《そくこんちゅうそくかんせつ》はリスフラン関節とも呼ばれる。**なんと、関節に人の名前がついているんです。

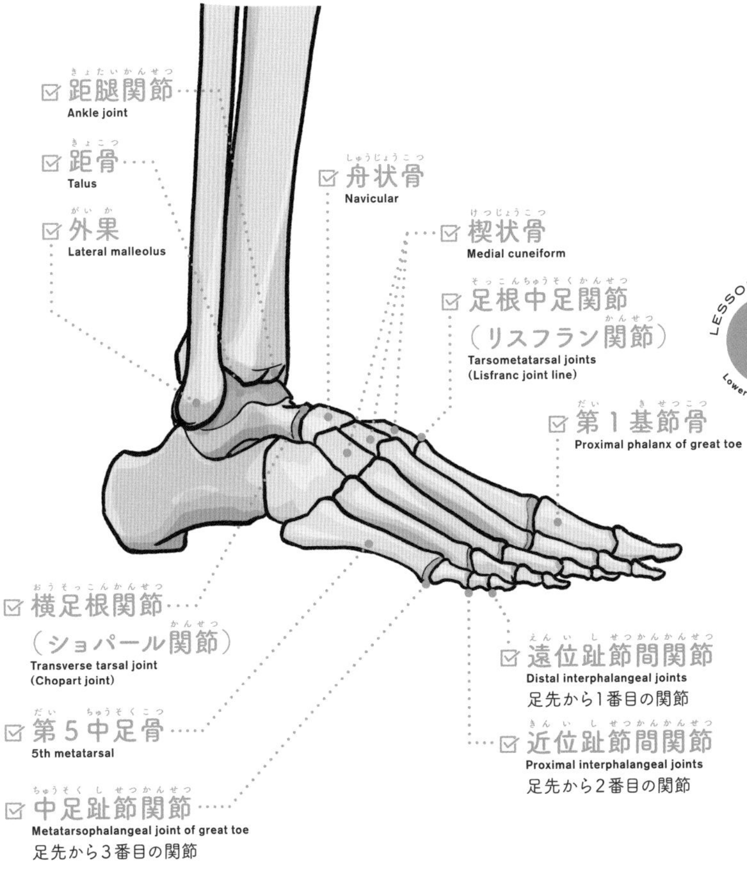

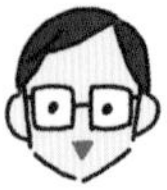

距腿関節《きょたいかんせつ》では底屈《ていくつ》、背屈《はいくつ》を行ないます。左右に足を動かす運動は、距骨よりも下の関節で行なっていますよ

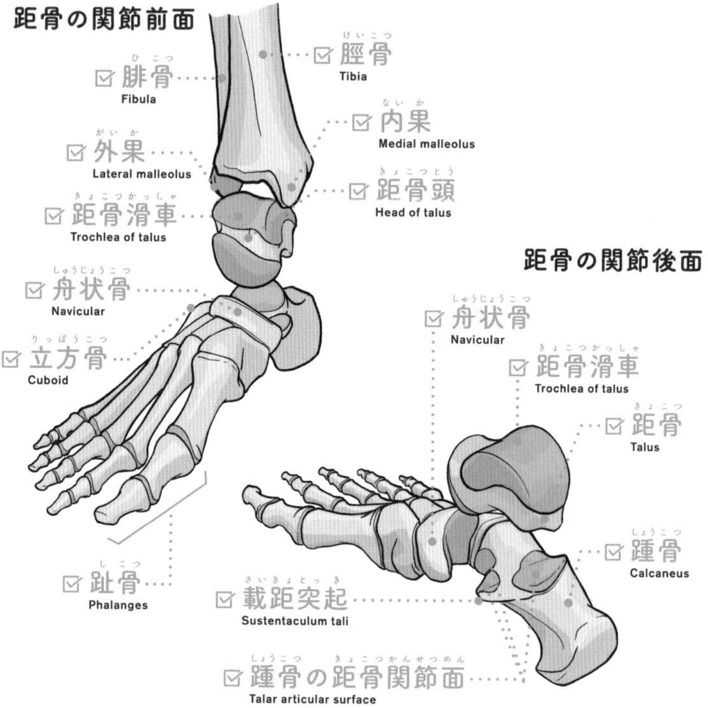

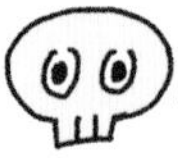

距骨滑車は前が広くて後ろが狭い。だから、足首を背屈させたときに関節窩にハマって動かんようになるんや

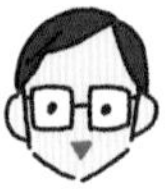

足首は底屈する筋肉の力がとても強い。
なぜかというと、踵につながるアキレス腱が大きな力を持っているからです

距踵舟関節《きょしょうしゅうかんせつ》のすぐ後ろには、距骨と踵骨の間を結ぶ距踵関節という関節がありますよね？

本当だ！ 距骨の下にあっても後ろの部分だけを距骨下関節というの？

そうなんです。距骨の下には、距骨と踵骨の間に関節があり、さらに距骨と舟状骨の間にも関節があります。両方合わせて距骨下関節と名付ければ良かったんですが…うっかりミスで……

そ！ はじめに後ろ部分を距骨下関節って言ってもうたから、前部分は距踵舟関節って言わざるをえなくなってもうたんや

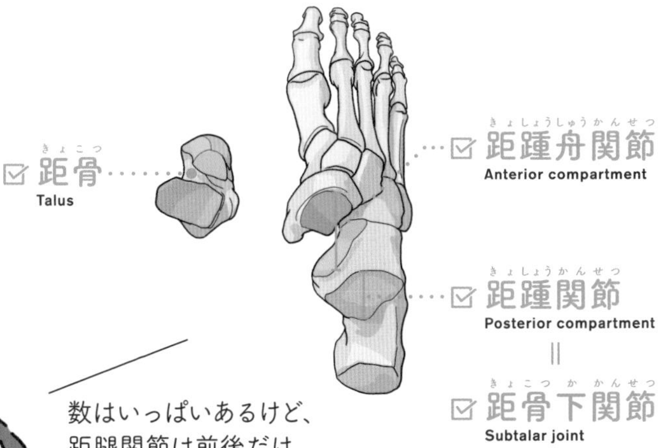

数はいっぱいあるけど、
距腿関節は前後だけ、
それ以外は外反、内反、
外転、内転に関わってるってこと！

▶内側の靭帯はまとめて三角靭帯と呼ぼう

足《あし》首《くび》の靭《じん》帯《たい》

The Ligaments《リガメント》 of《オブ》 the《ザ》 Foot《フット》

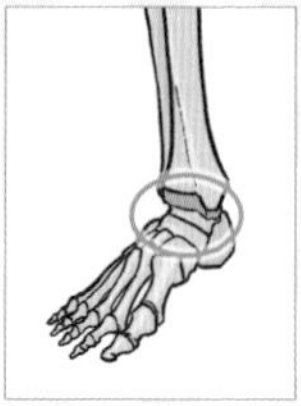

下肢前面

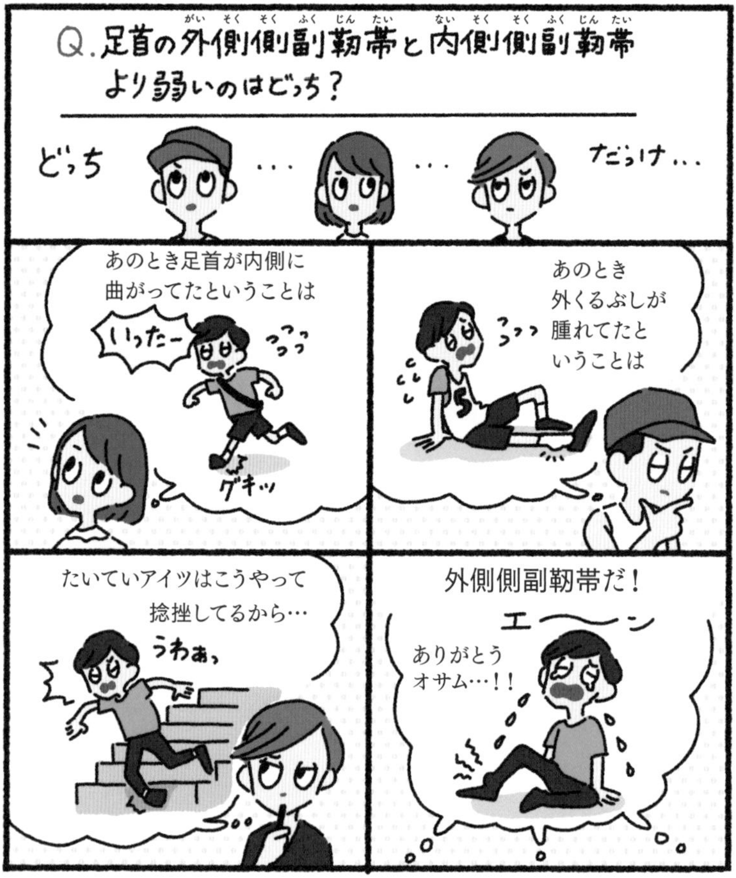
Q.足首の外《がい》側《そく》側《そく》副《ふく》靭《じん》帯《たい》と内《ない》側《そく》側《そく》副《ふく》靭《じん》帯《たい》
より弱いのはどっち？
どっち
…
…
だっけ…
あのとき足首が内側に曲がってたということは
いったー
グキッ
あのとき外くるぶしが腫れてたということは
たいていアイツはこうやって捻挫してるから…
うわあっ
外側側副靭帯だ！
エーーン
ありがとうオサム…！！

特徴

足首の側方にある側副靱帯《そくふくじんたい》は、少し特殊なルールがあって、**内側の靱帯をまとめて三角靱帯と呼んでいます。外側の靱帯は3つあります。前後に分かれる距腓靱帯《きょひじんたい》、そして踵腓靱帯《しょうひじんたい》です。これらはまとめて外側側副靱帯と言います。**たいていの場合、捻挫をするときは足首が内反して起こりますよね。つまり外側側副靱帯の方が弱いんですね。

足首の内側面

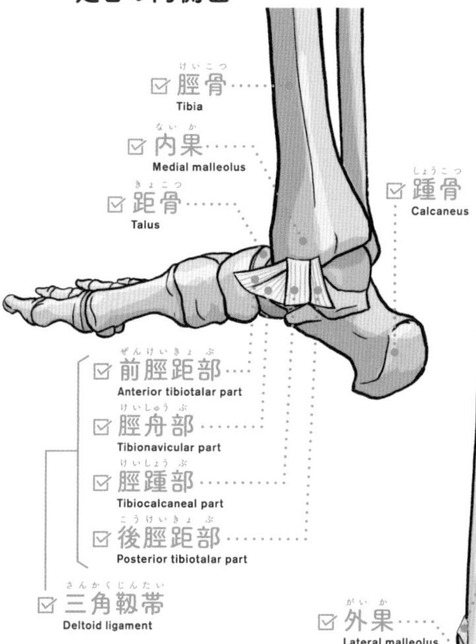

足首の外側面

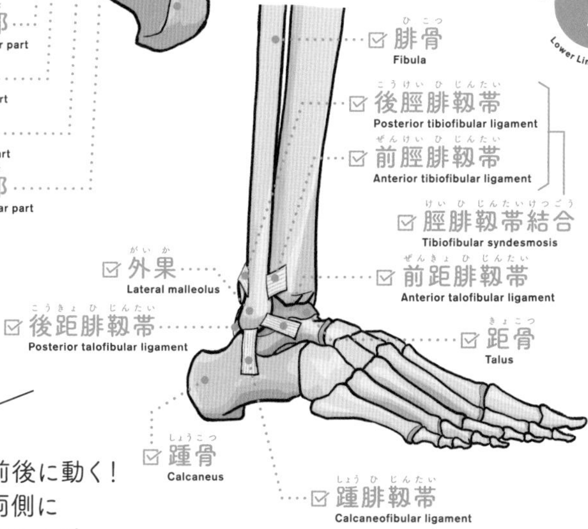

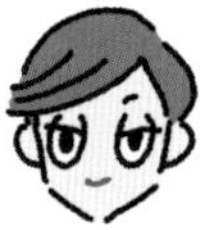

足首は前後に動く！
だから両側に
靱帯があるんだね

▶M「T」P。Tが入るときは足の指

足《あし》指《ゆび》の関《かん》節《せつ》

The Joint of the Toes《ジョイント オブ ザ トゥー》

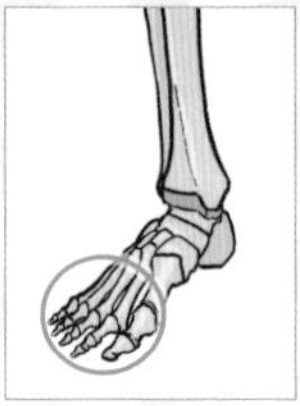

下肢前面

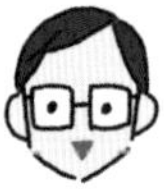

足の指の関節も手の指の関節と同様に、
曲げたり伸ばしたり、指のまたを広げたり
可動性は大きいですよね

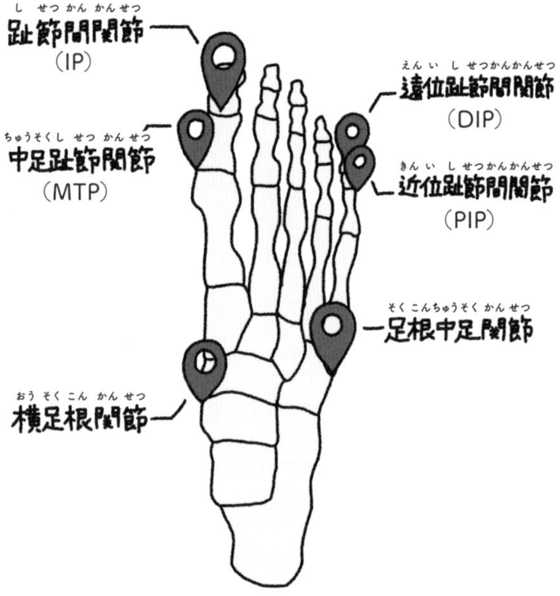

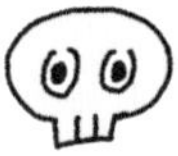

指の中の関節は、IP関節と呼ぶで。でも、
単純にIPと呼べるのは親指だけなんや。他の指は
手前がPIP。先っぽはDIPと呼ぶで

特徴

中足骨よりも先にある関節は、中足趾節関節《ちゅうそくしせつかんせつ》です。これはMTP関節と呼ばれます。指の場合は、英語でメタカルプス（MP）と呼び、**足の指の場合は、手と区別するためにメタタルザス（MTP）と表記します。**手も足もほぼ同じような構造をしていますが、ひとつ異なるのは「軸」。**足は第2指が、手は第3指が軸**になって働いています。

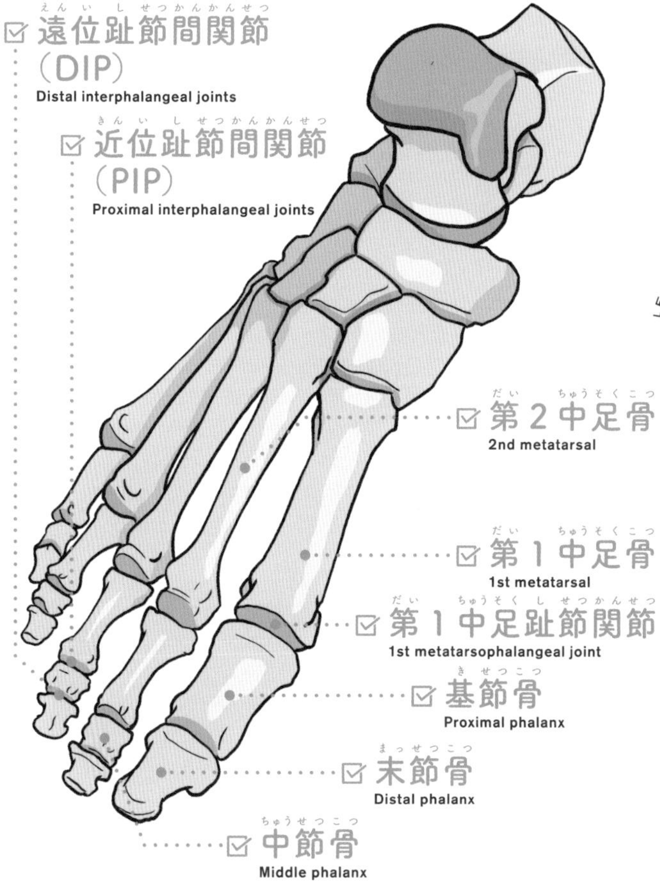

▶下肢の関節

下肢の運動方向と可動域

下肢は
実に自在に
動きます

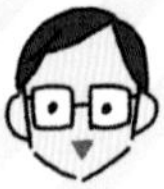

股

◉運動方向

屈曲
伸展

◉可動域

屈曲…125°
伸展…15°

いわゆる
もも上げ動作
ってやつ

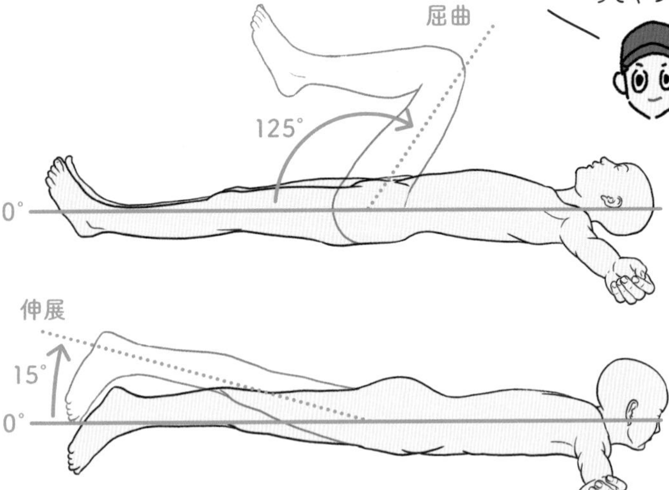

床の上で
バタ足の練習してる
わけちゃうで

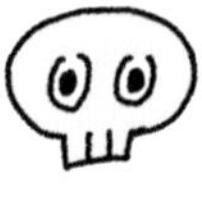

◉運動方向

外転
内転

◉可動域

外転…45°
内転…20°

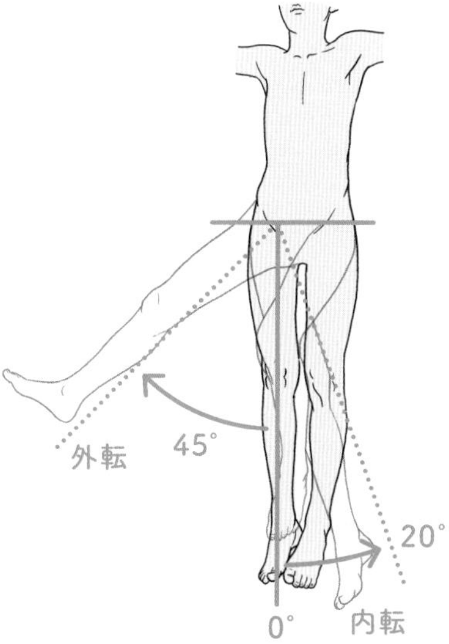

◉運動方向

外旋
内旋

◉可動域

外旋…45°
内旋…45°

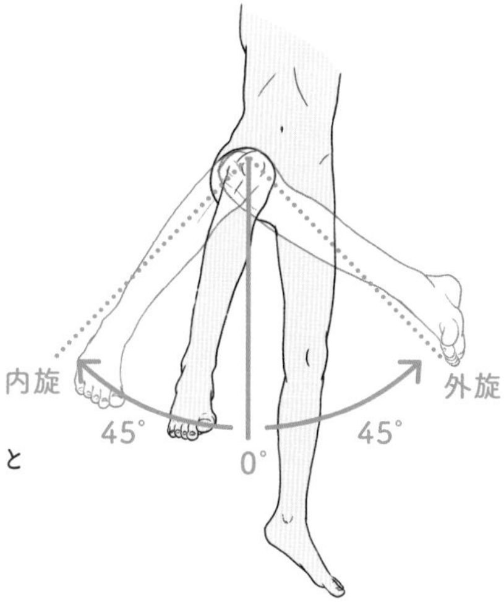

アスリートは
この可動域を高めると
ケガが減りますね

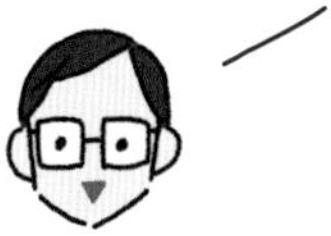

膝

◉運動方向

屈曲
伸展

◉可動域

屈曲…130°
伸展…0°

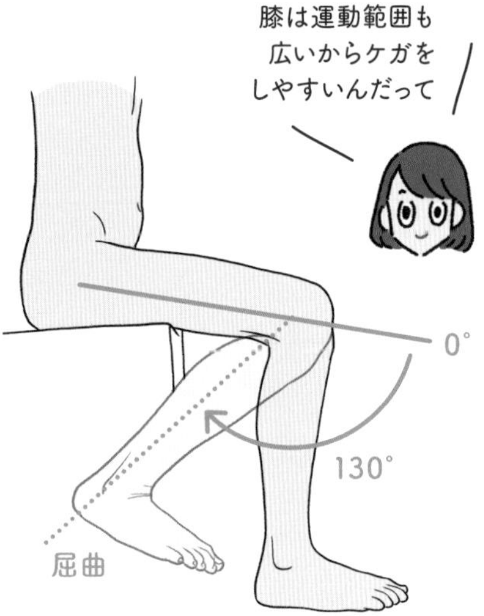

足

◉運動方向

屈曲（底屈）
伸展（背屈）

◉可動域

屈曲（底屈）…45°
伸展（背屈）…20°

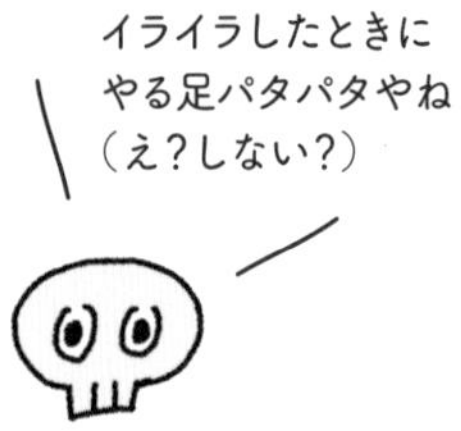

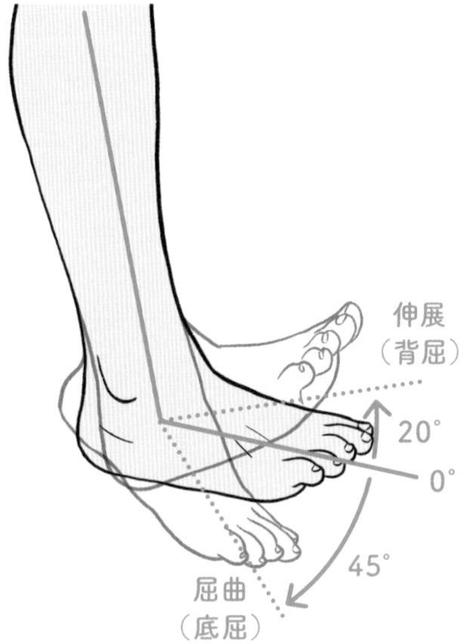

足部

◉運動方向

外がえし
内がえし

◉可動域

外がえし…20°
内がえし…30°

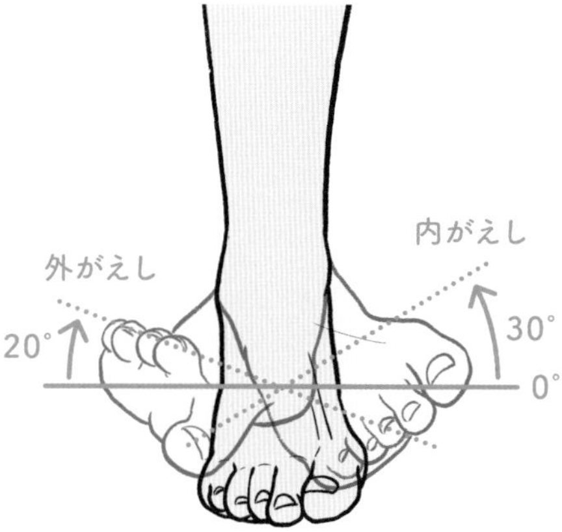

◉運動方向

外転
内転

◉可動域

外転…10°
内転…20°

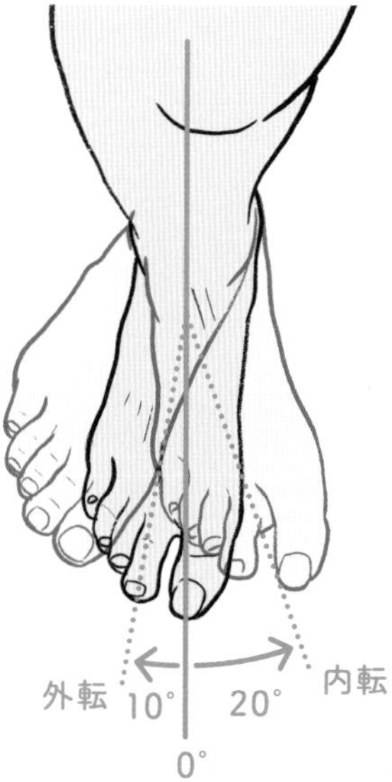

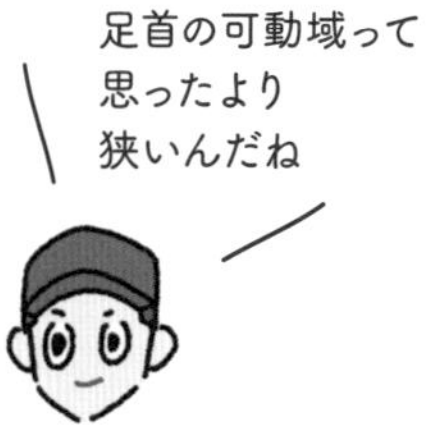

母指（趾）

◉運動方向

MTP の屈曲
MTP の伸展

◉可動域

MTP の屈曲…35°
MTP の伸展…60°

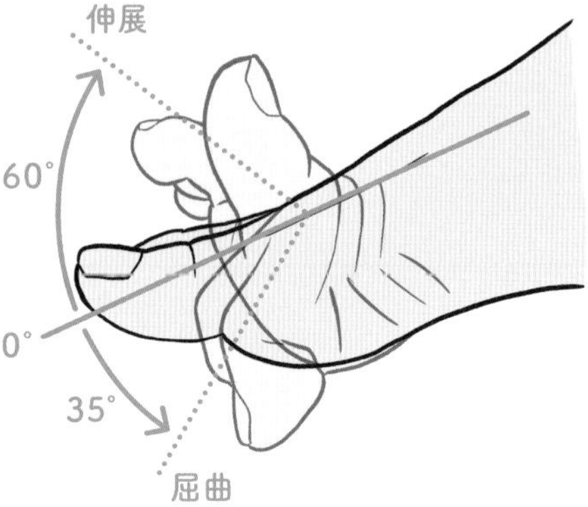

親指の
可動域は意外と
あるのよ～

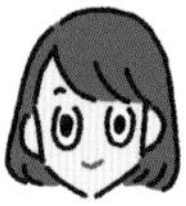

◉運動方向

IP の屈曲
IP の伸展

◉可動域

IP の屈曲…60°
IP の伸展…0°

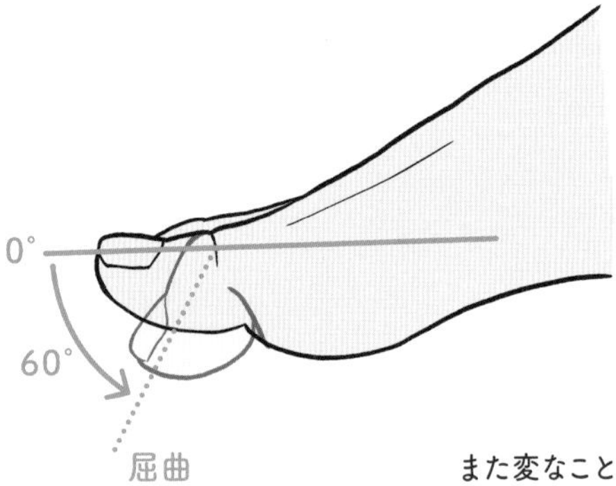

これだけ動くなら
親指で物を
つかむ練習を…

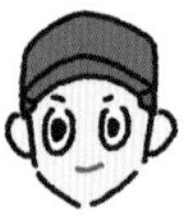

また変なこと
やってる…

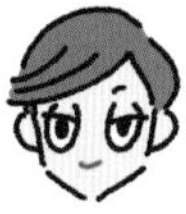

足指

◉運動方向

MTP の屈曲
MTP の伸展

◉可動域

MTP の屈曲…35°
MTP の伸展…40°

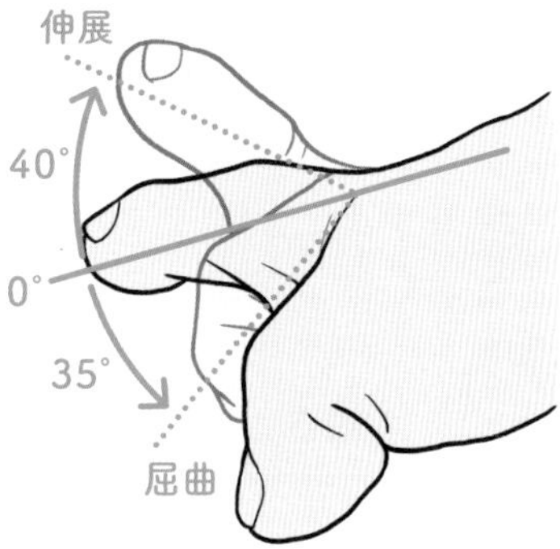

◉運動方向

PIP の屈曲
PIP の伸展

◉可動域

PIP の屈曲…35°
PIP の伸展…0°

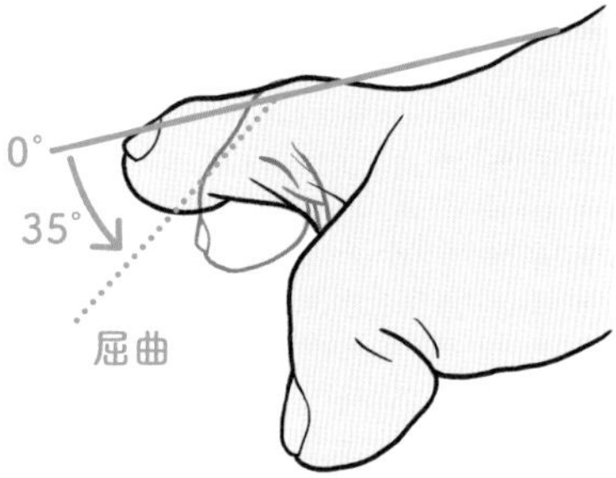

◉運動方向

DIP の屈曲
DIP の伸展

◉可動域

DIP の屈曲…50°
DIP の伸展…0°

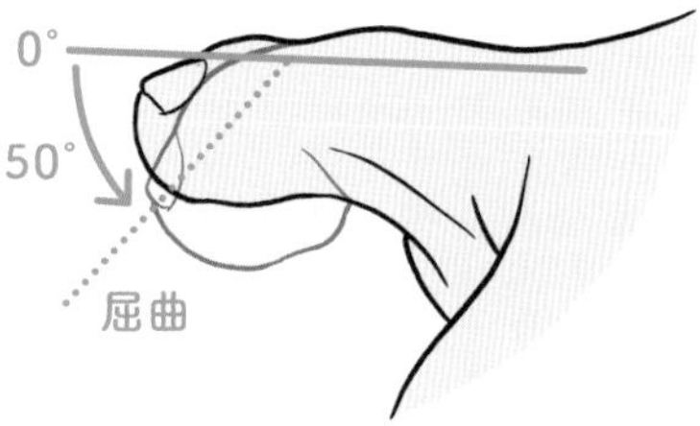

いつかきっと役に立つ小話

坂井先生の「ありがた～いお言葉」

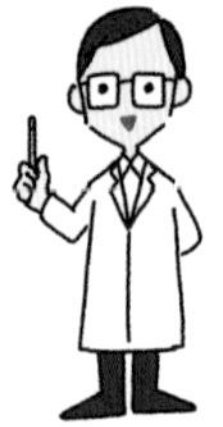

新生児の股関節が外れちゃう！！「先天性股関節脱臼」って知っている？

本書の読者のなかには、将来医療の現場に携わることを目指して勉強に勤しんでいる人も多くいるのではないでしょうか？ そんな方に、いまトピックになっている「先天性股関節脱臼」という病気について少しだけ解説します。これは、赤ちゃんの股関節が外れてしまう病気です。生まれたときから、寛骨の寛骨臼の形が悪いと起こりやすくなります。本来、寛骨臼は外側に伸びているのですが、この伸び方が悪いと脱臼をしやすいのです。整復して股関節を元の位置に戻し温存しておけば自然に治癒するケースもありますが、成長を経ても脱臼してしまう場合は、骨《こつ》切術《きりじゅつ》と呼ばれる治療を行なうこともあります。股関節の形を少し変えて、蓋の形をつくってあげるような手術です。肩関節は構造を見ても分かる通り、いかにも外れやすそうですよね。その分、靭帯や筋肉でガッチリと保護されているという特徴があります。一方の股関節は肩関節に比べて「脱臼」するといったイメージはあまりありません。それは、寛骨臼が深くしっかりと覆っているから。この形が悪いことで起こる病気なのです。

知っても得はしない ありがた～くはないお言葉

外反母趾は骨じゃなくて、関節が変形して起こるんだって。原因は靴で親指が圧迫されるから。
（アキちゃん！オレは運動靴のキミも好きだから無理するなよ！）

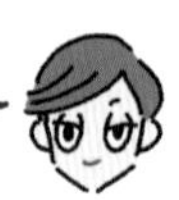

LESSON 5

上肢

〔Upper Limb〕

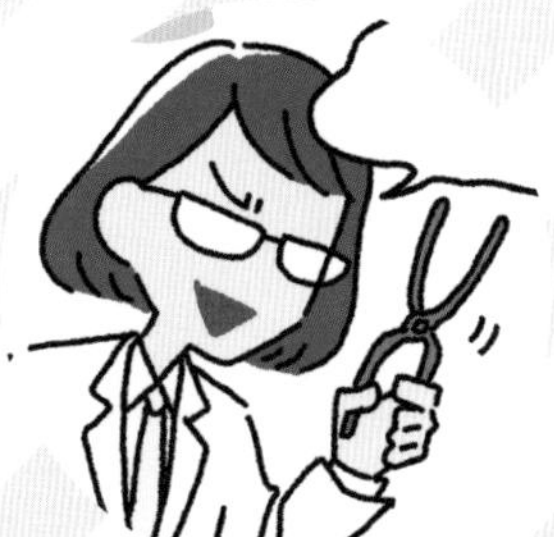

▶「あんなトコ」まで上肢に分類されます

上《じょう》肢《し》にある骨《ほね》

Upper《アッパー》 Limb《リム》
Bones of the Upper Limb

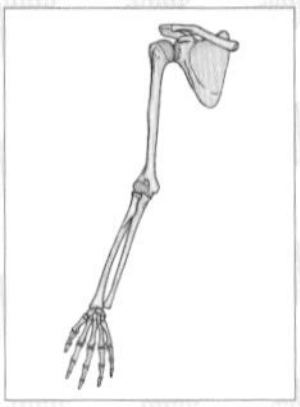

上肢前面

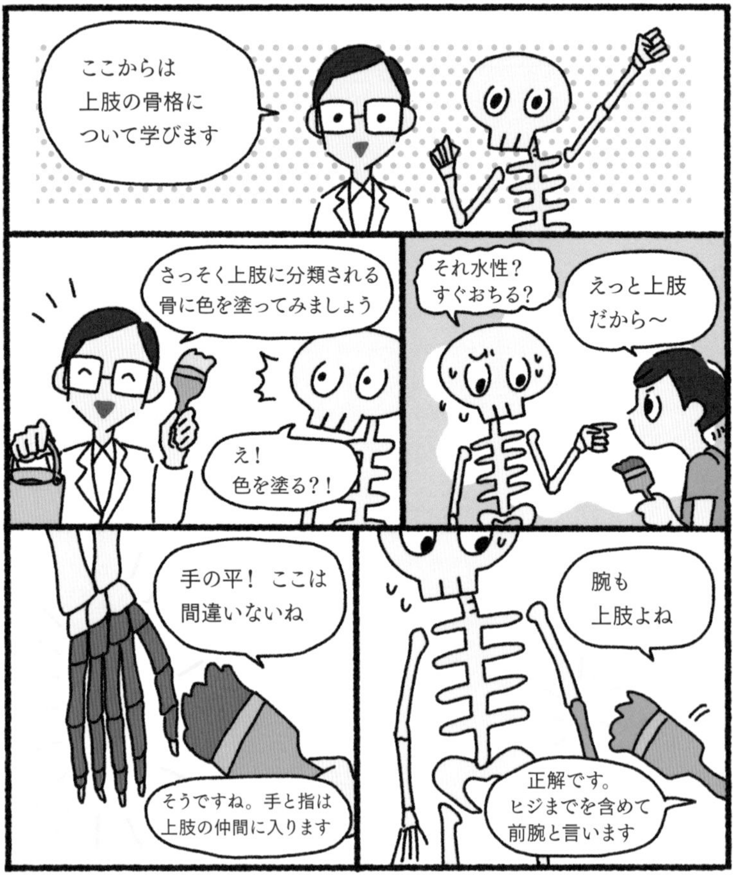
ここからは上肢の骨格について学びます
さっそく上肢に分類される骨に色を塗ってみましょう
え！色を塗る?!
それ水性？すぐおちる？
えっと上肢だから～
手の平！ ここは間違いないね
そうですね。手と指は上肢の仲間に入ります
腕も上肢よね
正解です。ヒジまでを含めて前腕と言います

特徴

「上肢の骨」というと、まずは腕や手、指といった骨を考えますよね。ですが、上肢に分類される骨はこれだけではありません。**鎖骨《さこつ》と肩甲骨《けんこうこつ》も上肢の一部として働いています。**外側から見ると胴体（つまり体幹）の中に入っているように見えますが、上肢なんです。この2つの骨は**両手を動かすためにとても大きな役割**を担っていますよ。

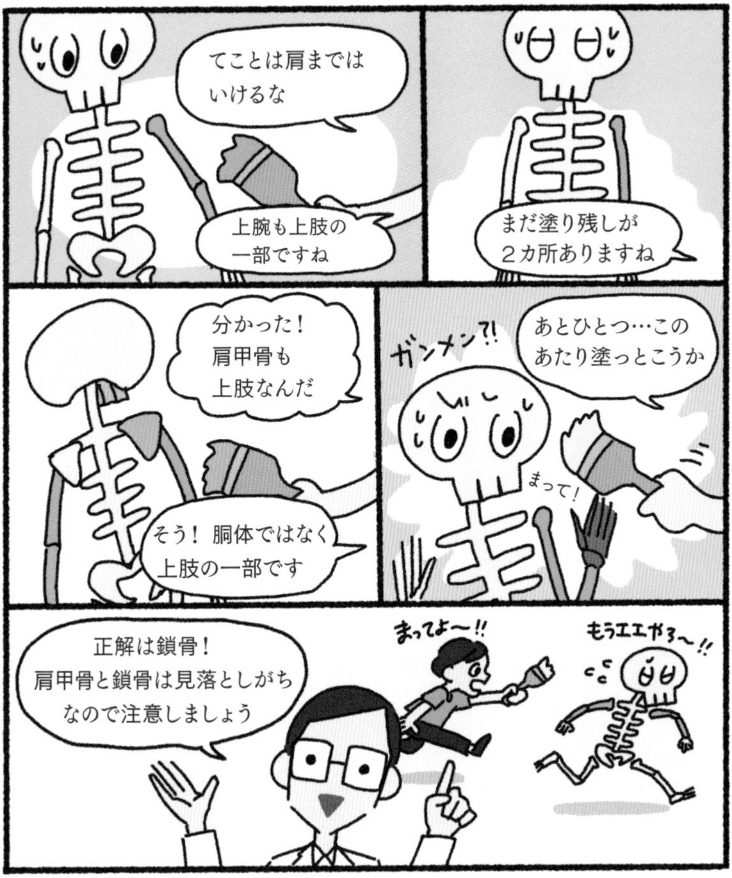

てことは肩まではいけるな
上腕も上肢の一部ですね
まだ塗り残しが2カ所ありますね
分かった！肩甲骨も上肢なんだ
そう！ 胴体ではなく上肢の一部です
ガンメン?!
あとひとつ…このあたり塗っとこうか
まって!
正解は鎖骨！肩甲骨と鎖骨は見落としがちなので注意しましょう
まってよ〜!!
もうエエやろ〜!!

上肢の骨格
Skeleton of the Upper Limb as a Whole

上肢の骨格前面

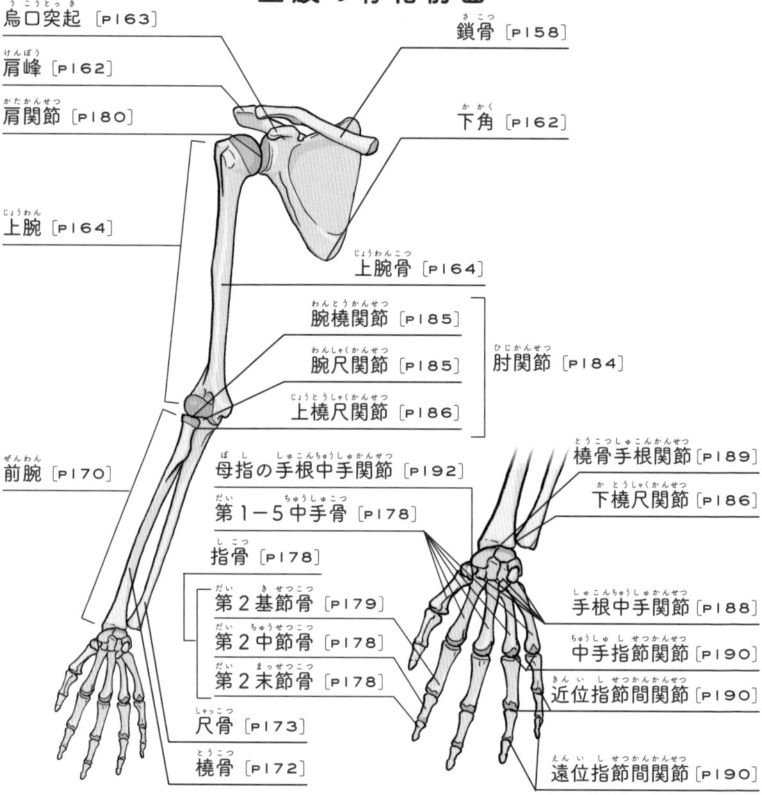

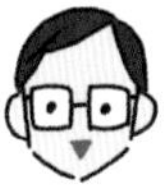

上肢の骨は大きく分けると、上腕骨、前腕の骨、
手の骨で構成されていると言えますね。
鎖骨と肩甲骨は上肢帯と呼ばれますよ

上肢の骨格後面

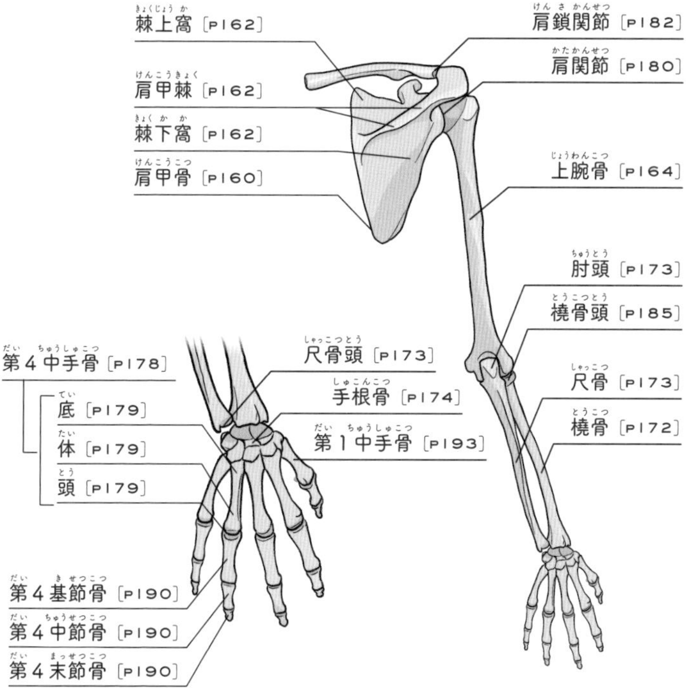

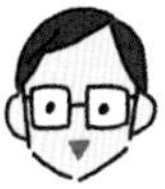

上肢の骨は手にある月状骨《げつじょうこつ》と小菱形骨《しょうりょうけいこつ》以外の骨は軟部組織を通してある程度触ることができるんです

触れるっていうだけでぐっと身近に感じるわね。
自分で触って確かめながら勉強しましょ！

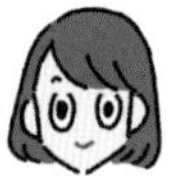

▶肩甲骨の動きを助けるS字形の骨

鎖《さ》骨《こつ》

Clavicle《クラヴィクル》

鎖骨には
自信があるの♩

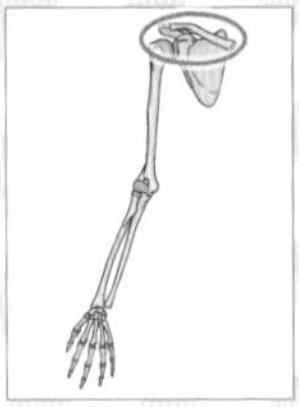

上肢前面

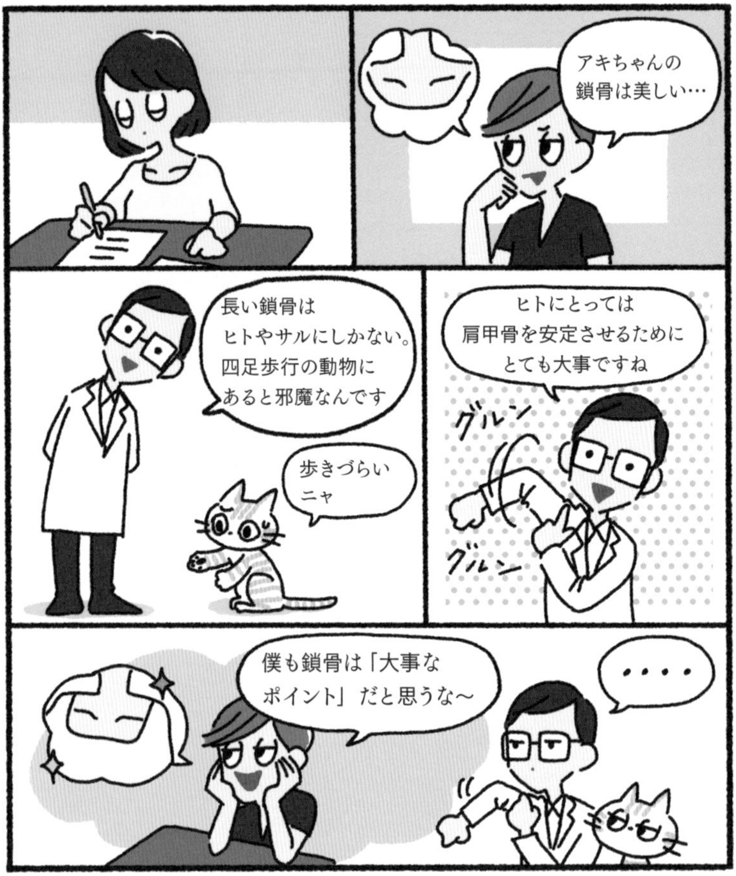
アキちゃんの
鎖骨は美しい…
長い鎖骨は
ヒトやサルにしかない。
四足歩行の動物に
あると邪魔なんです
歩きづらい
ニャ
ヒトにとっては
肩甲骨を安定させるために
とても大事ですね
グルン
グルン
僕も鎖骨は「大事な
ポイント」だと思うな〜
・・・・

特徴

鎖骨はカラダの前面の首と胸の境目あたりにあります。1本の棒に見えますが、**上から見るとS字形にねじれています。**体幹に近い側は胸骨に、外側は肩甲骨の肩峰《けんぽう》に関節をします。つまり、**肩甲骨と体幹をつなぐ役目を担っているわけです。**肩甲骨が上下左右へ自在に動くのは鎖骨と関節しているからだとも言えますね。

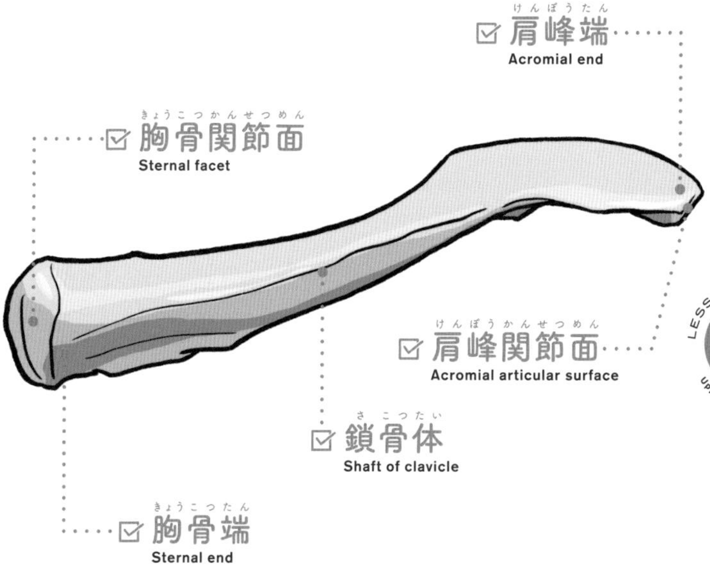

▶鎖骨を軸にしてとにかくよく動く！

肩《けん》甲《こう》骨《こつ》

スキャピュラ

Scapula

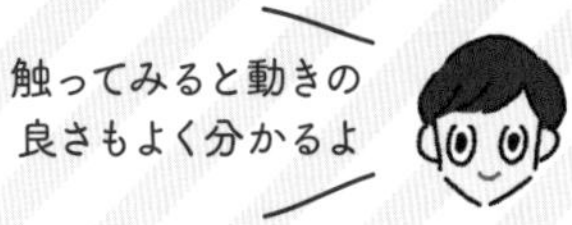
触ってみると動きの
良さもよく分かるよ

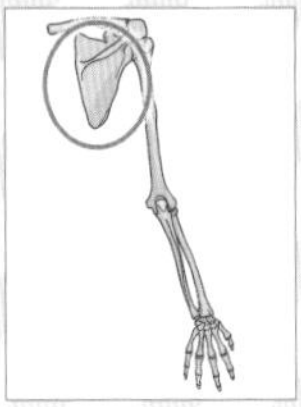

上肢後面

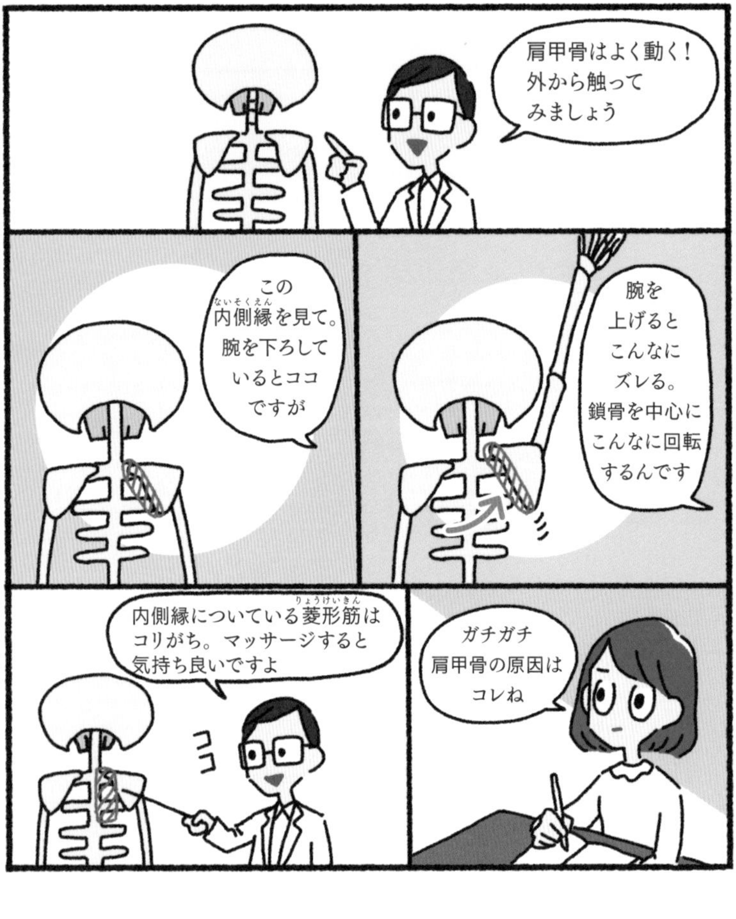
肩甲骨はよく動く！外から触ってみましょう
この内側縁《ないそくえん》を見て。腕を下ろしているとココですが
腕を上げるとこんなにズレる。鎖骨を中心にこんなに回転するんです
内側縁についている菱形筋《りょうけいきん》はコリがち。マッサージすると気持ち良いですよ
ココ
ガチガチ肩甲骨の原因はコレね

特徴

肩甲骨は背中にある**三角形の骨**です。可動性がとても良いのが特徴ですね。体表から肩甲骨の内側縁を触ることができるのですが、腕を上げると、内側縁の位置が斜め上へ大きくズレることが分かるはずです。**鎖骨の胸骨側を中心にして肩甲骨は上にも前にも後ろにも回ります。**想像しているよりもずっと肩甲骨は動きが良いんです。

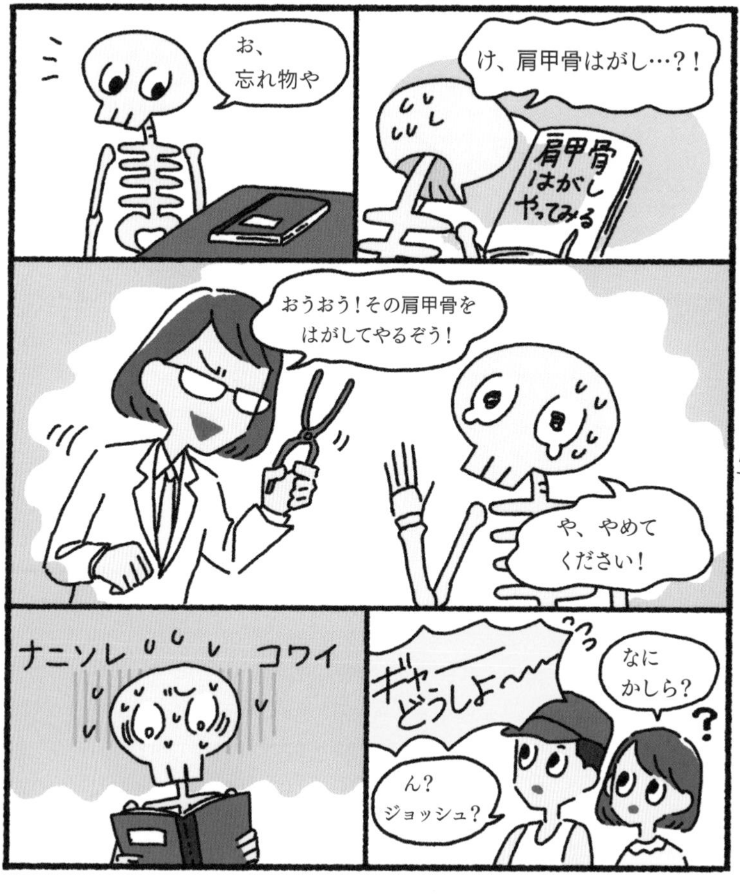

お、
忘れ物や
け、肩甲骨はがし…?！
肩甲骨はがしやってみる
おうおう！その肩甲骨をはがしてやるぞう！
や、やめてください！
ナニソレ
コワイ
ギャーどうしよ〜
なにかしら?
ん?
ジョッシュ?

肩甲骨の後面を横に走る突起が肩甲棘《けんこうきょく》、
肩甲棘の頂点が肩峰《けんぽう》になります。鎖骨と関節します

肩峰はアクロミオンって言うんや。
アクロは「てっぺん」オミオンは「肩」って意味やで

肩甲骨後面

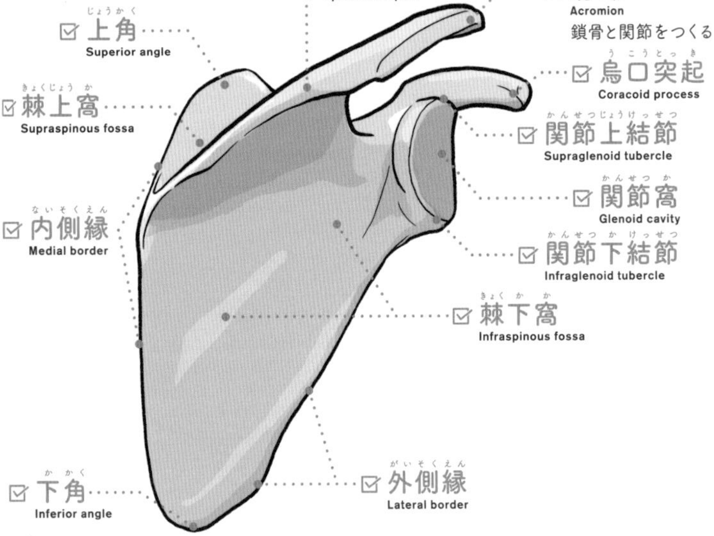

そして、肩甲骨の外側端に関節窩《かんせつか》があります。
上腕骨と関節をするくぼみです

関節面が小さいやろ？ だから可動性は
めっちゃエエんやけど脱臼しやすいねん

烏口突起《うこうとっき》は前面から見ると、指を曲げたような形をしているね。烏口っていうことは……くちばしってことかな？

そう。カラスのくちばしです。小胸筋《しょうきょうきん》の停止、上腕二頭筋《じょうわんにとうきん》の短頭の起始にもなっていますね

肩甲骨前面

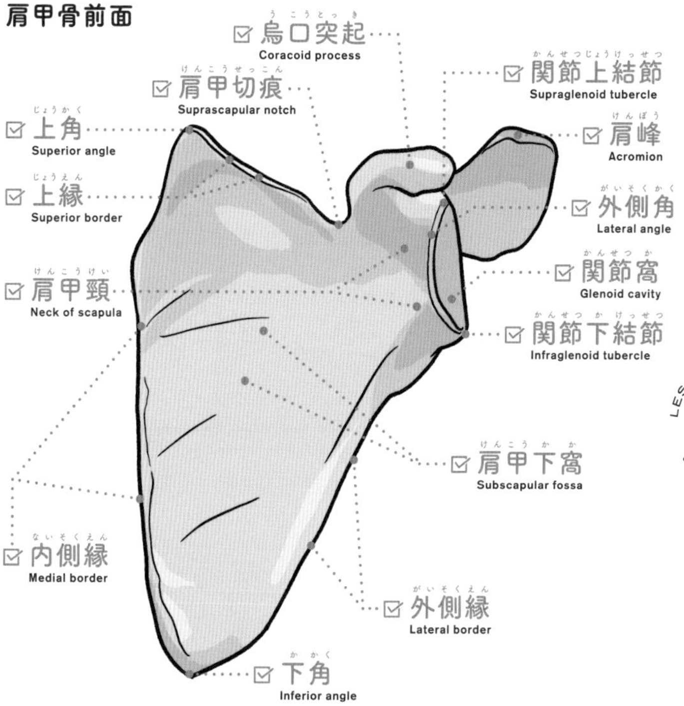

烏口突起が触れる人は、骨と筋肉の上級者に認定です！ 上腕骨のやや内側の下ですよ

▶上下に出っ張りのある長い骨

上《じょう》腕《わん》骨《こつ》

Humerus《ヒューメラス》

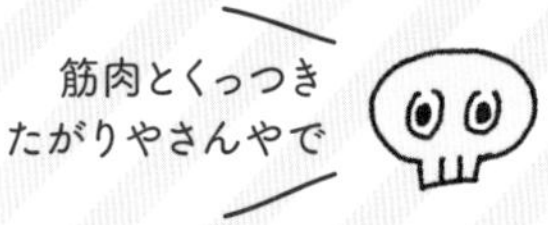
筋肉とくっつき
たがりやさんやで

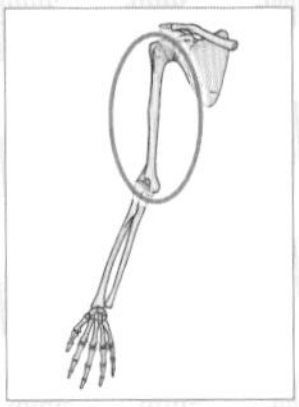

上肢前面

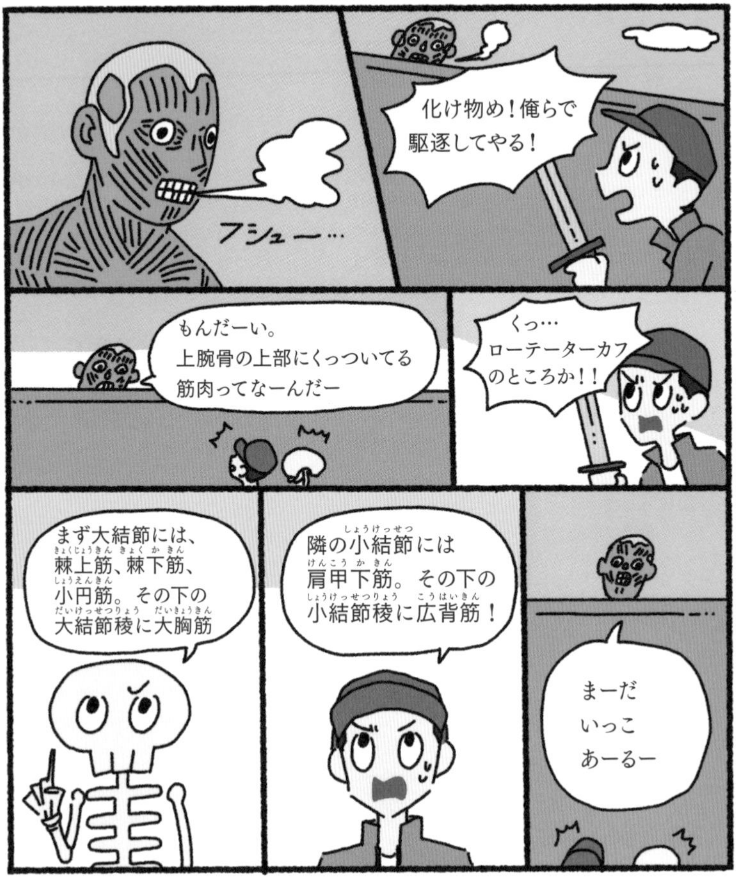
フシュー…
化け物め！俺らで
駆逐してやる！
もんだーい。
上腕骨の上部にくっついてる
筋肉ってなーんだー
くっ…
ローテーターカフ
のところか！！
まず大結節には、
棘上筋《きょくじょうきん》、棘下筋《きょくかきん》、
小円筋《しょうえんきん》。その下の
大結節稜《だいけっせつりょう》に大胸筋《だいきょうきん》
隣の小結節《しょうけっせつ》には
肩甲下筋《けんこうかきん》。その下の
小結節稜《しょうけっせつりょう》に広背筋《こうはいきん》！
まーだ
いっこ
あーるー

✎ 特徴

上腕骨では、見るべきところが上の端と下の端に集まっています。上の端には2つ出っ張りがあります。ここは筋肉がくっつく場所です。**主に、肩甲《けんこう》下《か》筋《きん》、棘上筋《きょくじょうきん》、棘《きょく》下《か》筋《きん》、小円筋《しょうえんきん》といったローテーターカフの停止位置になっています。**このように、骨に出っ張りがあるときは、ほぼ必ず筋肉がくっつく場所だと考えて良いでしょう。

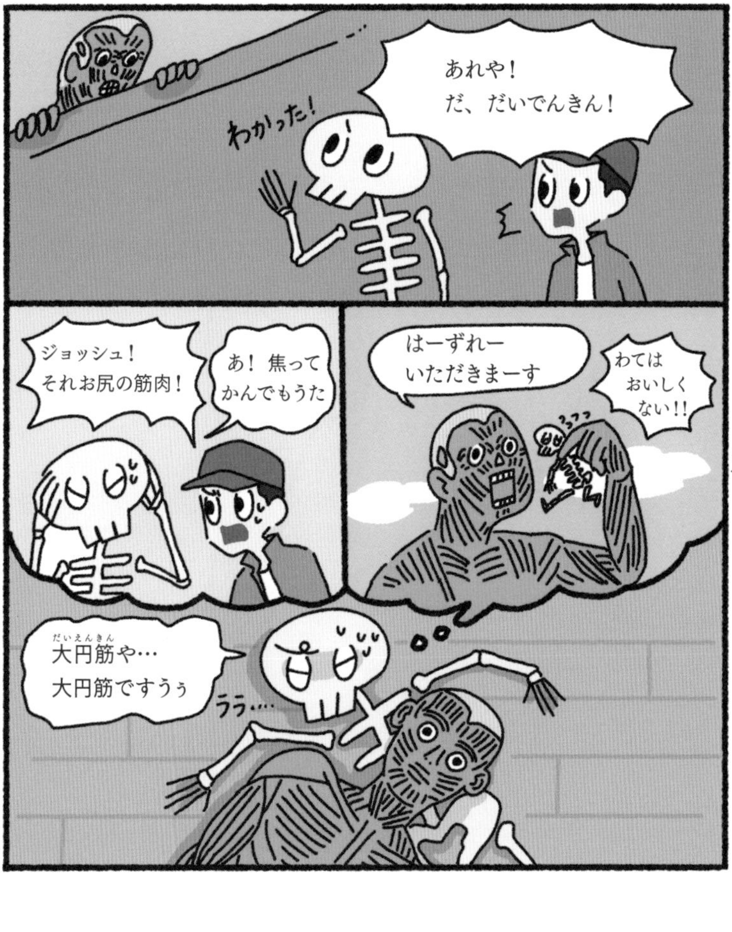

わかった!
あれや！
だ、だいでんきん！
ジョッシュ！
それお尻の筋肉！
あ！ 焦って
かんでもうた
はーずれー
いただきまーす
わては
おいしく
ない!!
大円筋《だいえんきん》や…
大円筋ですうぅ
ラララ…

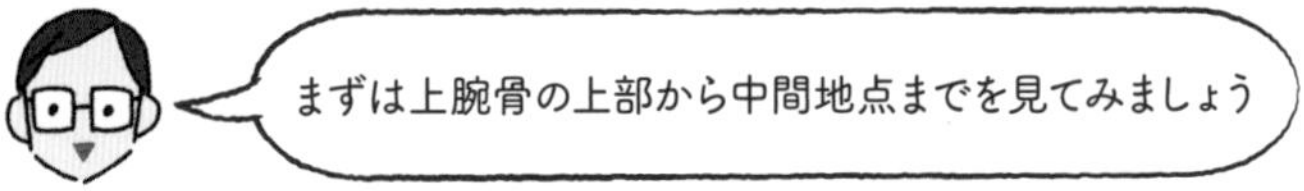
まずは上腕骨の上部から中間地点までを見てみましょう

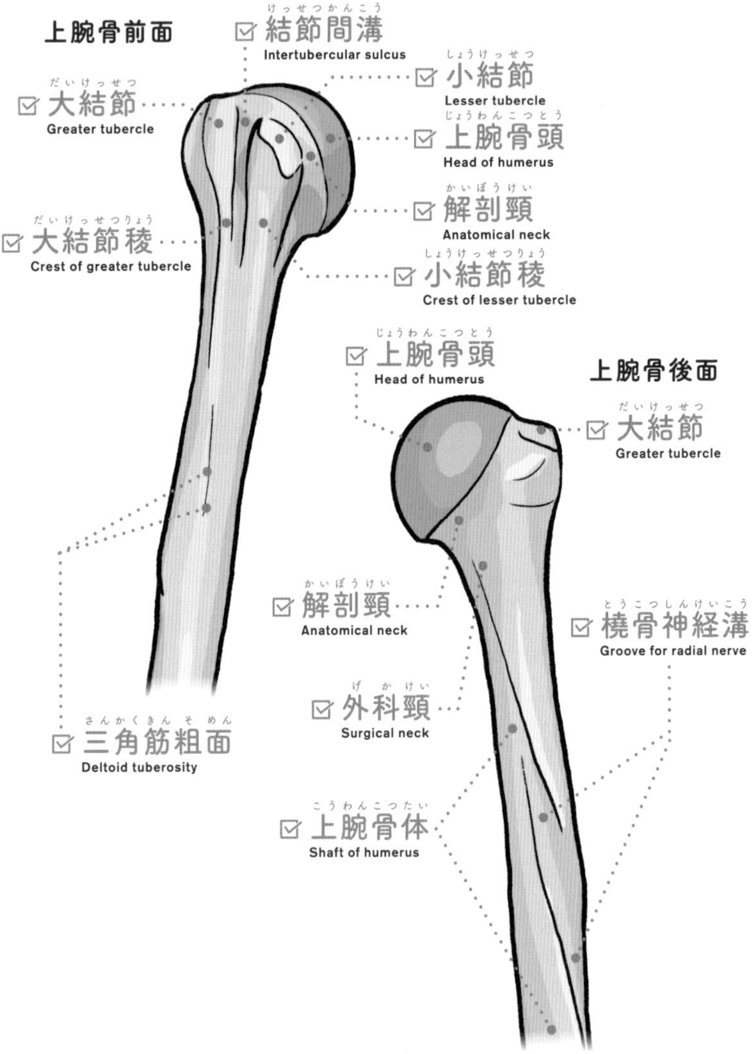
上腕骨前面
結節間溝《けっせつかんこう》
Intertubercular sulcus
小結節《しょうけっせつ》
Lesser tubercle
大結節《だいけっせつ》
Greater tubercle
上腕骨頭《じょうわんこつとう》
Head of humerus
解剖頸《かいぼうけい》
Anatomical neck
大結節稜《だいけっせつりょう》
Crest of greater tubercle
小結節稜《しょうけっせつりょう》
Crest of lesser tubercle
三角筋粗面《さんかくきんそめん》
Deltoid tuberosity
上腕骨後面
上腕骨頭《じょうわんこつとう》
Head of humerus
大結節《だいけっせつ》
Greater tubercle
解剖頸《かいぼうけい》
Anatomical neck
橈骨神経溝《とうこつしんけいこう》
Groove for radial nerve
外科頸《げかけい》
Surgical neck
上腕骨体《こうわんこつたい》
Shaft of humerus

上の端にある丸坊主の頭みたいなものを上腕骨頭《じょうわんこっとう》と
言います。内側でやや後方にズレていますね。
このまわりに、出っ張りが2つ。外側に突き出た
大結節《だいけっせつ》と前面に突き出た小結節《しょうけっせつ》です

ここにローテーターカフの筋肉がくっつくんだな。
前面から肩甲下筋《けんこうかきん》が小結節に、後面から棘上筋《きょくじょうきん》、
棘下筋《きょくかきん》、小円筋《しょうえんきん》が大結節《だいけっせつ》に停止するぞ

大結節から下にすそのように広がってるのが大結節稜《だいけっせつりょう》
やで。小結節も同じやな。この下部にも筋肉は
集まってくる。大胸筋《だいきょうきん》、広背筋《こうはいきん》、大円筋《だいえんきん》とかやな

大結節と小結節の間の結節間溝には
何が通っているの？

ここは上腕二頭筋長頭《じょうわんにとうきんちょうとう》の腱が通る溝ですよ。
肩甲骨の関節窩の上に突き抜けていきます

中間地点にも少し出っ張ってるところがあるんや。
これが三角筋粗面。
なんの筋肉がつくかはもう分かるやろ？

三角筋がつく場所だね！ 分かりやすい名前！

続いて上腕骨の下部を詳しく見ていきましょう

上腕骨前面

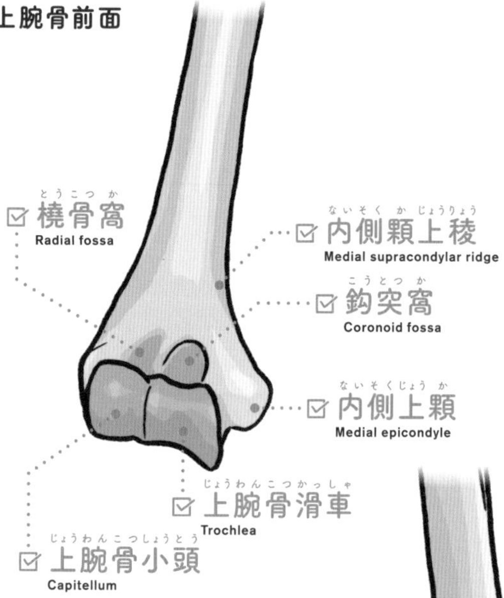

上腕骨後面

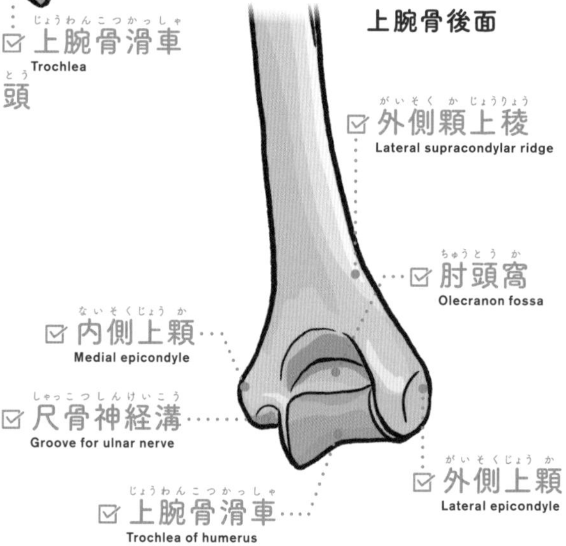

上腕骨の下端には、前腕の骨と関節をするための
出っ張りが2つ。少し凹んだ糸車のような上腕骨滑車《じょうわんこつかっしゃ》、
その外側には小さい坊主頭、上腕骨小頭《じょうわんこつしょうとう》や。
ここが前腕の尺骨や橈骨と関節するねん

もう一カ所、出っ張りと凹みに注目しましょう。
横側に出っ張っているのが内側上顆《ないそくじょうか》と外側上顆《がいそくじょうか》です。
これは前腕の筋肉の起始になります

上腕骨滑車のすぐ上が凹んでいるのはなぜ？

ここは肘頭窩《ちゅうとうか》といって肘関節を伸ばしたときに肘頭が
ぐるっと後ろに回って尺骨の肘頭がハマるんやで。
この穴がないと上腕骨にぶつかってしまうんよ。
だから後面の穴の方が大きいんや

前面の鉤突窩《こうとつか》と呼ばれる穴も前腕の突起が
ハマる場所。さらに横側の橈骨窩《とうこつか》という凹みも、
肘を曲げたときに橈骨の頭が入り込む穴です

▶回外・回内を行なう立役者たち

橈《とう》骨《こつ》・尺《しゃっ》骨《こつ》

レディウス・アルナ

Radius・Ulna

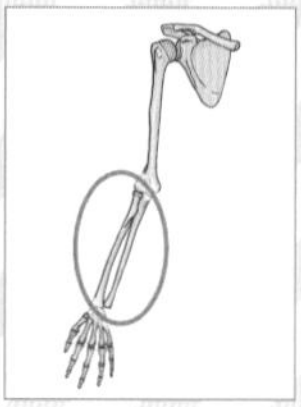

上肢前面

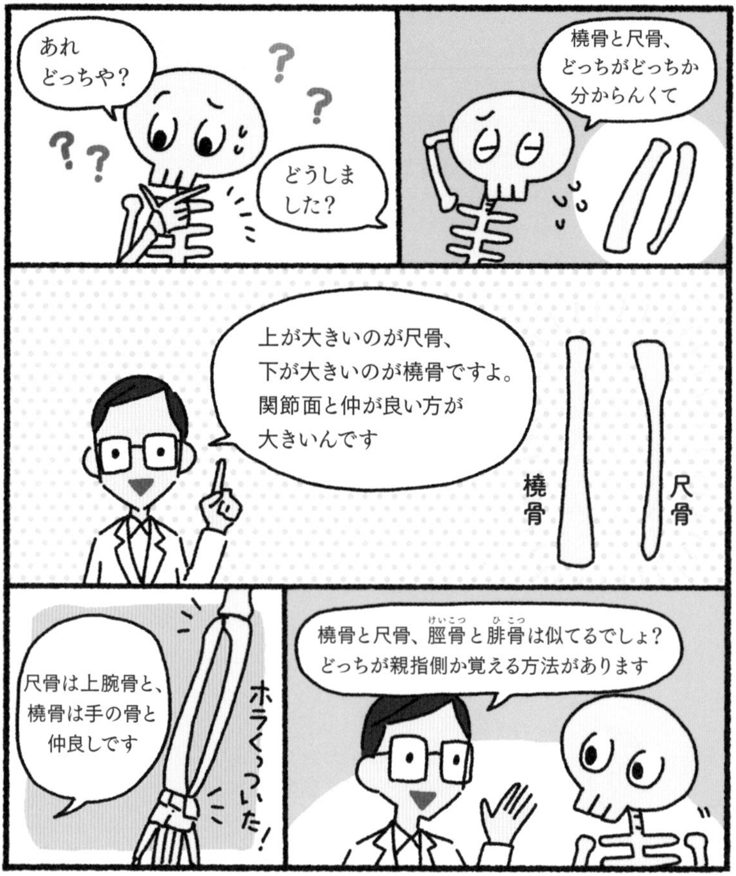
あれ どっちや？
どうしました？
橈骨と尺骨、どっちがどっちか分からんくて
上が大きいのが尺骨、下が大きいのが橈骨ですよ。関節面と仲が良い方が大きいんです
橈骨
尺骨
尺骨は上腕骨と、橈骨は手の骨と仲良しです
ホラくっついた！
橈骨と尺骨、脛骨《けいこつ》と腓骨《ひこつ》は似てるでしょ？
どっちが親指側か覚える方法があります

特徴

尺骨は上が大きくて上腕骨と仲が良い。そのため前腕の軸となってほぼ動きません。橈骨の下端が尺骨のまわりをぐるりとねじれることで、回外や回内を行なえるのです。そして、**橈骨と尺骨、脛骨と腓骨は**どちらが親指側にあるか忘れやすいもの。**「親の時計」と覚えておくと良いですよ。**

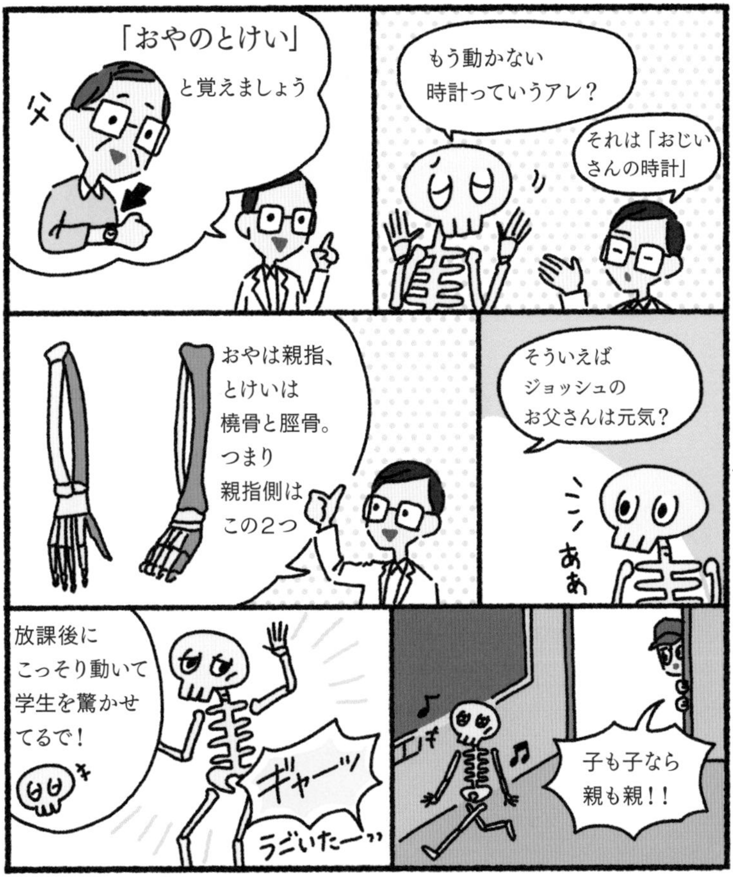

「おやのとけい」と覚えましょう
父
もう動かない時計っていうアレ？
それは「おじいさんの時計」
おやは親指、とけいは橈骨と脛骨。つまり親指側はこの2つ
そういえばジョッシュのお父さんは元気？
ああ
放課後にこっそり動いて学生を驚かせてるで！
ギャーッ
うごいたーッ
子も子なら親も親！！

▶親指側にある前腕の骨

橈《とう》骨《こつ》

Radius《レディウス》

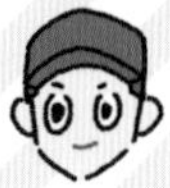

切痕は「相手」の
ことを思ってるんだな

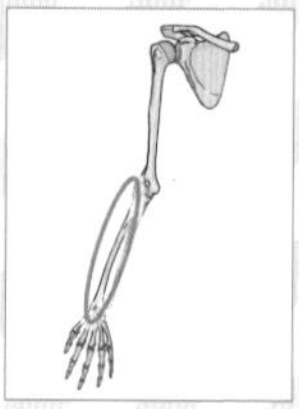

上肢前面

橈骨前面

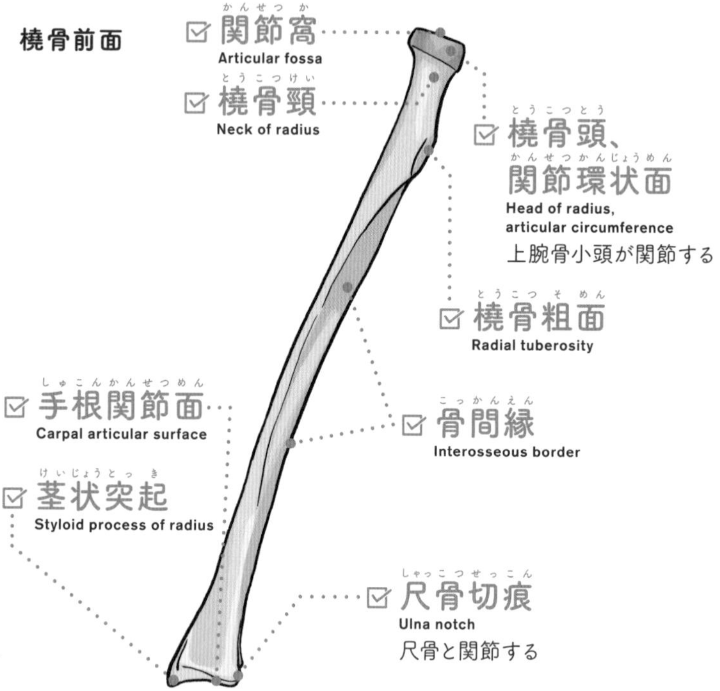

特徴

橈骨頭は、「頭」とついていますがテーブルのように平べったい。テーブルの上面がやや凹んでおり、ここに上腕骨小頭が関節します。そして橈骨なのに尺骨切痕がありますね。これは尺骨と関節する切痕という意味。少しややこしいですが、**橈骨は尺骨をつなぐために尺骨切痕を持っているんです。**間違わないように気をつけましょうね。

▶ 大きな切れ込みが上腕と関節する

尺骨《しゃっこつ》

Ulna《アルナ》

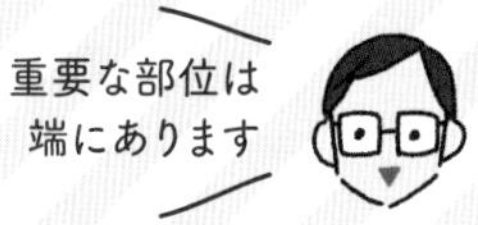

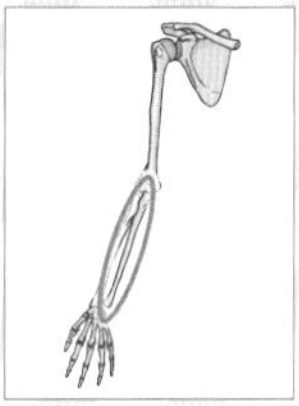

上肢前面

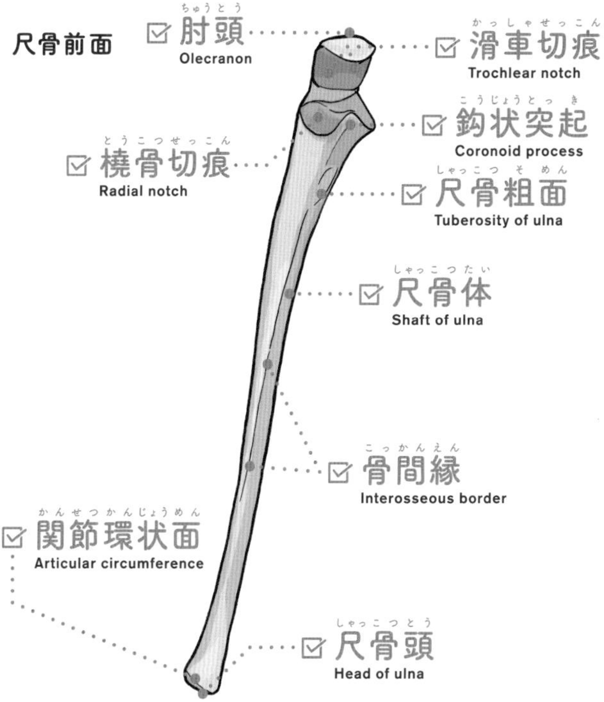

特徴

尺骨は上端に、滑車切痕という大きな切れ込みがあります。上腕骨滑車と関節する場所です。後面の大きな出っ張りは肘頭、いわゆる肘鉄砲をくらわせるところですね。肘を伸ばすと上腕骨の肘頭窩にピタッと収まります。また、尺骨の前面の滑車切痕は、全体が丸い切れ込みのような形をしているのも特徴です。

▶ 8つの骨から成り立つ手首の骨

手《しゅ》根《こん》骨《こつ》

カーパル ボーン

Carpal Bones

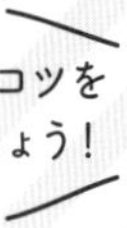
暗記のコツを
お教えしましょう!

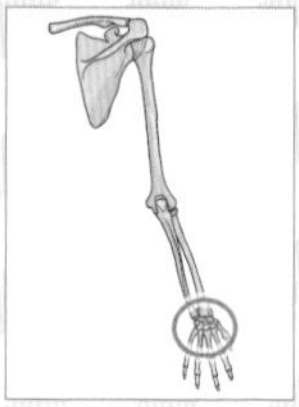

上肢後面

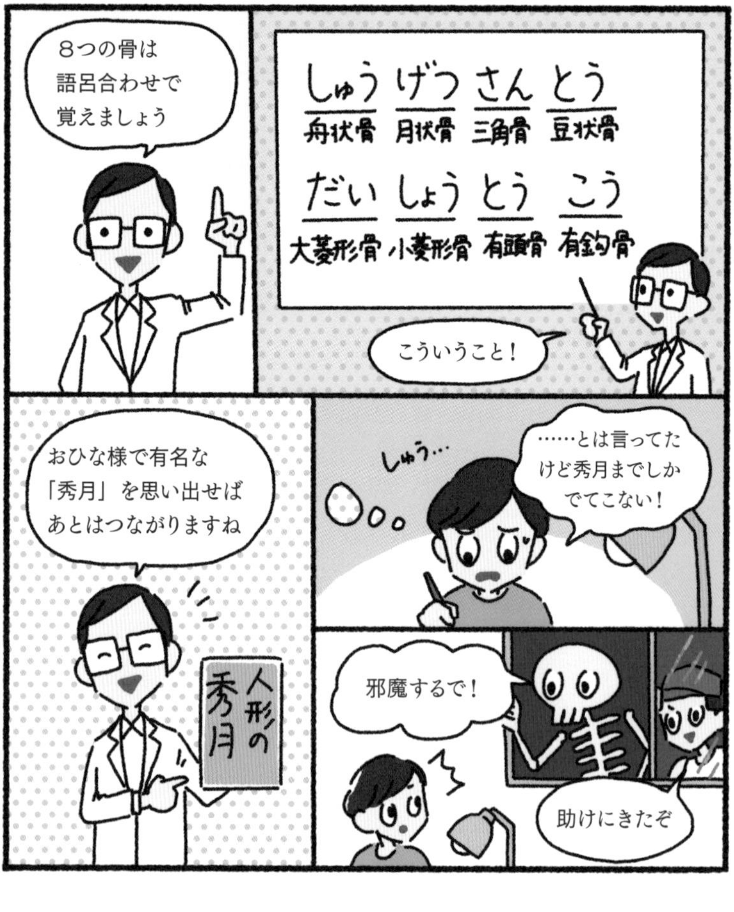
8つの骨は
語呂合わせで
覚えましょう
しゅう げつ さん とう
舟状骨 月状骨 三角骨 豆状骨
だい しょう とう こう
大菱形骨 小菱形骨 有頭骨 有鉤骨
こういうこと!
おひな様で有名な
「秀月」を思い出せば
あとはつながりますね
人形の秀月
しゅう…
……とは言ってたけど秀月までしかでてこない!
邪魔するで!
助けにきたぞ

特徴

手根骨はいわゆる手首にあたる部位の骨のことを指します。手前に4つ、その先に4つ骨が並んでいます。手前を近位列、その先を遠位列と呼びます。手根骨に分類される8種類の骨は、必ずテストにでます。マンガで紹介しているように語呂合わせなどを利用して名前を必ず覚えましょう。

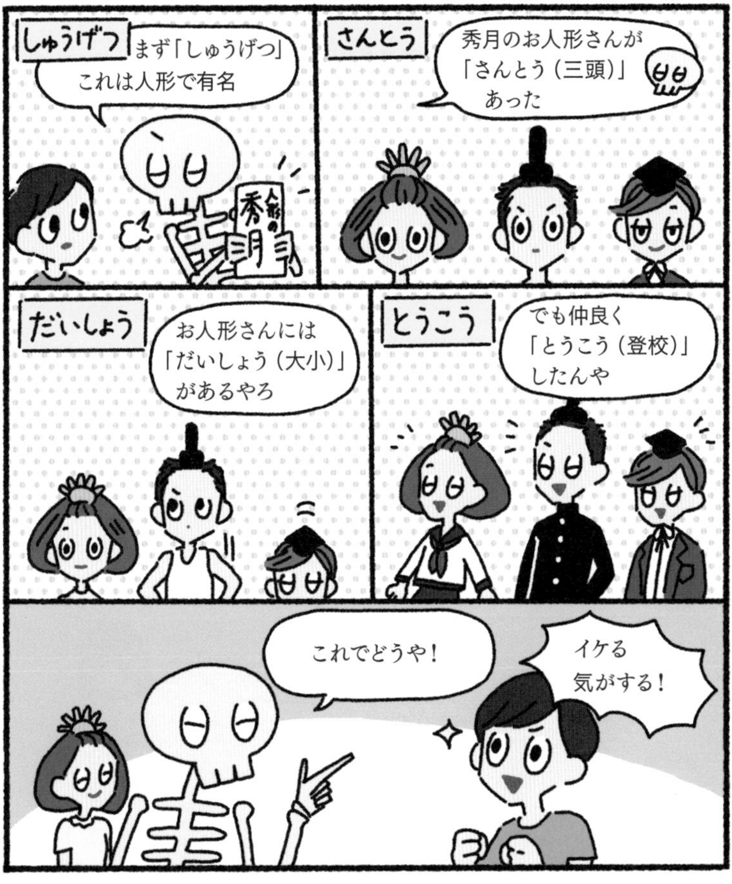

しゅうげつ
まず「しゅうげつ」これは人形で有名
人形の秀月
さんとう
秀月のお人形さんが「さんとう（三頭）」あった
だいしょう
お人形さんには「だいしょう（大小）」があるやろ
とうこう
でも仲良く「とうこう（登校）」したんや
これでどうや！
イケる気がする！

手の平側から見た手根骨

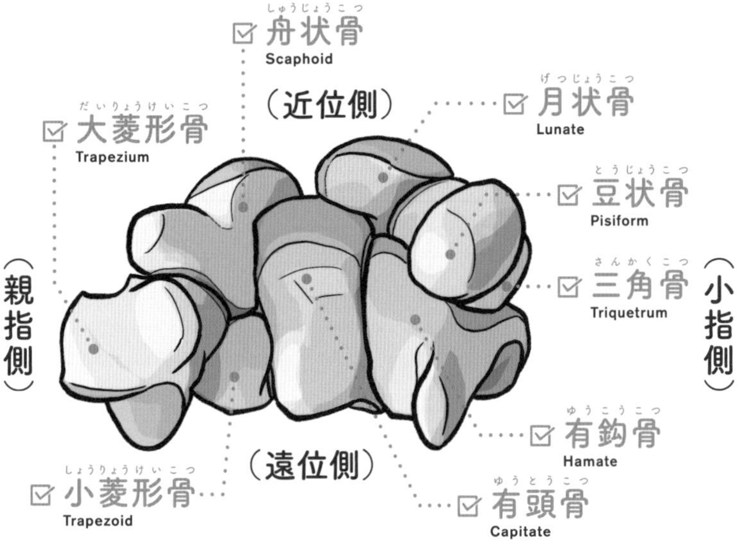

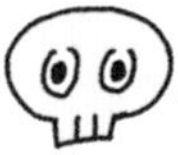

橈骨と近位列の間では、豆状骨を除いた3つの骨が合わさって橈骨手根関節をつくっているんや

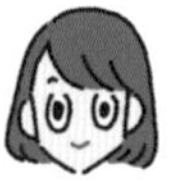

尺骨とは関節していないの？

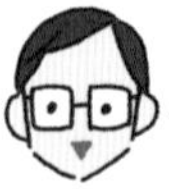

尺骨と手根骨の間には関節円板（軟骨の板）が入り込んでいます。つまり、尺骨は直接的に手根骨とは触れあっていないんですよ

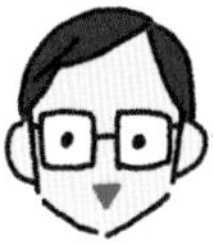

教えて！坂井先生

豆状骨《とうじょうこつ》は「骨」じゃない？！

足首の足根骨は7個あったけれど、手根骨は8個。
手首はひとつ骨が多いのね

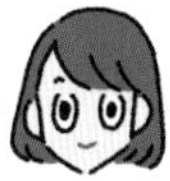

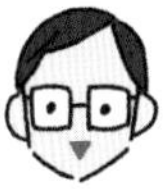

その理由をお教えしましょう。実は、この豆状骨は、もともと骨格の骨ではありません。尺側手根屈筋《しゃくそくしゅこんくっきん》の中にできた種子骨なんですよ

そうだったの？？

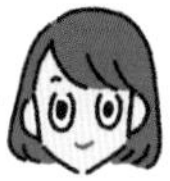

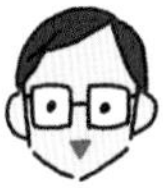

尺側手根屈筋の停止位置は豆状骨。
ですが、本来は豆状骨を通過して、有鈎骨《ゆうこうこつ》や第5中手骨まで伸びていました。途中に豆状骨ができてしまったために、このような形になったんです。
そこで豆状骨も手根骨にカウントしています

だから豆状骨は橈骨手根関節には参加していないのね

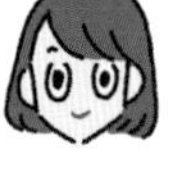

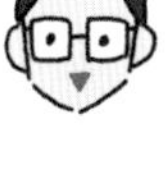

そう。ちなみに手首の小指側の出っ張った部分が豆状骨。体表から触ることもできますよ

▶ 手と指先を構成する骨

中《ちゅう》手《しゅ》骨《こつ》・指《し》骨《こつ》

メタカーパルス・フェランジ

Metacarpals・Phalanges

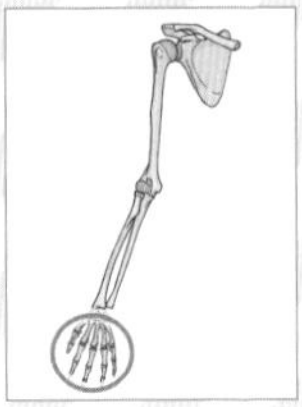

上肢前面

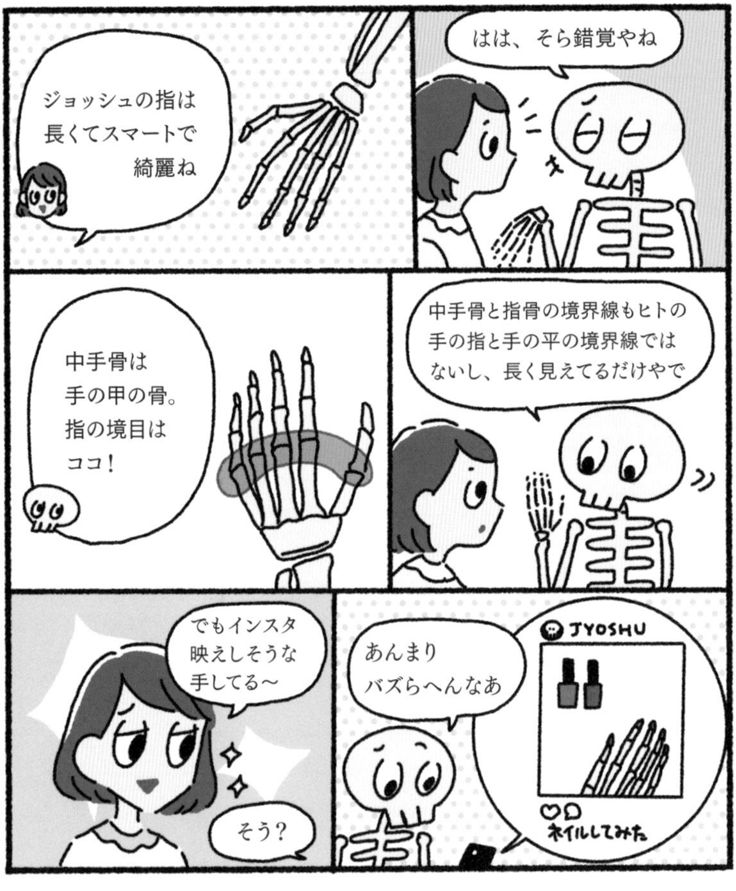
ジョッシュの指は
長くてスマートで
綺麗ね
はは、そら錯覚やね
中手骨は
手の甲の骨。
指の境目は
ココ！
中手骨と指骨の境界線もヒトの
手の指と手の平の境界線では
ないし、長く見えてるだけやで
でもインスタ
映えしそうな
手してる～
そう？
あんまり
バズらへんなあ
JYOSHU
ネイルしてみた

特徴

手の甲にあたる部分の骨を中手骨《ちゅうしゅこつ》、指にあたる部分の骨を指骨《しこつ》と呼びます。指骨は指先の方から末節骨、中節骨、基節骨と3種の骨がありますね。中手骨と指骨の部位は指先に近い方から、頭、体、底と呼ばれます。**中手骨の頭はこぶしの出っ張ったところ。**体表から触ることもできます。

中手骨前面

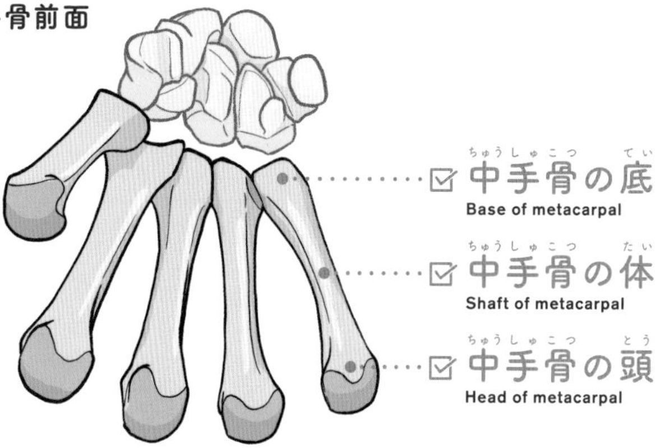

指骨掌側面（第2指）

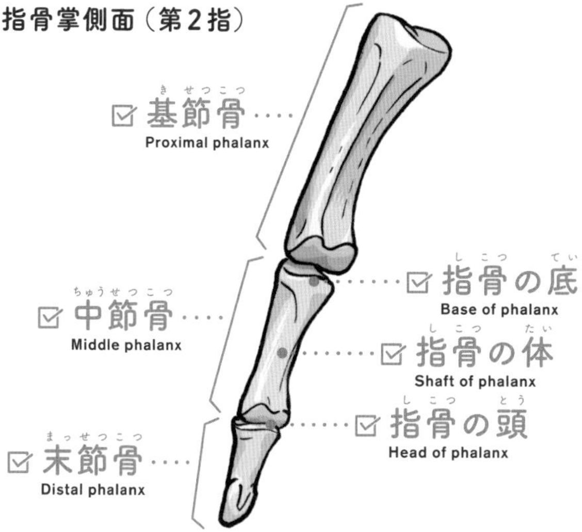

▶靭帯と筋肉で守られた関節

肩《かた》関《かん》節《せつ》

グレノヒューメラル ジョイント

Glenohumeral joint

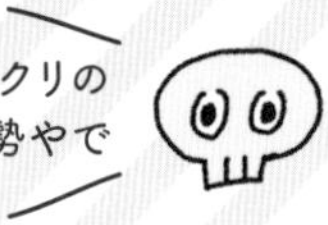

国賓もビックリの
サポート態勢やで

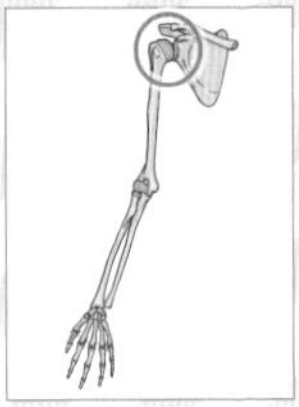

上肢前面

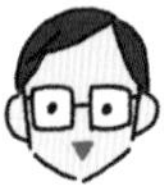

肩関節に大きな力が加わると脱臼をすることがよくありますよね。それだけ不安定な関節なんです

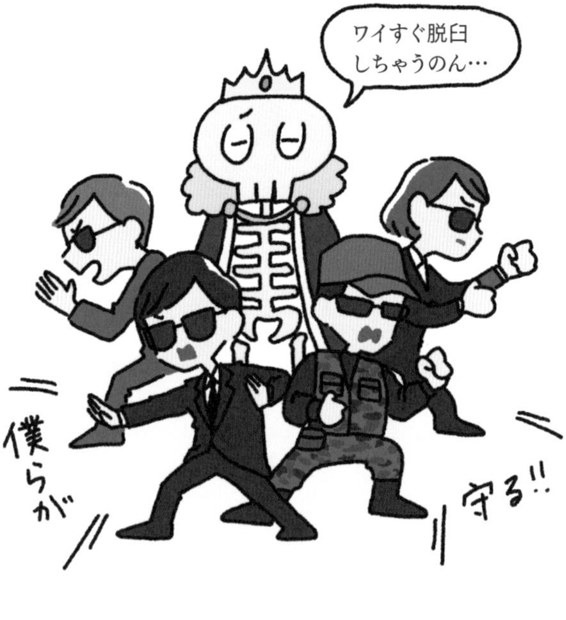
ワイすぐ脱臼
しちゃうのん…
僕らが
守る!!

だからこそサポート環境もしっかりしてるんだね!

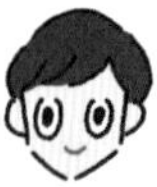

特徴

肩関節は肩甲骨の関節窩《かんせつか》と、上腕骨の上腕骨頭の間にあります。とても不安定な関節のために、安定化をはかる仕組みがたくさん施されていますよ。関節窩のまわりには関節唇《かんせつしん》と呼ばれる軟骨が広がっており、関節面を安定化させています。さらに烏口肩峰靱帯《うこうけんぽうじんたい》をはじめとしたたくさんの靱帯で関節をしっかりと補強しているんです。

肩関節前面

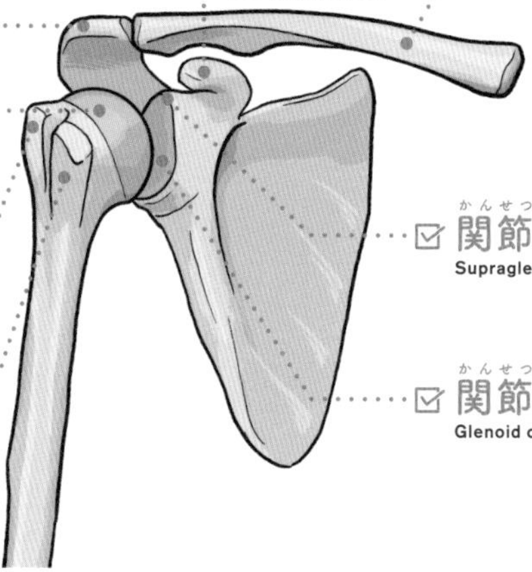

肩関節の動きは上腕骨の構造とうまくかみ合っています。腕を横に上げるときに、掌を下に向けたままだと肩の高さくらいまでしか上がりませんよね

掌を上に向けるか、腕を前に向ければ上がるね

真横から腕を上げようとすると肩関節の大結節に烏口肩峰靱帯が引っかかってしまうんよ。
だから腕を外側に回して、大結節の位置をズラせば上がるんやで

肩関節前面

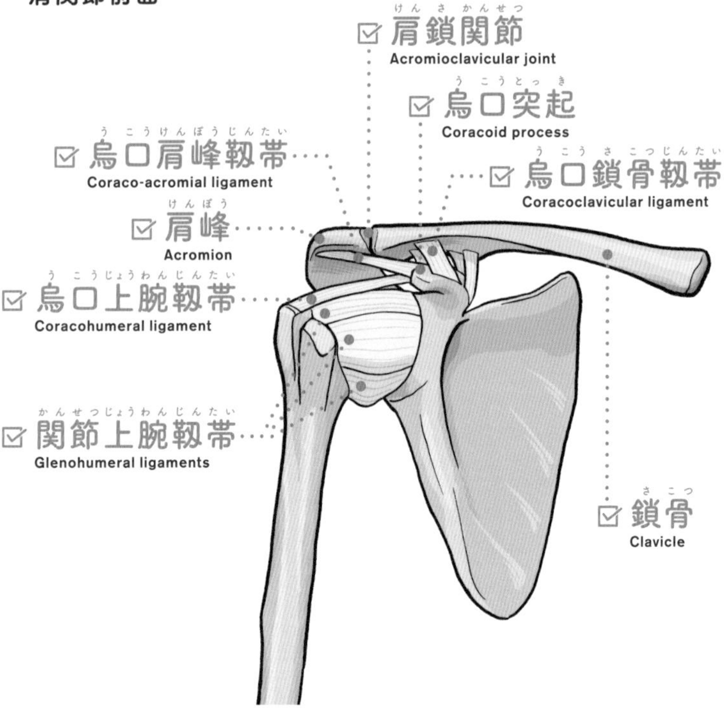

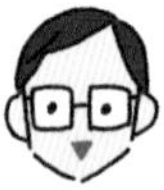

烏口突起と肩峰の間に隙間が開いているので上方脱臼しやすい。だからこの間を烏口肩峰靱帯でしっかりと固めています。上腕骨が上に抜けないように天井をつくっているんです

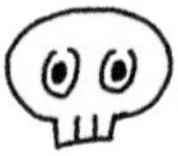

ローテーターカフのような筋肉と腱の複合体も肩関節を守ってるんや

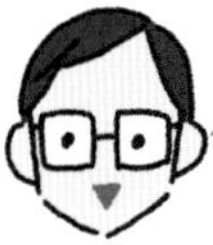

教えて！坂井先生

今さら聞けない！ ローテーターカフってなに？

肩甲骨のまわりって筋肉でがんじがらめになっているけど、どんな筋肉があるのかよく分かっていなくて……

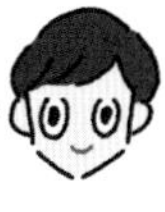

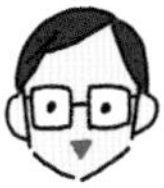

重要な筋肉は、まず肩甲骨の内側縁に停止している筋肉です。肩甲挙筋《けんこうきょきん》、菱形筋《りょうけいきん》、前鋸筋《ぜんきょきん》。この前鋸筋が内側縁を引っぱると肩甲骨は外側に動き、菱形筋と肩甲挙筋が引っぱるときは背骨側に動きます。綱引きの関係ですね

ローテーターカフっていうのはどの筋肉のこと？

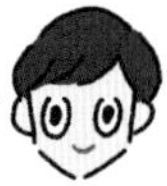

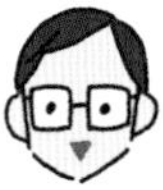

肩甲棘《けんこうきょく》の上にある棘上筋《きょくじょうきん》、下にある棘下筋《きょくかきん》と小円筋《しょうえんきん》。そして肩甲骨の前面にある、肩甲下筋《けんこうかきん》、この4つの筋肉と腱をローテーターカフと呼びます

上腕骨の上部を抱きかかえているようだね

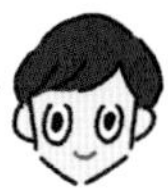

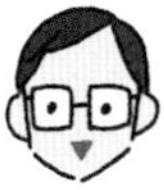

そうやって肩関節の安定化を図っているんですね。肩甲棘には僧帽筋《そうぼうきん》と三角筋《さんかくきん》がくっついていますよ。肩甲骨で停止している筋肉は肩甲骨を支える、肩甲骨が起始になっている筋肉は肩関節を支えています

▶曲げ伸ばしの関節と側副靭帯は大親友

肘《ひじ》関《かん》節《せつ》

Elbow joint《エルボー ジョイント》

ケンカしちゃったら
さあ大変！

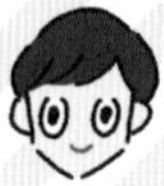

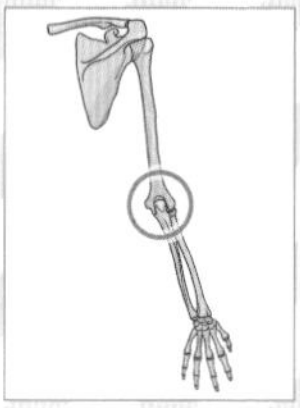

上肢後面

肘関節の横には外側側副靭帯《がいそくそくふくじんたい》と内側側副靭帯《ないそくそくふくじんたい》！
この2つはいつも一緒。鉄板コンビね

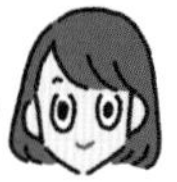

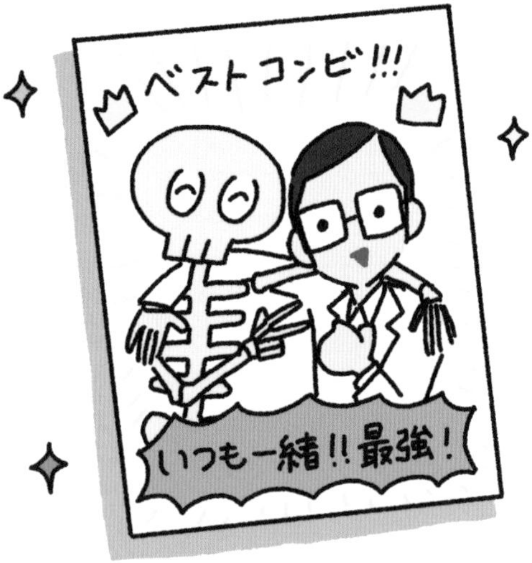
ベストコンビ!!!
いつも一緒!!最強！

前腕の回内・回外をしたときに橈骨の頭が
ねじれます。その動きを行なうための肘関節の
橈骨輪状靭帯《とうこつりんじょうじんたい》も覚えておくと良いですね。
「ねじれるから輪っか」というワケです

特徴

肘関節は、腕の曲げ伸ばしを行なう関節です。ここで覚えておきたいことは、**曲げ伸ばしの運動を行なう関節には、必ずサイドに靭帯がついている**ということです。外側側副靭帯と、内側側副靭帯が定番ですね。これは肘でも膝でも同じです。曲げ伸ばしを行なう関節と側副靭帯はいつも一緒にいます。ベストフレンドなんです。

肘関節を構成する骨格

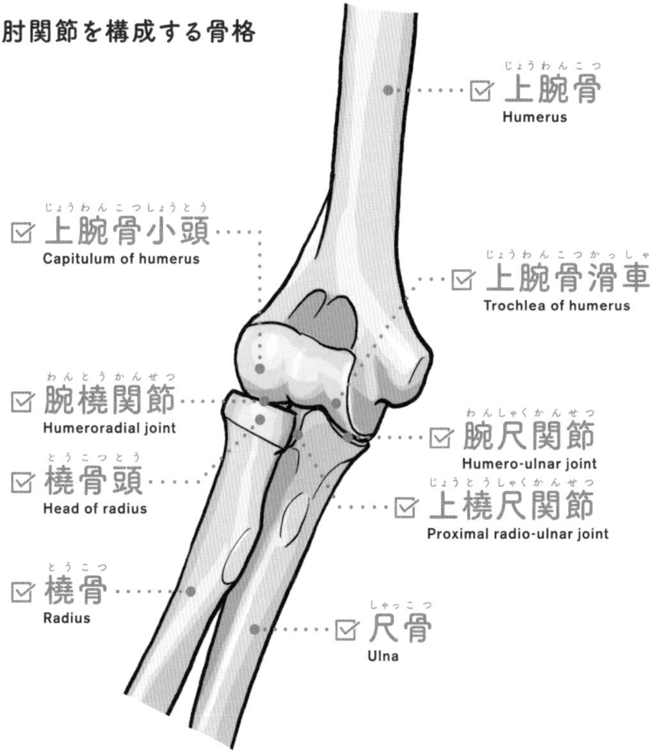

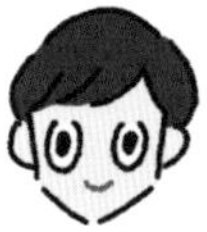

肘には腕尺関節、
腕橈関節、上橈尺関節の
3つの関節があるよ

▶橈骨と尺骨を上下でつなげる

上《じょう》・下《か》橈《とう》尺《しゃく》関《かん》節《せつ》

Proximal and Distal Radio-ulnar Joints《プロキスィマル アンド ディスタル レディオ アルナ ジョイント》

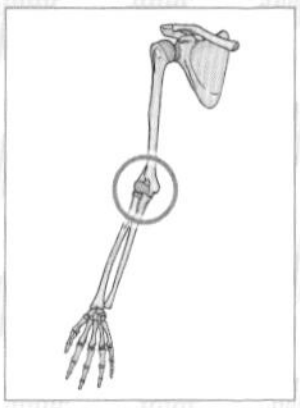

上肢前面

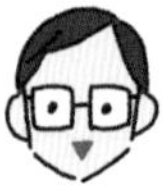

橈尺関節は、橈骨と尺骨をつなぐ関節です。
腕の回内・回外を行なうときに働きますよ。
尺骨が軸となって橈骨がぐるりとねじれます

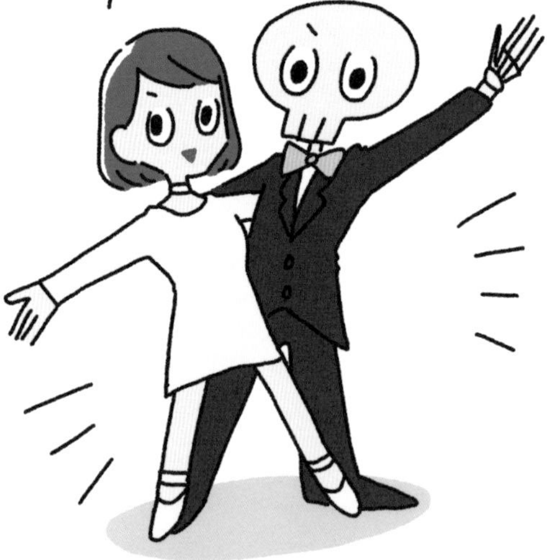

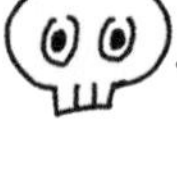

上から下までつながっている膜は骨間膜っていうんや。
橈骨と尺骨は上と下でくっついてるけれど、
骨間膜でさらに強化してるってことやね

特徴

橈尺関節は前腕にある関節です。橈骨と尺骨の間にあるこの関節は、上と下に分かれているのが特徴です。それぞれ上橈尺関節《じょうとうしゃくかんせつ》、下《か》橈尺関節《とうしゃくかんせつ》と呼びます。上橈尺関節は肘関節の一部だと言えます。それは、肘関節と関節包が共通しているからです。下橈尺関節は、尺骨の頭のまわりに橈骨がねじれる動きを行なう関節です。

回外時の橈骨と尺骨前面

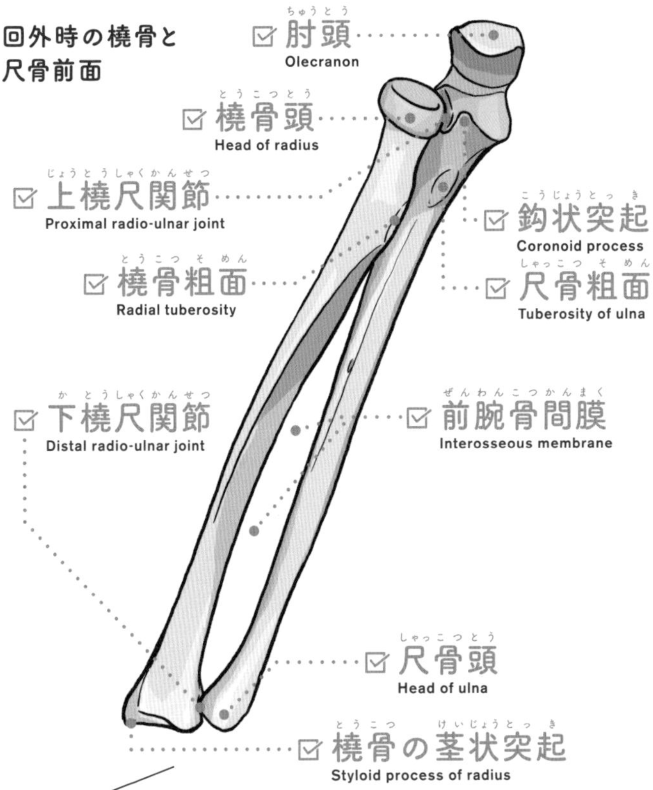

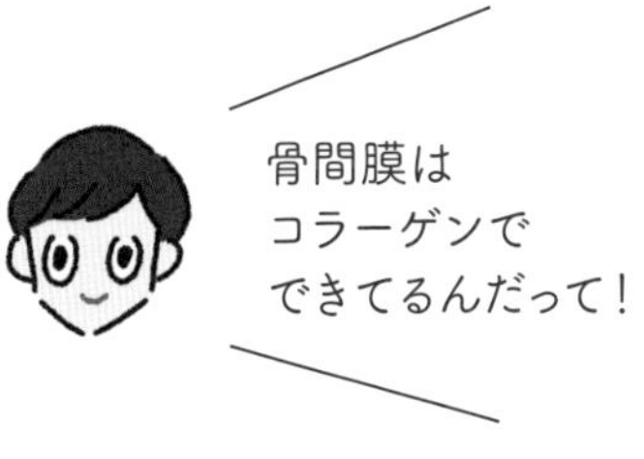

▶ あらゆる関節を総動員

手《しゅ》関《かん》節《せつ》

Finger Joints《フィンガー ジョイント》

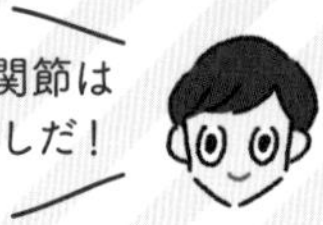
いやあ手の関節は
大忙しだ！

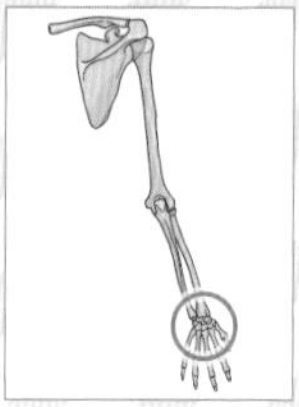

上肢後面

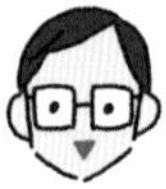

こぶしを握ったり、手の平を広げたり、あらゆるシチュエーションで手関節は働いています。
手の関節はとても可動性が良いんです

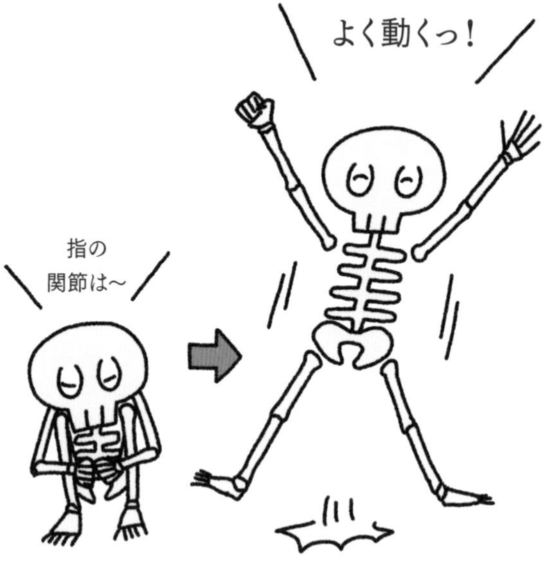
よく動くっ！
指の
関節は〜

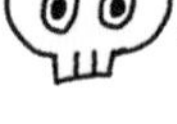

けどな、実は動きの極めて少ない関節もあるんやで。
それが手根中手関節《しゅこんちゅうしゅかんせつ》。少〜ししか動かへんねん

特徴

手には実に**たくさんの関節があります。**手根骨と中手骨をつなぐ手《しゅ》根中手関節《こんちゅうしゅかんせつ》、そして指の曲げ伸ばしに関わる、MP 関節、PIP 関節、DIP 関節です（P190 参照）。また、橈骨の下端と舟状骨、月状骨、三角骨が関節することで生じる楕円関節は、橈骨手根関節ともいいます。ヒトはこの関節を巧みに使いながら日々の生活を送っているんです。

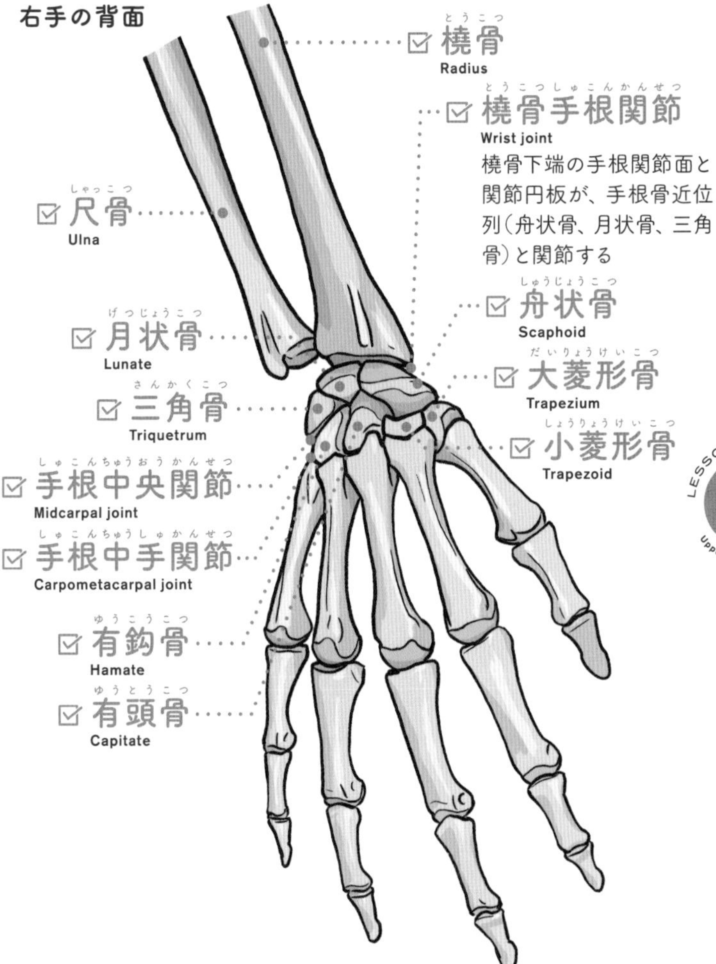

ここでは第2指から5指までの関節をチェックします。親指の関節はP192から！

右手の背面

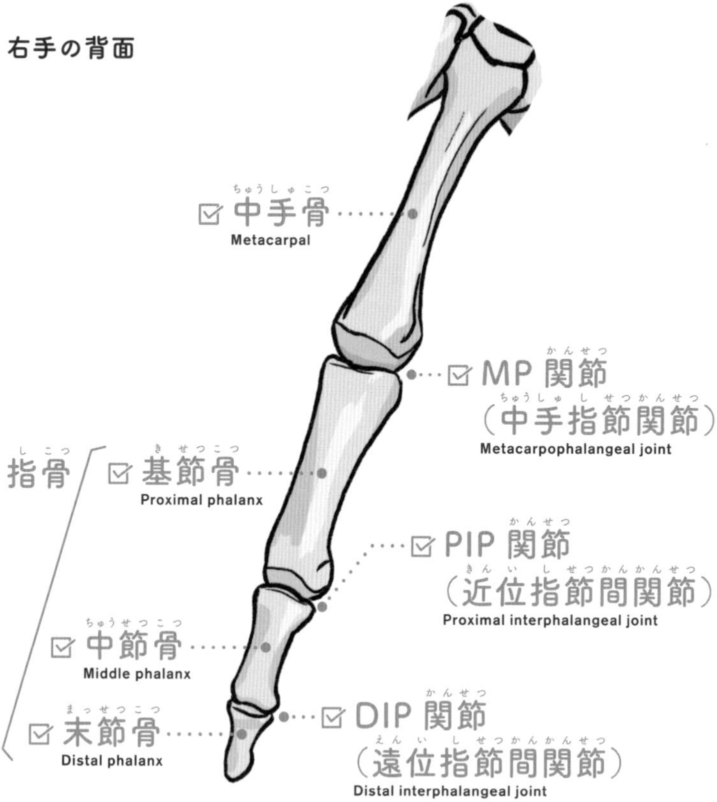

MP関節はめちゃくちゃよく動くで〜。
指の曲げ伸ばしだけじゃなく、指のまたを広げたり閉じたりにも関わるんや。PIP関節とDIP関節は、曲げ伸ばしだけやで

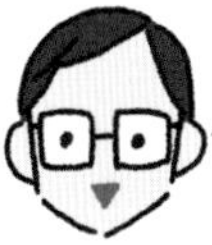

教えて！坂井先生

P？M？D？関節の名前を整理しよう

MPI……? PPI……あれそんなのない?
アルファベットがぐちゃぐちゃで
分からなくなってきたぞ……

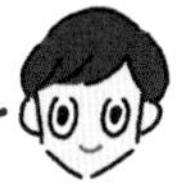

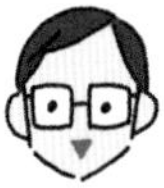

似たような名前がついているので、しっかり
覚えるまではちょっぴりややこしい指の関節の名前。
ここで一度整理してみましょう

◎ MP関節（中手指節関節）

中手骨と指の基節骨間の関節
→いわゆる手の平と指をつなげる関節

◎ PIP関節（近位指節間関節）

基節骨と中節骨間の関節
→いわゆる第2関節

◎ DIP関節（遠位指節間関節）

中節骨と末節骨間の関節
→いわゆる第1関節

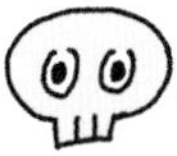

この名前は人差し指から小指までは共通やで！
親指だけ動きも名前もちょっとだけ特殊なんや

▶手先の器用さはコレのおかげ

母《ぼ》指《し》の手《しゅ》根《こん》中《ちゅう》手《しゅ》関《かん》節《せつ》

カーポメタカーパル ジョイント オブ ザ サム

Carpometacarpal joint of the Thumb

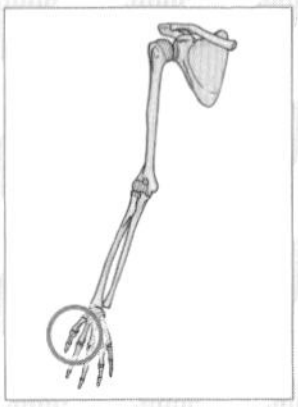

上肢前面

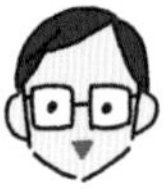

親指のつけ根にある手根中手関節（CM 関節）は
よく動きます。実際に動かしてみるとよく分かりますが、
他の指のつけ根は曲げ伸ばししかできませんよね

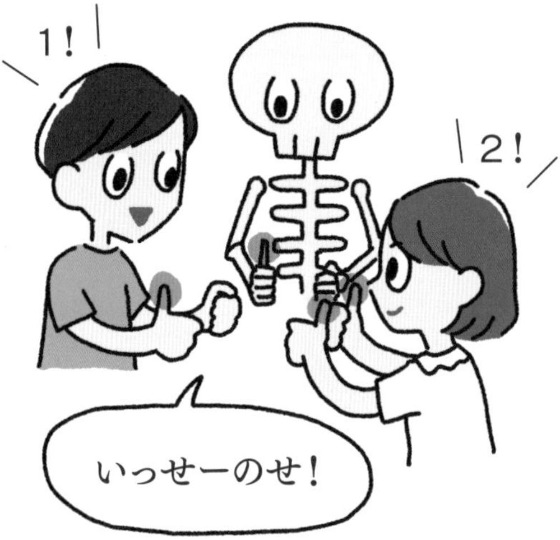

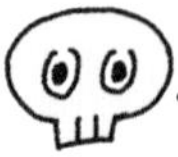

CM 関節があることで、親指は他の指と
向かい合うこともできるんや。だから物をしっかり
つかんだり、手先を器用に扱うことができる。
これはヒトだけの特権なんやで！

特徴

親指の関節は、他の指（第2指－5指）とはやや構造が異なります。まず**CM関節が二軸性でよく動くのが特徴**です。**MP関節とIP関節は、曲げ伸ばしのみで働きます。**つまり、**他の指と比べてよく動く関節の位置がズレている**のですね。CM関節は鞍状の関節で、他にもあまり例のない関節ですよ。しっかり覚えておきましょうね。

右手の側面

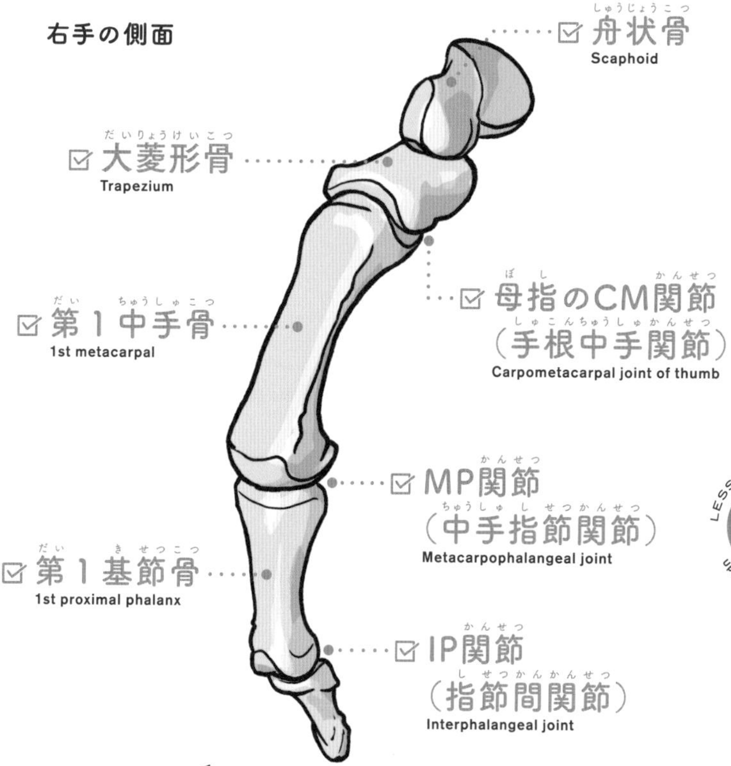

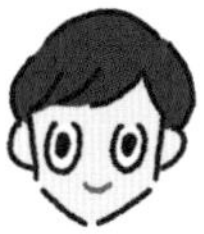

物をつまむ、握る、はさむ、
引っ掛ける。どの動作も
CM関節のおかげなんだ

▶上肢の関節

上肢の運動方向と可動域

日常動作に置き換えると分かりやすいですよ

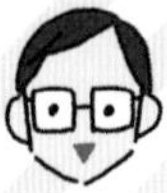

肩甲帯

◉運動方向

屈曲
伸展

◉可動域

屈曲…20°
伸展…20°

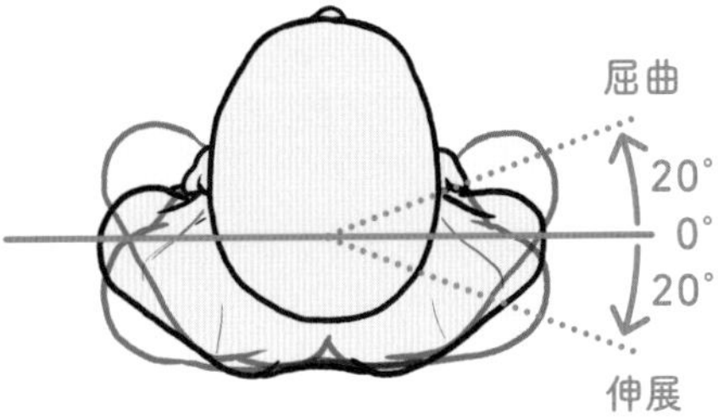

◉運動方向

挙上
引き下げ（下制）

◉可動域

挙上…20°
引き下げ（下制）…10°

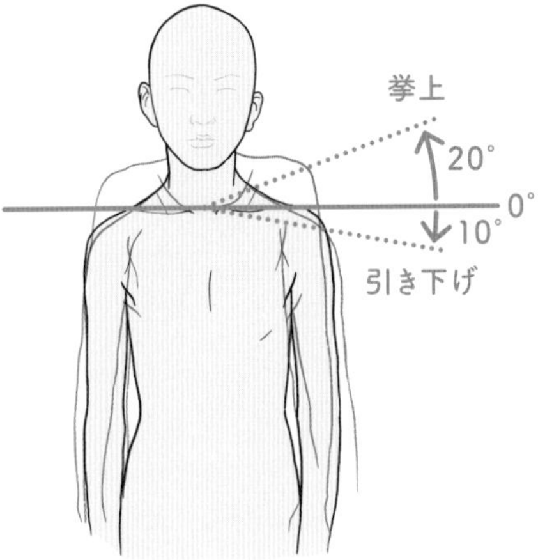

肘

◉運動方向

屈曲
伸展

◉可動域

屈曲…145°
伸展…5°

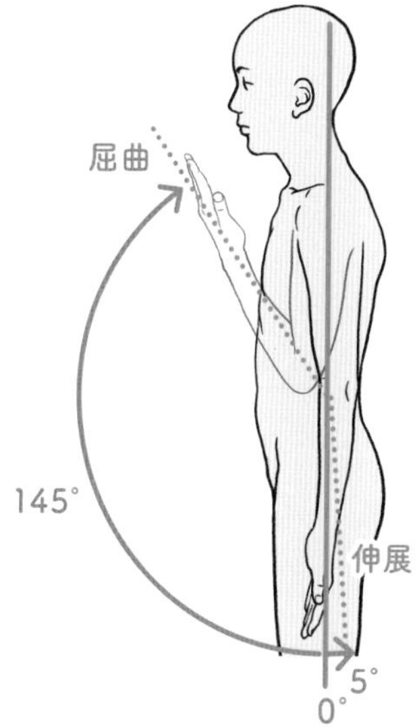

物を持ち上げる
ときの動きだね

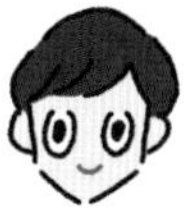

前腕

◉運動方向

回内
回外

◉可動域

回内…90°
回外…90°

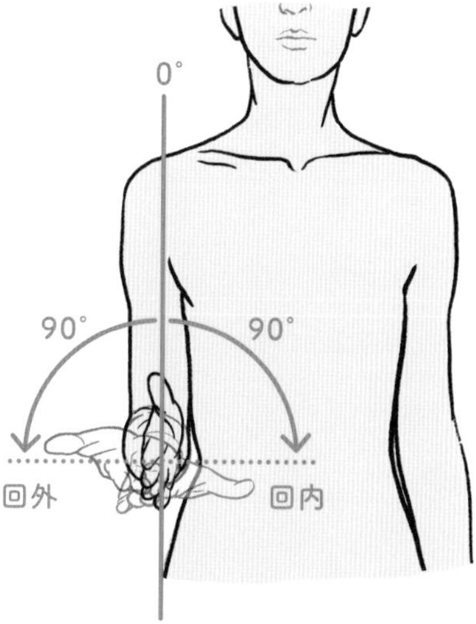

手相を見てもらう
ときは回外ね！

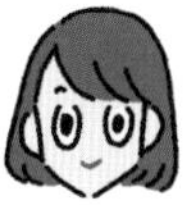

肩（肩甲帯の動きを含む）

◉運動方向

屈曲（前方挙上）
伸展（後方挙上）

◉可動域

屈曲…180°
伸展…50°

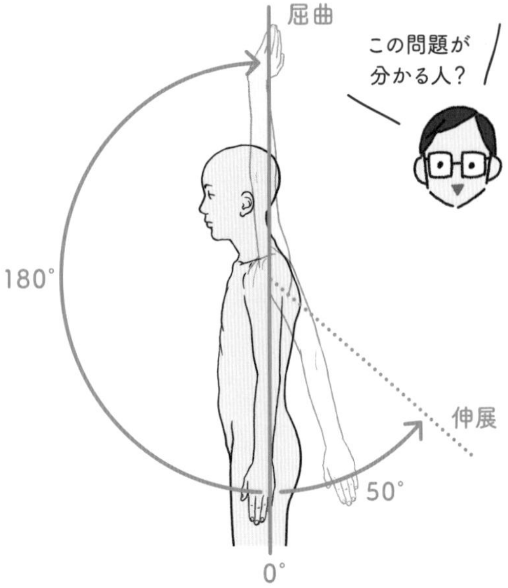

屈曲
180°
伸展
50°
0°
この問題が
分かる人？

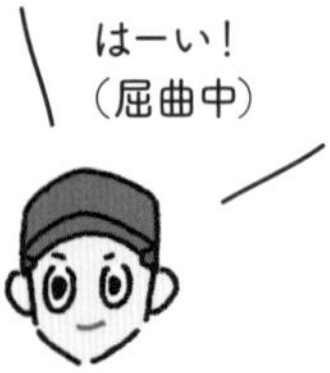

はーい！
（屈曲中）

◉運動方向

外転（側方挙上）
内転

◉可動域

外転（側方挙上）…180°
内転…0°

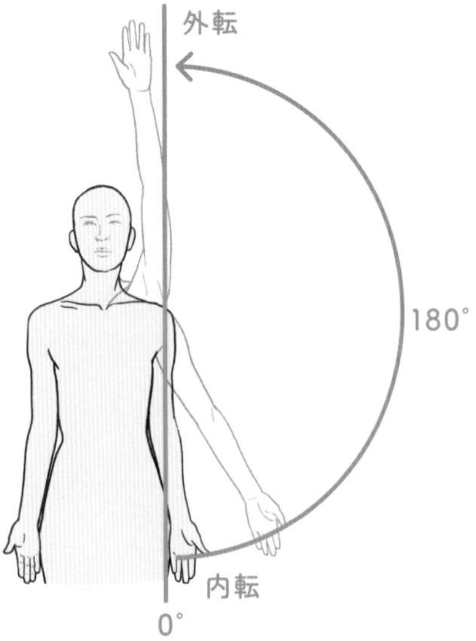

外転
180°
内転
0°

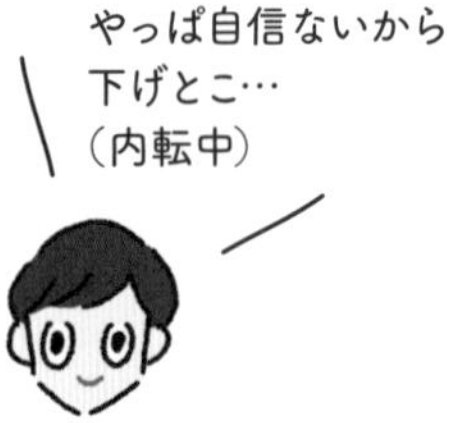

やっぱ自信ないから
下げとこ…
（内転中）

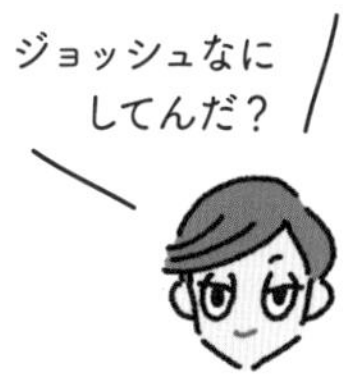
ジョッシュなに
してんだ？

◉運動方向

外旋
内旋

◉可動域

外旋…60°
内旋…80°

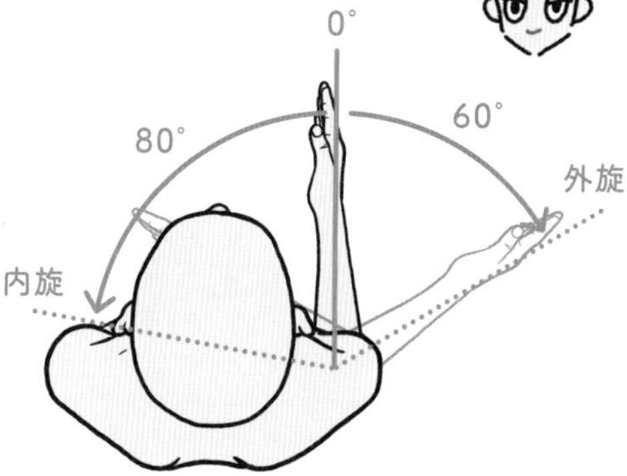
0°
80°
60°
外旋
内旋

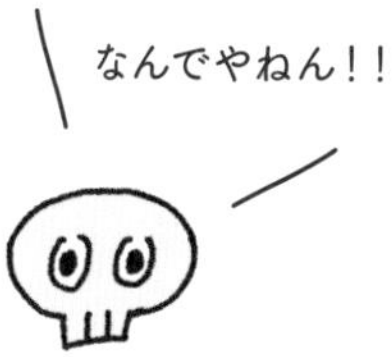
なんでやねん！！

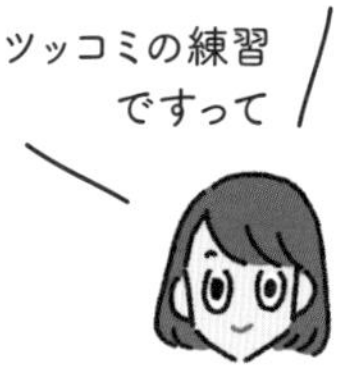
ツッコミの練習
ですって

◉運動方向

水平屈曲
水平伸展

◉可動域

水平屈曲…135°
水平伸展…30°

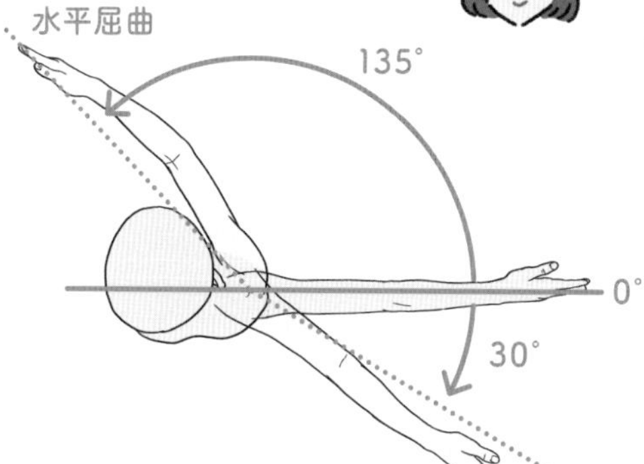
水平屈曲
135°
0°
30°
水平伸展

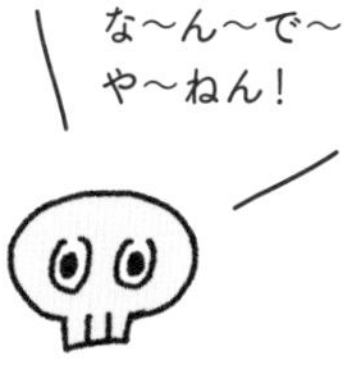
な〜ん〜で〜
や〜ねん！

手

◉運動方向

屈曲（掌屈）
伸展（背屈）

◉可動域

屈曲（掌屈）…90°
伸展（背屈）…70°

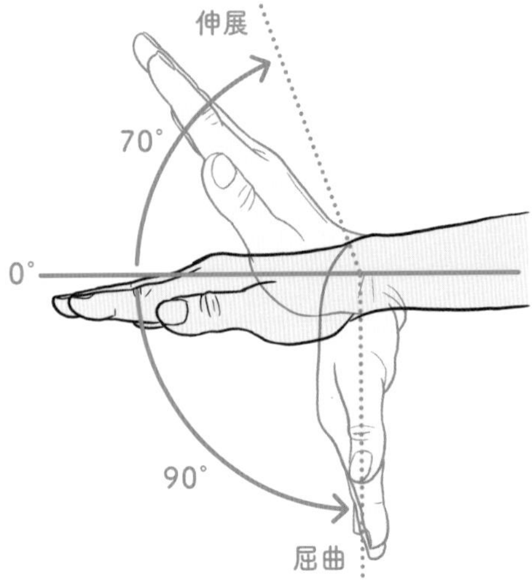

伸展
70°
0°
90°
屈曲

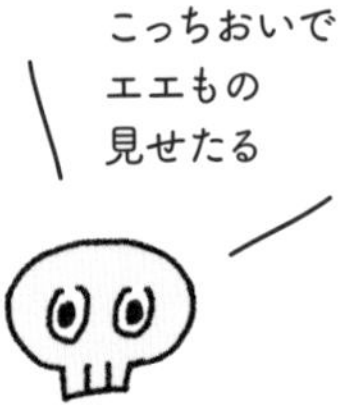

こっちおいで
エエもの
見せたる

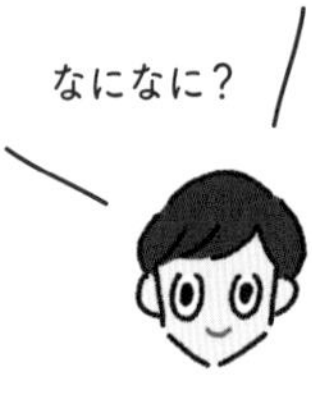

なになに？

◉運動方向

橈屈
尺屈

◉可動域

橈屈…25°
尺屈…55°

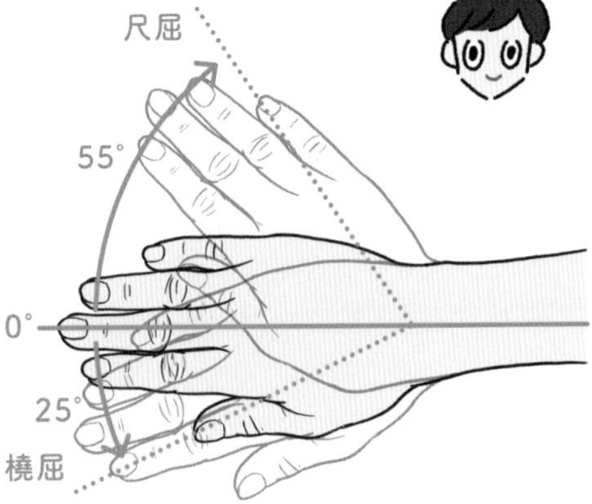

尺屈
55°
0°
25°
橈屈

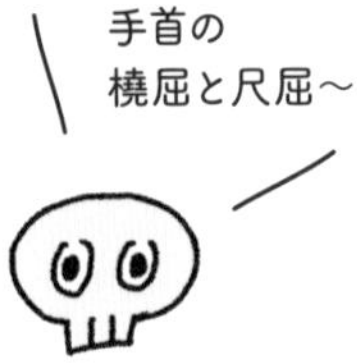

手首の
橈屈と尺屈〜

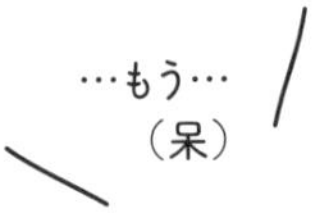

…もう…
（呆）

母指

◉運動方向

橈側外転
尺側内転

◉可動域

橈側外転…60°
尺側内転…0°

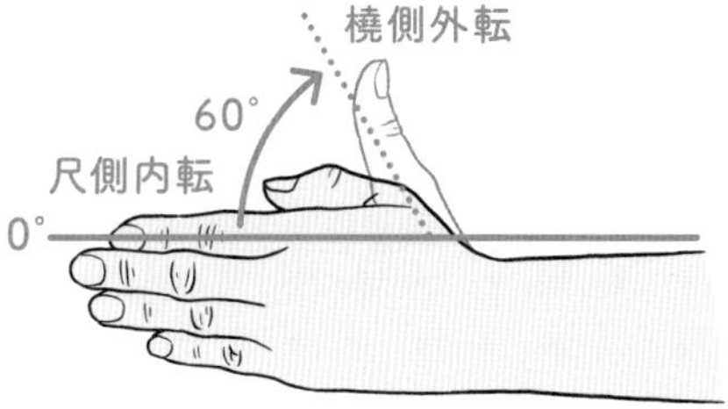

◉運動方向

掌側外転
掌側内転

◉可動域

掌側外転…90°
掌側内転…0°

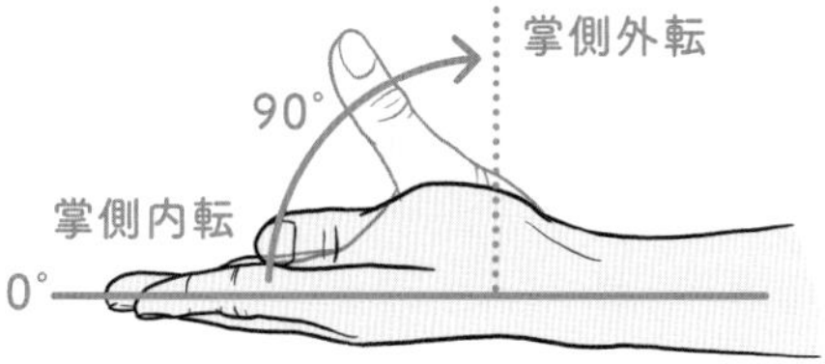

◉運動方向

MP の屈曲
MP の伸展

◉可動域

MP の屈曲…60°
MP の伸展…10°

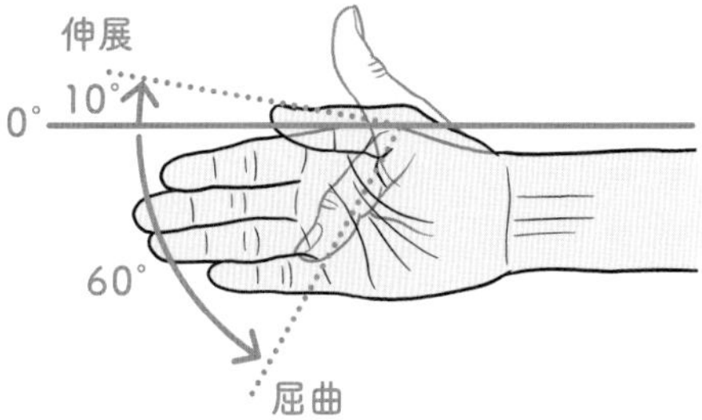

◉運動方向

IP の屈曲
IP の伸展

◉可動域

IP の屈曲…80°
IP の伸展…10°

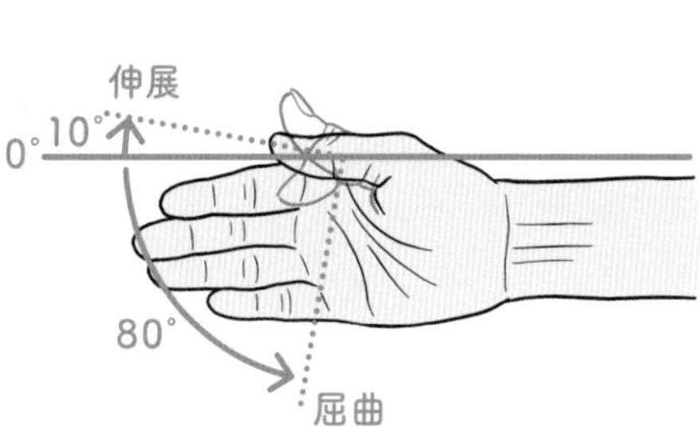

指

◉運動方向

MCPの屈曲
MCPの伸展

◉可動域

MCPの屈曲…90°
MCPの伸展…45°

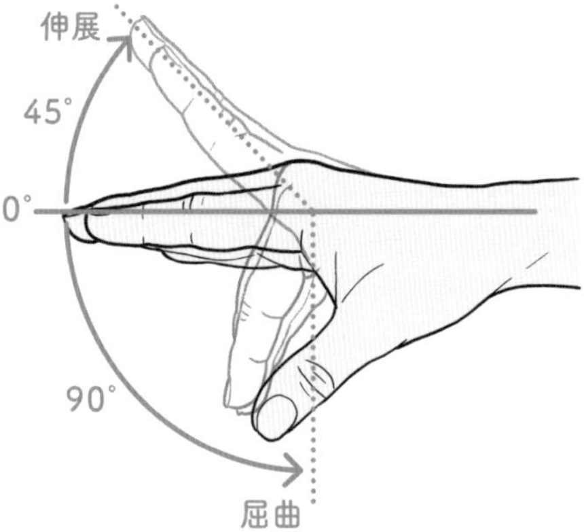

◉運動方向

PIPの屈曲
PIPの伸展

◉可動域

PIPの屈曲…100°
PIPの伸展…0°

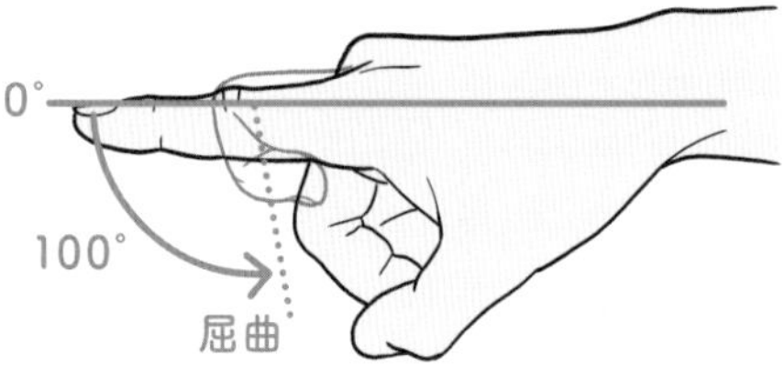

◉運動方向

DIPの屈曲
DIPの伸展

◉可動域

DIPの屈曲…80°
DIPの伸展…0°

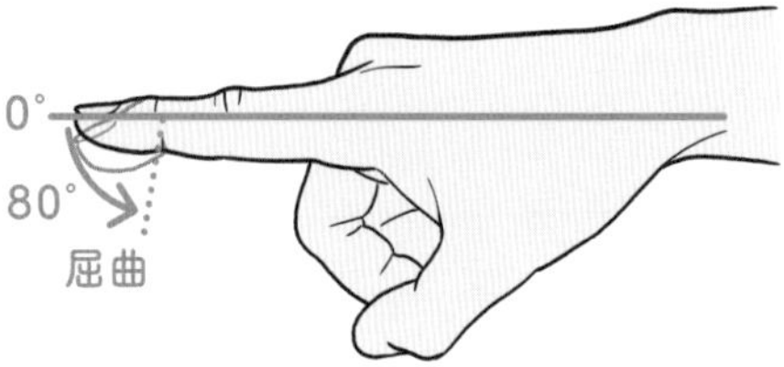

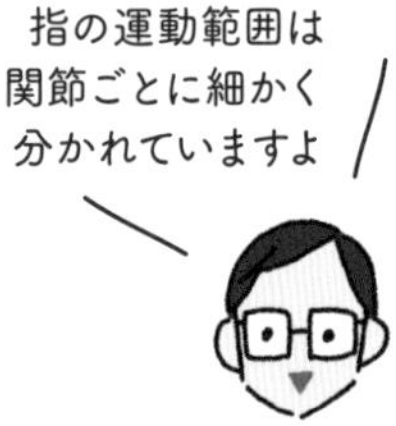

◉運動方向

外転
内転

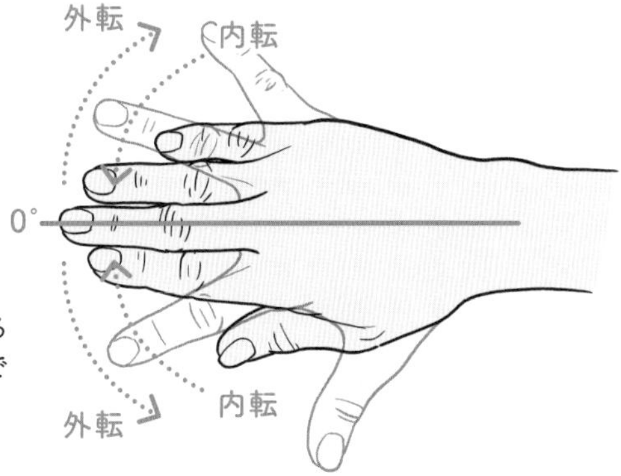

中指を中心に
指の股を広げる
動作のことやで

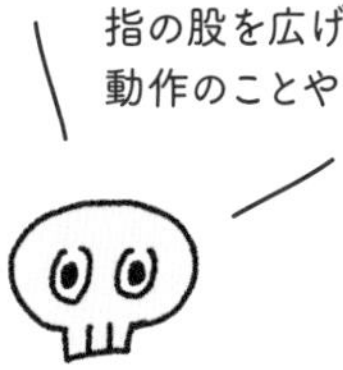

先生～ 第2指の MP 関節が
外転と内転をするときの可動域はどのぐらい?

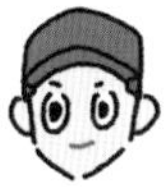

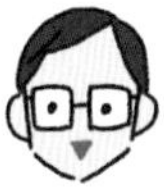

実は、指を伸ばしているときは大きく、
曲げているときには小さくなるので、
一定の可動域を測定することができないんです

たしかに！ 全然運動範囲が違うね！

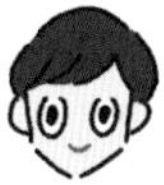

いつかきっと役に立つ小話

坂井先生の「ありがた〜いお言葉」

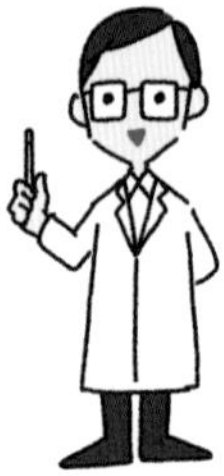

肩甲骨におんぶにだっこの肩関節が「動きづらいッス…年かなあ?」と言い出すのが五十肩

五十肩は別名「肩関節周囲炎」と言います。年齢とともに腱がだんだん弱くなると、肩関節のまわりの筋肉に炎症が波及し、痛みで肩関節を動かせなくなります。これがいわゆる「五十肩」です。そのため、五十肩の治療は「とにかく動かす」しかありません。放置しておくとそのままかたまってしまい、動きはどんどん悪くなります。いずれ、背中のジッパーを動かしたり、服の着脱といった、肩関節をつかう動作ができなくなってしまうかもしれません。

一般的に、肩を動かす＝肩関節の役目だと思われていますが、もっとも頑張っているのは肩甲骨です。たとえ肩関節を固定されていても、ある程度の動作であればできてしまいます。関節は動かさなければ可動域は狭くなるので、より肩関節はボロくなりやすいと言えますね。

「日頃サボりつづけた末に痛くなる」という……、なんというか、ちょっと困った存在ではありますね(笑)。

知っても得はしない ありがた〜くはないお言葉

指をポキポキ鳴らせる人おるやろ? あれなんで音が鳴るか結論でてないねん! 解明してくれた人には“わいの”ノーベル賞あげるで! (卒論に悩むあなた、どう?)

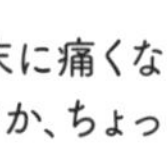

LESSON 6

頭蓋部

〔Head〕

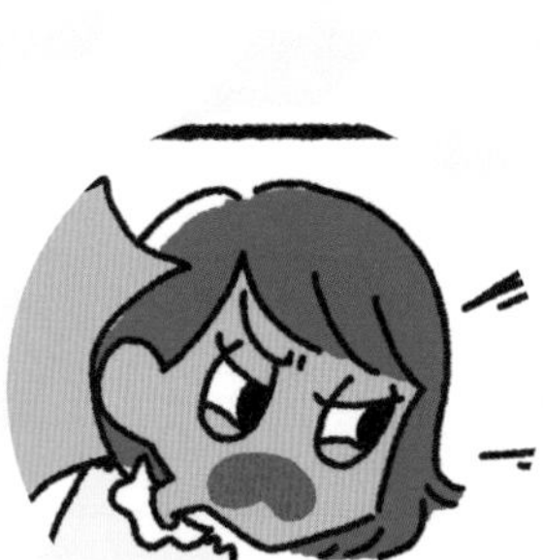

▶ 2つのエリアに分けて考えよう

頭《とう》蓋《がい》にある骨《ほね》

Skull《スカル》

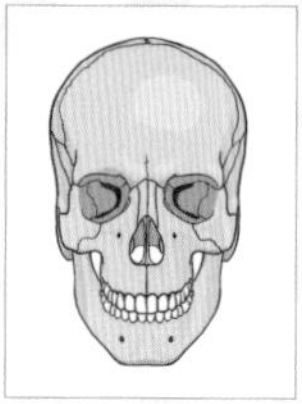

頭蓋部前面

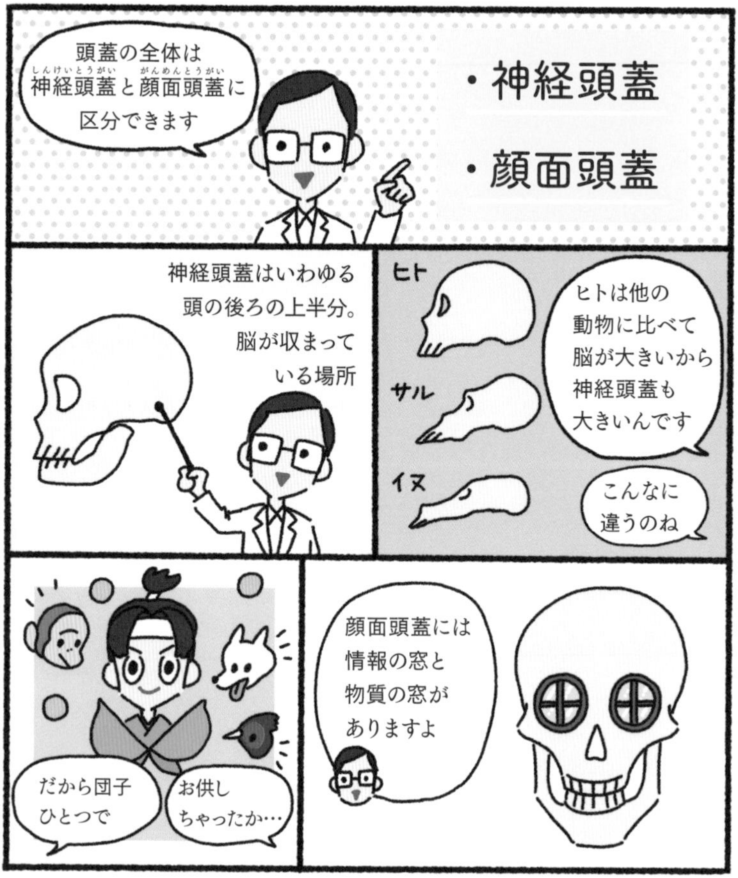
頭蓋の全体は 神経頭蓋《しんけいとうがい》と顔面頭蓋《がんめんとうがい》に 区分できます
・神経頭蓋
・顔面頭蓋
神経頭蓋はいわゆる 頭の後ろの上半分。 脳が収まって いる場所
ヒト
サル
イヌ
ヒトは他の 動物に比べて 脳が大きいから 神経頭蓋も 大きいんです
こんなに 違うのね
だから団子 ひとつで
お供し ちゃったか…
顔面頭蓋には 情報の窓と 物質の窓が ありますよ

特徴

頭蓋の骨は後ろ上部分（脳が入っている部分）を神経頭蓋、顔の部分を顔面頭蓋と呼び大きく2つに区分できます。頭蓋の骨は 15 種 23 個。つまりすべてが左右対称に分かれているわけではありません。7 個は頭蓋の真ん中にある単体の骨、残り 8 個は左右に分かれてペアになっている骨です。

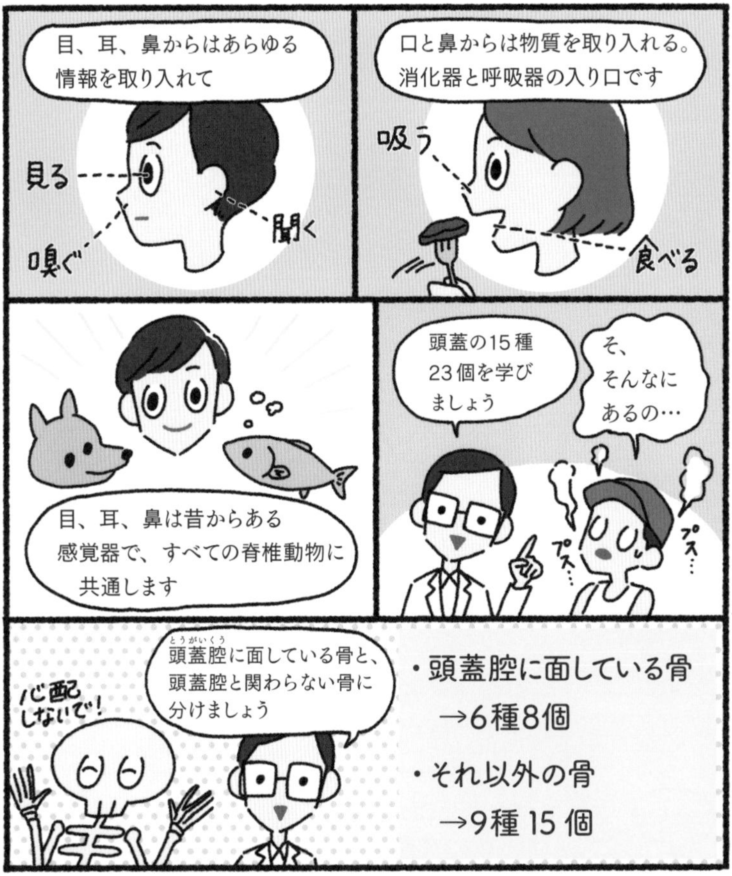

目、耳、鼻からはあらゆる情報を取り入れて
見る
嗅ぐ
聞く
口と鼻からは物質を取り入れる。消化器と呼吸器の入り口です
吸う
食べる
目、耳、鼻は昔からある感覚器で、すべての脊椎動物に共通します
頭蓋の15種23個を学びましょう
そ、そんなにあるの…
プス…
プス…
心配しないで!
頭蓋腔《とうがいくう》に面している骨と、頭蓋腔と関わらない骨に分けましょう
・頭蓋腔に面している骨
→6種8個
・それ以外の骨
→9種 15 個

頭蓋の骨格（側面）

The Head

頭蓋の側面図

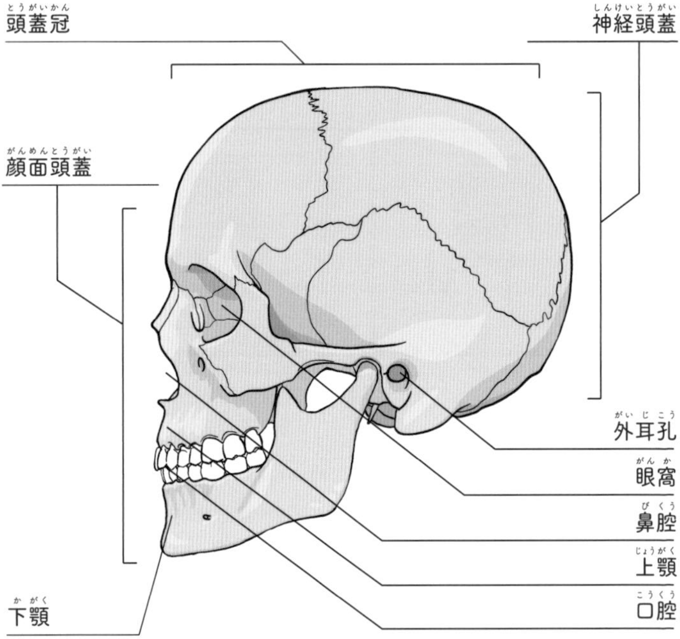

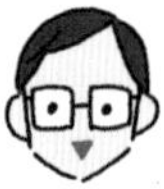

脳を収める場所を「頭蓋腔《とうがいくう》」と呼び、
頭蓋腔の天井は頭蓋冠と言います

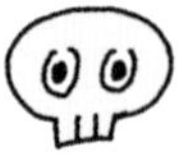

口のまわりは口腔って言うんや。
上顎の骨とか下顎の骨があるところやで

教えて！坂井先生

なぜ「たんこぶ」は頭にしかできないの？

前から不思議だったんだけど……たんこぶって
頭にしかできないわよね。なぜなのかしら？

膝や腕をぶつけて内出血を起こすと、青アザが
できますよね。これは皮下組織のなかに血の
かたまりが広がっているから。でも、頭は血液が
広がるところがないので、たんこぶができるんです

広がるところ？

頭部以外は皮膚の下に皮下組織があるのですが、
頭の皮膚は少し特殊で皮下組織がありません

一番大事な頭なのに！ 無防備すぎない？

その代わり、頭の骨の上には腱膜《けんまく》と呼ばれる腱の
板があります。その上に皮膚がある。だから、内出血を
起こしたときに血液が広がらないのでふくれるしか
ない。つまり、たんこぶできる、というわけです

▶頭蓋腔《とうがいくう》は「縫合《ほうごう》」で連結している

頭《とう》蓋《がい》のつなぎ目《め》

Suture《スチュア》

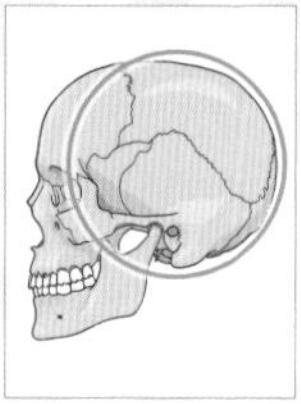

頭蓋部側面

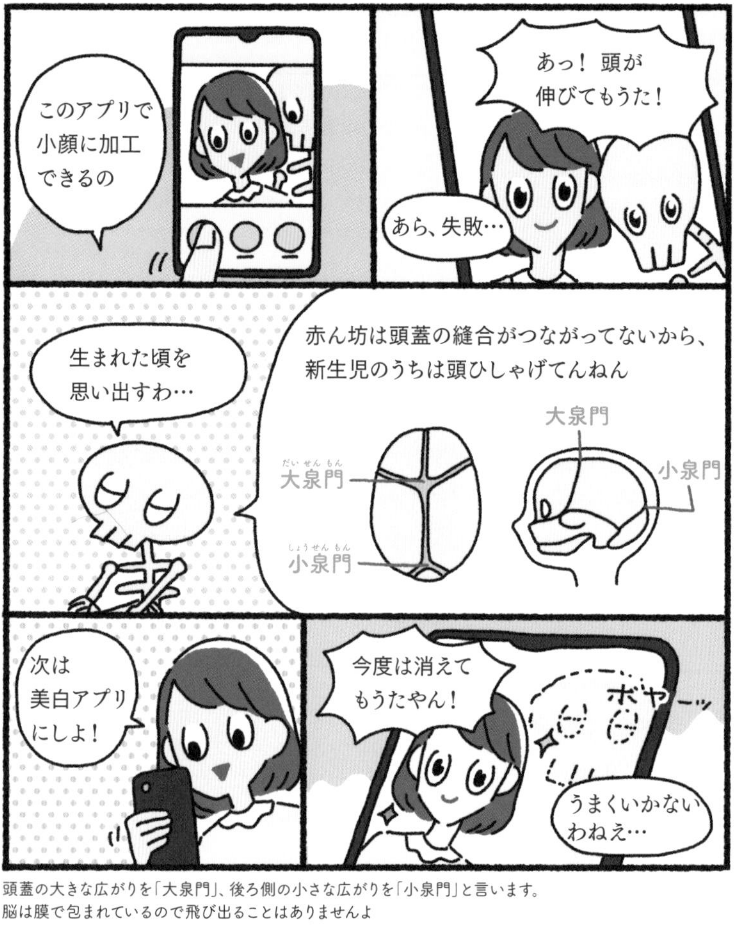

このアプリで小顔に加工できるの
あっ！ 頭が伸びてもうた！
あら、失敗…
生まれた頃を思い出すわ…
赤ん坊は頭蓋の縫合がつながってないから、新生児のうちは頭ひしゃげてんねん
大泉門《だいせんもん》
小泉門《しょうせんもん》
大泉門
小泉門
次は美白アプリにしよ！
今度は消えてもうたやん！
ボヤーッ
うまくいかないわねえ…

頭蓋の大きな広がりを「大泉門」、後ろ側の小さな広がりを「小泉門」と言います。
脳は膜で包まれているので飛び出ることはありませんよ

特徴

頭蓋腔を囲む骨のつなぎ目は「縫合」と言います。前頭骨と頭頂骨の間は冠状縫合《かんじょうほうごう》、左右の頭頂骨の間を矢状縫合《しじょうほうごう》、後ろ側は、ギリシャ文字のλ《ラムダ》に似ているためラムダ縫合と呼びます。**通常の縫合は左右の骨が対等に噛み合いますが、側頭骨の上部分だけは側頭骨が上にずれ、他の骨が下に入り込んでいます。**そのため鱗状縫合《りんじょうほうごう》と呼ばれています。

頭蓋後面

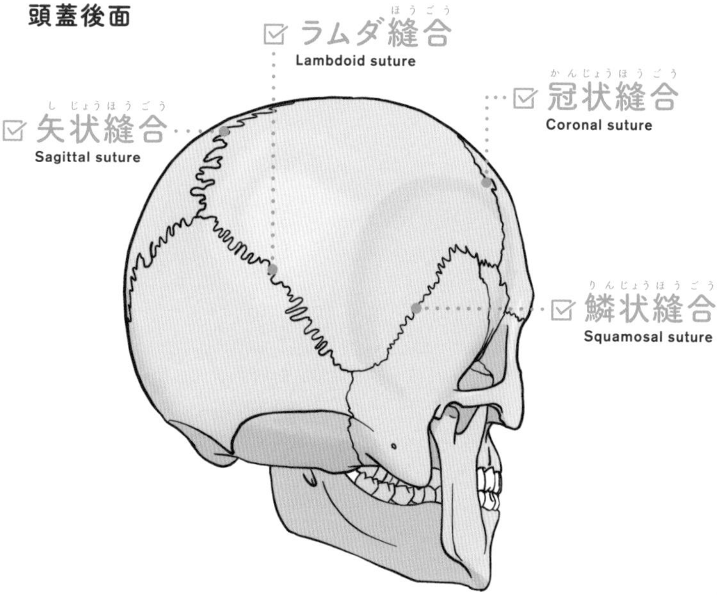

新生児期は冠状縫合と矢状縫合の間、そしてラムダ縫合はつながっておらず、隙間が開いているので頭はぶよぶよ。産道を通過しやすくするためです

縫合っていうのはノコギリの刃が噛み合っているような状態。内部では結合組織でつながってるで

頭蓋の骨格（前面・側面）

The Head

頭蓋の前面図

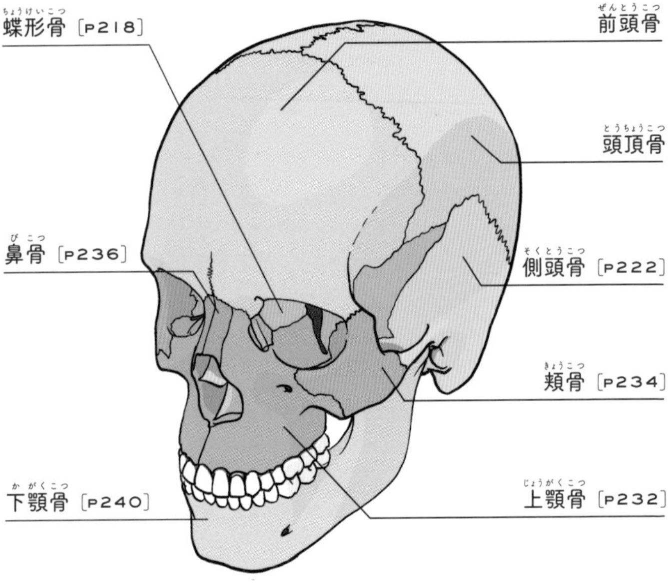

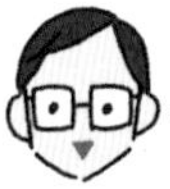

顔面の骨を見ていきます。
上顎、下顎、頬と、それぞれ名前がついています

骨ごとに色分けされてるんだね。小さい骨や
へんてこな形をした骨までたくさんある〜

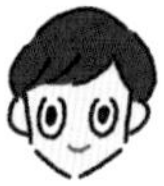

頭蓋の側面図

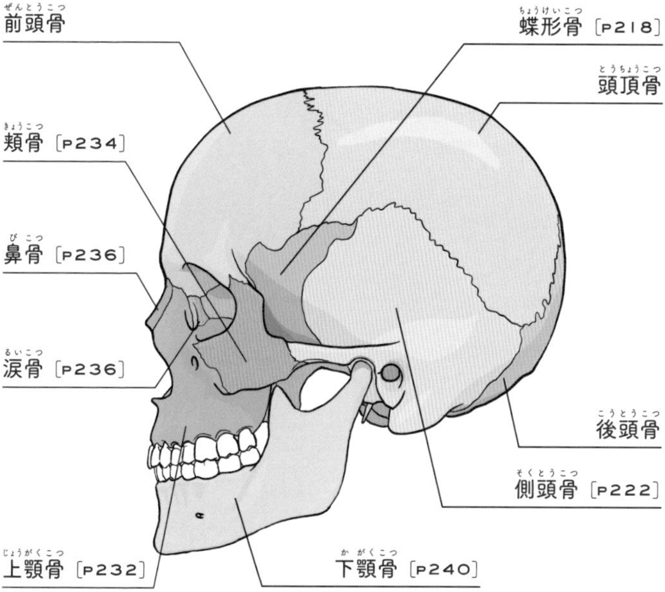

側頭骨がある部分を側頭部と呼びます。
舌骨（P226参照）は頭頸部の境界にあります

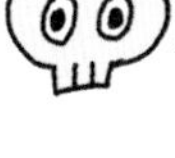

頭蓋腔の内部底面（P214）は内頭蓋底って言うこともあるで。蝶形骨と篩骨があるところやな

▶頭の冠部分を構成

頭《とう》蓋《がい》腔《くう》の内《ない》部《ぶ》

Cranial cavity《クレイニアル キャヴィティ》

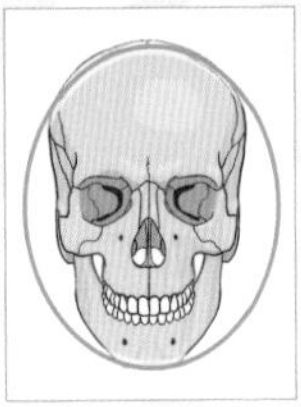

頭蓋部前面

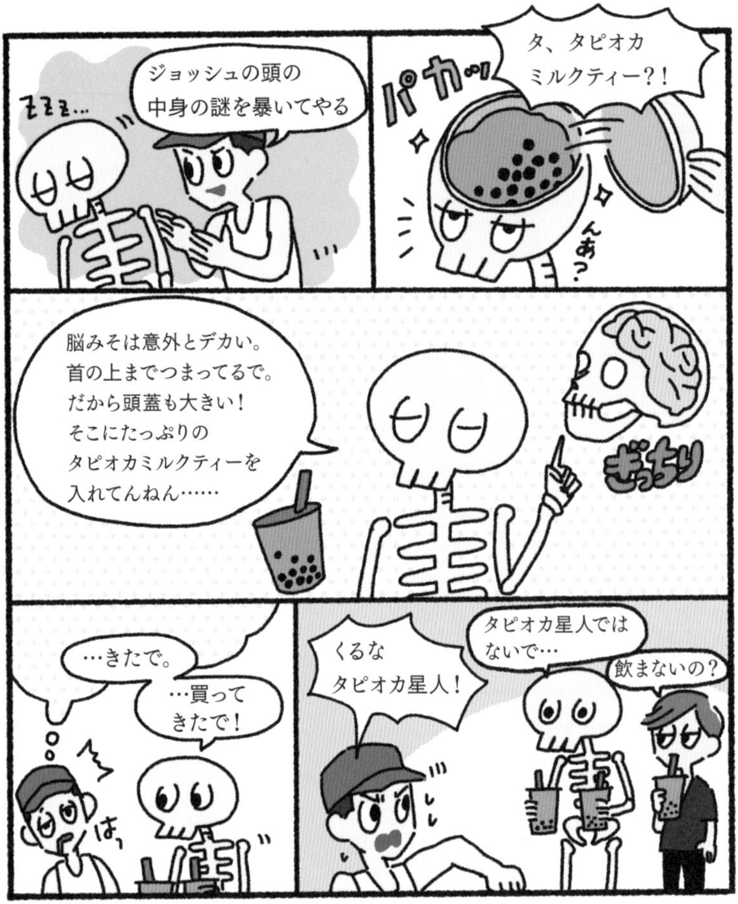
ジョッシュの頭の
中身の謎を暴いてやる
Zzz…
パカッ
タ、タピオカ
ミルクティー?!
んあっ?
脳みそは意外とデカい。
首の上までつまってるで。
だから頭蓋も大きい!
そこにたっぷりの
タピオカミルクティーを
入れてんねん……
ぎっちり
…きたで。
…買って
きたで!
は、
くるな
タピオカ星人!
タピオカ星人では
ないで…
飲まないの?

特徴

頭蓋腔の天井、**頭蓋冠《とうがいかん》は4種類6個の骨で構成**されます。前方に前頭骨、頭のてっぺんの左右に頭頂骨、頭の後ろに後頭骨、こめかみには側頭骨があります。これらの骨が頭蓋腔をしっかりと囲んでいるのです。**脳は後頭骨の部分まで入っています。**思っているよりもずいぶんと大きいことが分かりますね。

頭蓋の後面

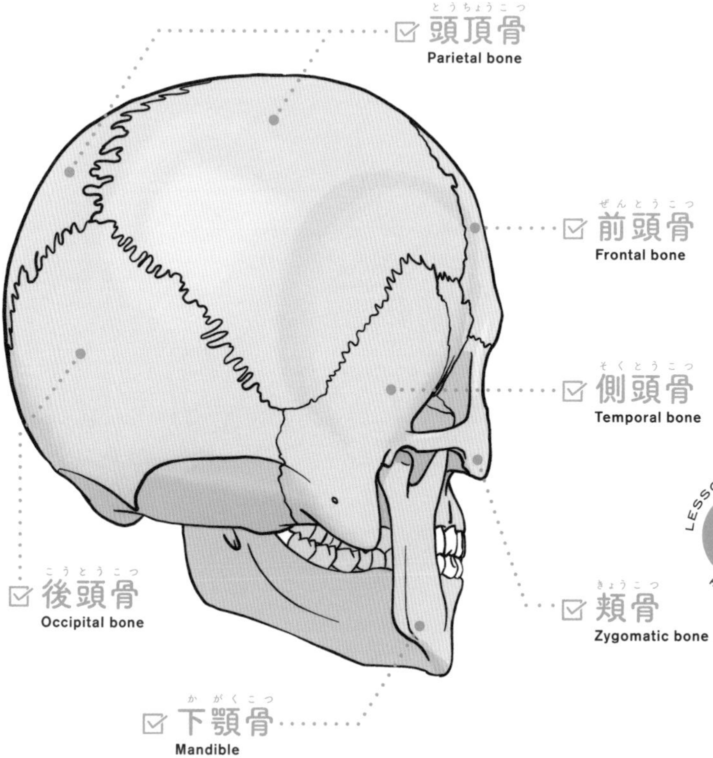

▶頭蓋腔の底面には山脈がそびえる！

頭《とう》蓋《がい》腔《くう》の内《ない》部《ぶ》底《てい》面《めん》

インターナル サーフェス オブ クリニアル ベース

Internal surface of cranial base

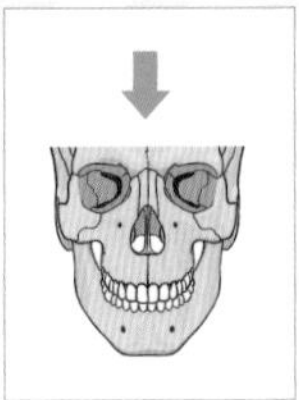

頭蓋部前面

頭蓋腔の底面

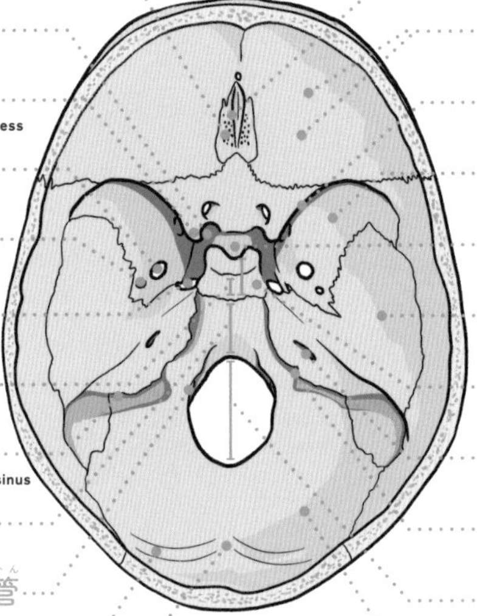

特徴

頭蓋腔《とうがいくう》の中を覗いて見ると、前方、中間、後方と3つのエリアに分けることができます。**前方の凹みを前頭蓋窩《ぜんとうがいか》、中間を中頭蓋窩《ちゅうとうがいか》、後ろ側を後頭蓋窩《こうとうがいか》と呼びます。**前方と中間の間にあるのは蝶形骨（P218 参照）の小翼。中間と後方の間には錐体があります。この錐体は側頭骨の一部であり、中にはなんと、内耳が収まっているんです。

頭蓋底の外面

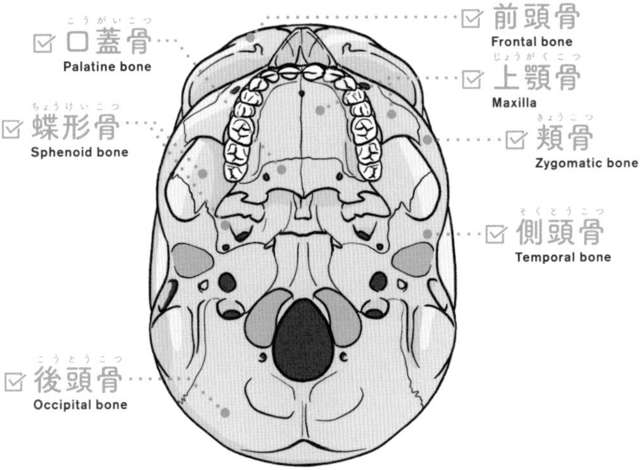

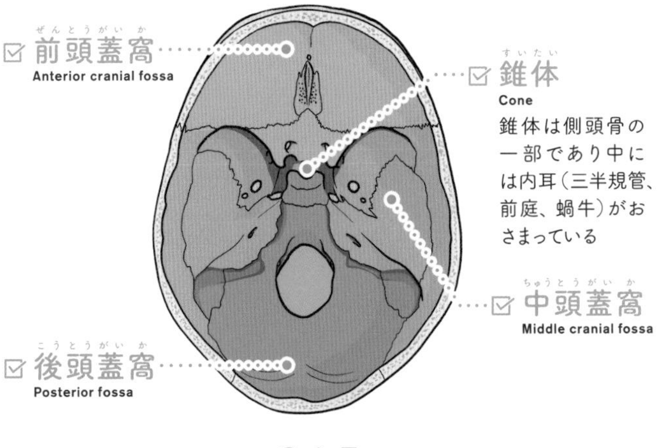

▶ さまざまな骨が密接に隣り合う

頭蓋底面《とうがいていめん》

Cranial base《クリニアル ベース》

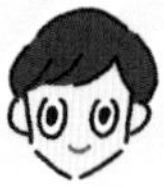

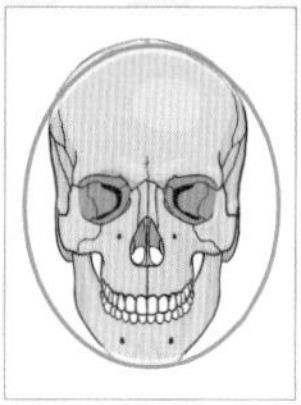

頭蓋部前面

頭蓋底の外面（頭蓋を下から見ている）

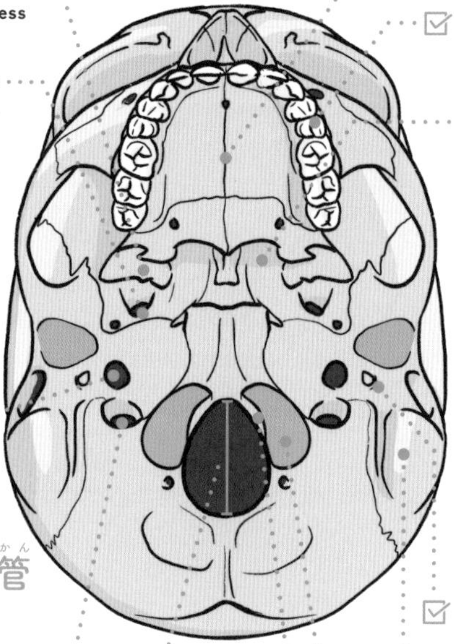

頭蓋の底面はちょっぴりややこしい。
1つずつ確認してみましょう。
まず前方にあるのは上顎骨の歯《し》槽《そう》突《とっ》起《き》です

そばには硬口蓋があるで。
これは上顎骨と口蓋骨からできている部分やね

口蓋の後ろ端にある後鼻孔は、鼻の出口です。
咽頭（のど）につながっています

複雑怪奇で有名な蝶形骨の翼状突起もあるわ。
外《がい》側《そく》翼《よく》突《とつ》筋《きん》の起始になっている場所ね

乳様突起の内側には細いトゲみたいな
突起があんねんで

茎状突起ですね。鉛筆の芯のような突起で、
舌骨をぶらさげるためにあります。
舌骨は筋肉と靭帯によってつながっています

▶人体においてもっとも複雑な骨

蝶《ちょう》形《けい》骨《こつ》

スフィノイド

Sphenoid

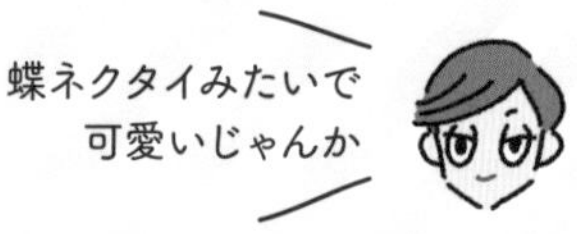
蝶ネクタイみたいで
可愛いじゃんか

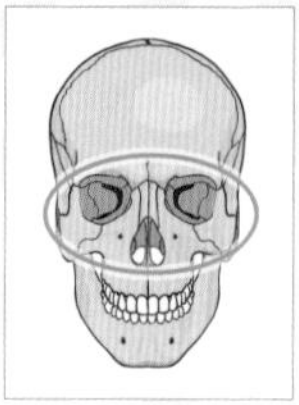

頭蓋部前面

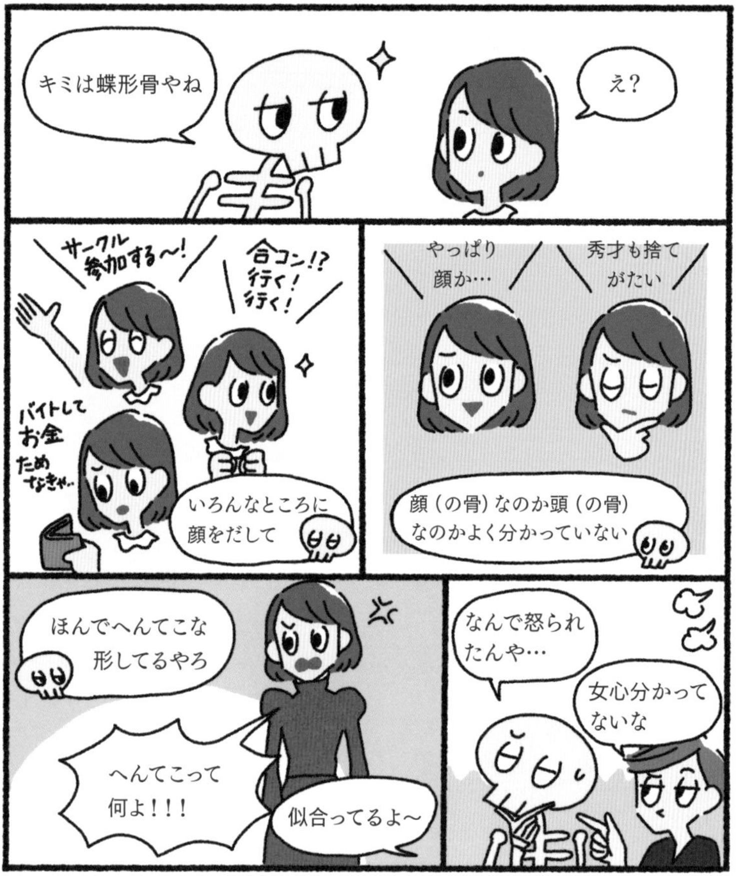
キミは蝶形骨やね
え?
サークル参加する～!
合コン!? 行く! 行く!
バイトしてお金ためなきゃ…
いろんなところに顔をだして
やっぱり顔か…
秀才も捨てがたい
顔（の骨）なのか頭（の骨）なのかよく分かっていない
ほんでへんてこな形してるやろ
へんてこって何よ!!!
似合ってるよ～
なんで怒られたんや…
女心分かってないな

特徴

蝶形骨《ちょうけいこつ》は蝶々のような形にも見えますが、他の骨と比べても、へんてこりんな形をしていますよね。**頭蓋腔《とうがいくう》の床に関わっていながら、顔（眼窩の壁）にも一部関わっています。**頭の内側と外側、床にあり中と外をつなぐような形をしているため、顔の骨なのか頭の骨なのかよく分からない。昔から**「不思議で複雑な骨」**として注目されている骨です。

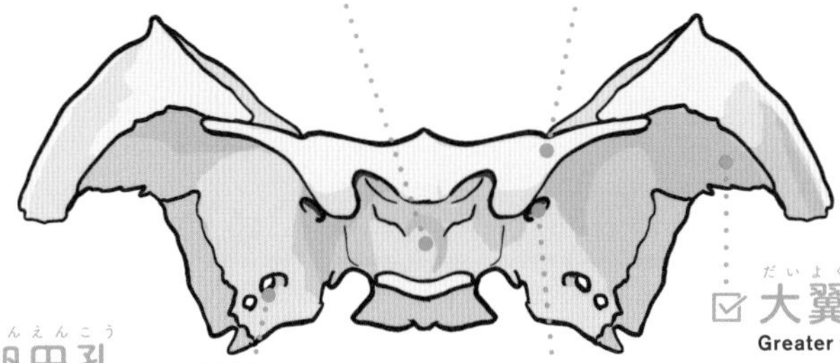

（上面）

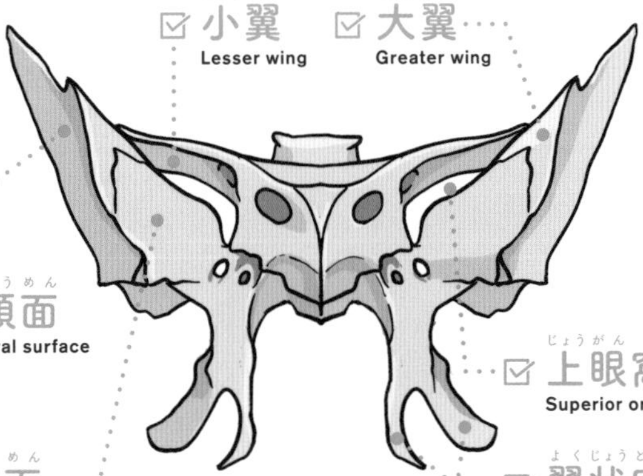

（前面）

▶頭《とう》蓋《がい》腔《くう》の床をつくる

篩《し》骨《こつ》・篩《し》板《ばん》

エスモイド ボーン・クリブリフォーム プレート

Ethmoid bone・Cribriform plate

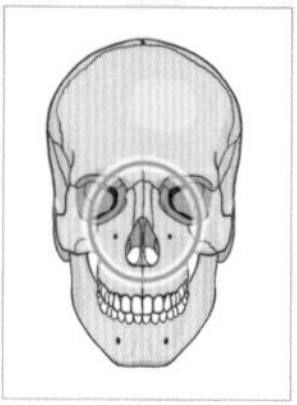

頭蓋部前面

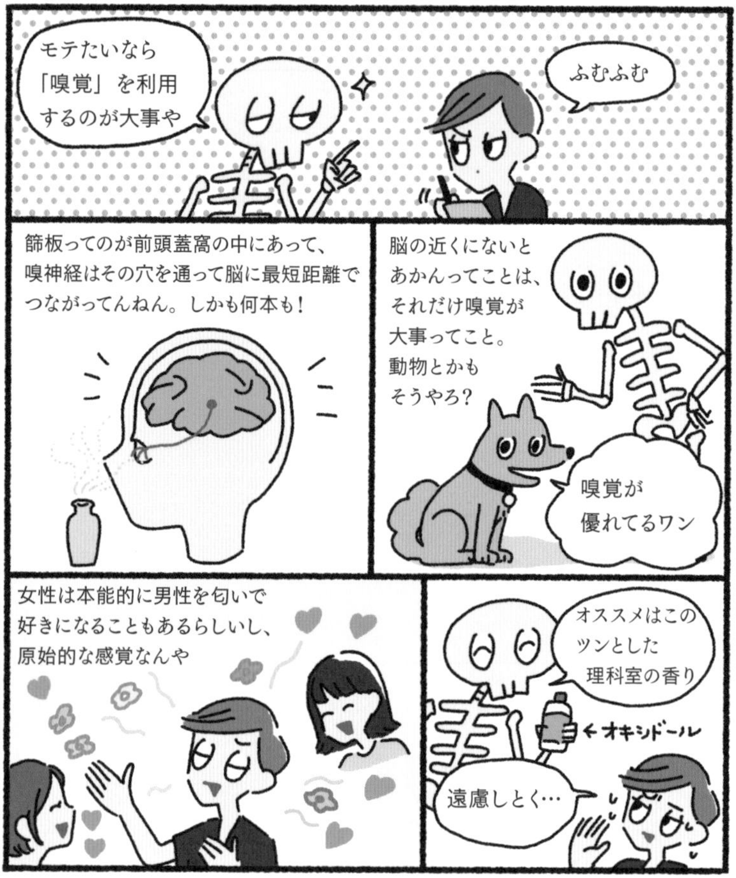
モテたいなら「嗅覚」を利用するのが大事や
ふむふむ
篩板ってのが前頭蓋窩の中にあって、嗅神経はその穴を通って脳に最短距離でつながってんねん。しかも何本も！
脳の近くにないとあかんってことは、それだけ嗅覚が大事ってこと。動物とかもそうやろ？
嗅覚が優れてるワン
女性は本能的に男性を匂いで好きになることもあるらしいし、原始的な感覚なんや
オススメはこのツンとした理科室の香り
←オキシドール
遠慮しとく…

特徴

篩骨《しこつ》は前頭蓋窩の床をつくり、そのすぐ下に鼻腔があります。鼻粘膜の天井には**嗅粘膜から出る何本もの嗅神経（匂いを伝える神経）が篩骨の板（篩板《しばん》）の穴を通って脳に最短距離でつながっています。**嗅覚は動物やヒトにとって情報を得るための大事な感覚。鼻腔から脳へ、匂いの情報を素早く伝えるために両者が密接しているのです。

篩骨上面

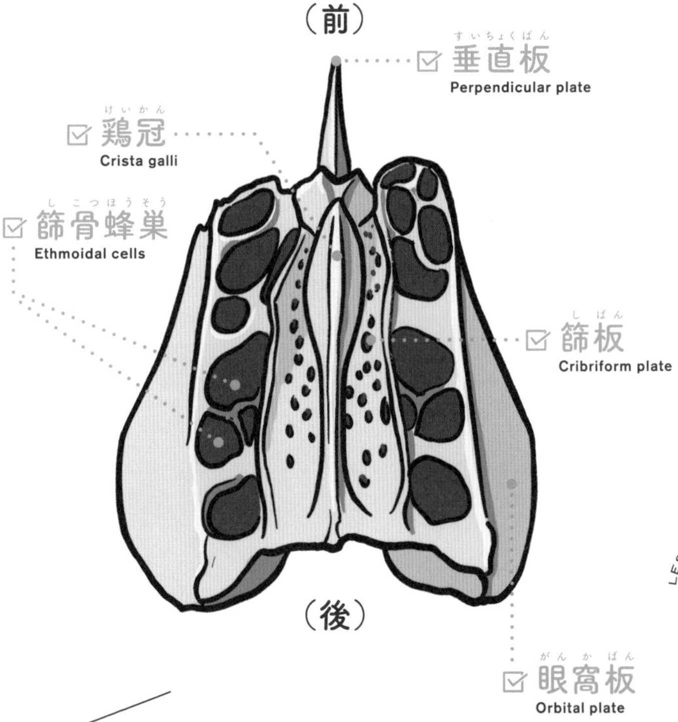

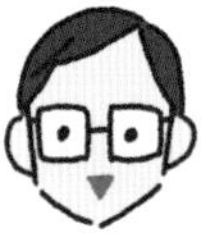

不思議な形ですよね。
鼻の先は垂直板と
反対側にありますよ

▶側頭骨の中に「耳」がある!?

側《そく》頭《とう》骨《こつ》

テンポラル ボーン

Temporal bone

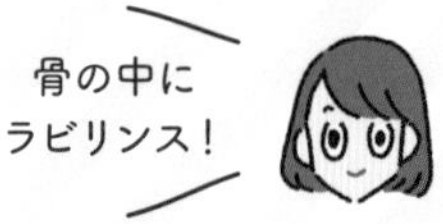
骨の中に
ラビリンス!

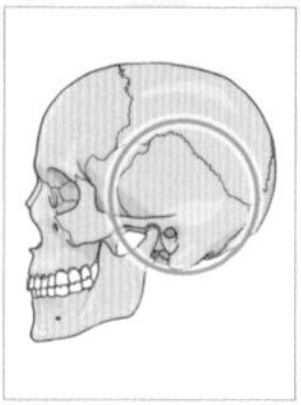
頭蓋部側面

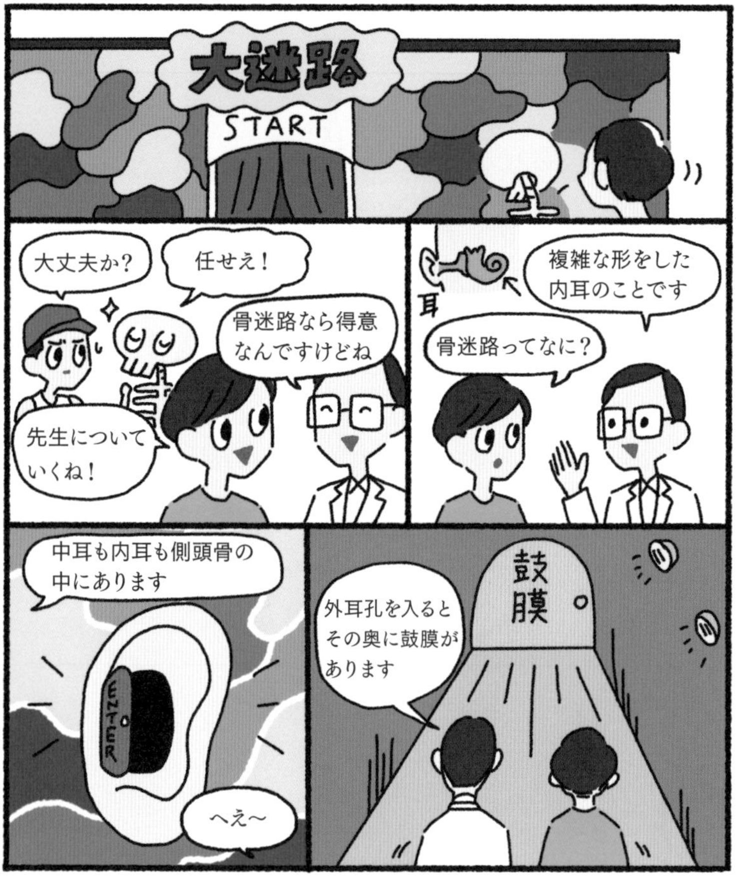
大迷路
START
大丈夫か?
任せえ!
骨迷路なら得意なんですけどね
先生についていくね!
耳
骨迷路ってなに?
複雑な形をした内耳のことです
中耳も内耳も側頭骨の中にあります
ENTER
へえ〜
鼓膜
外耳孔を入るとその奥に鼓膜があります

特徴

側頭骨《そくとうこつ》に開いた**外耳孔《がいじこう》の奥には鼓膜《こまく》、鼓室《こしつ》、さらに骨迷路と呼ばれる複雑な形をした洞穴**があります。内部には膜迷路と呼ばれる袋があり、2つを合わせたものが内耳《ないじ》です。**骨迷路の前方は蝸牛《かぎゅう》**（音を感じる）、**後ろには三半規管《さんはんきかん》**（回転と加速度を感じる）、**蝸牛と三半規管の間には前庭《ぜんてい》**（直線的な加速度や重力を感じる）があります。

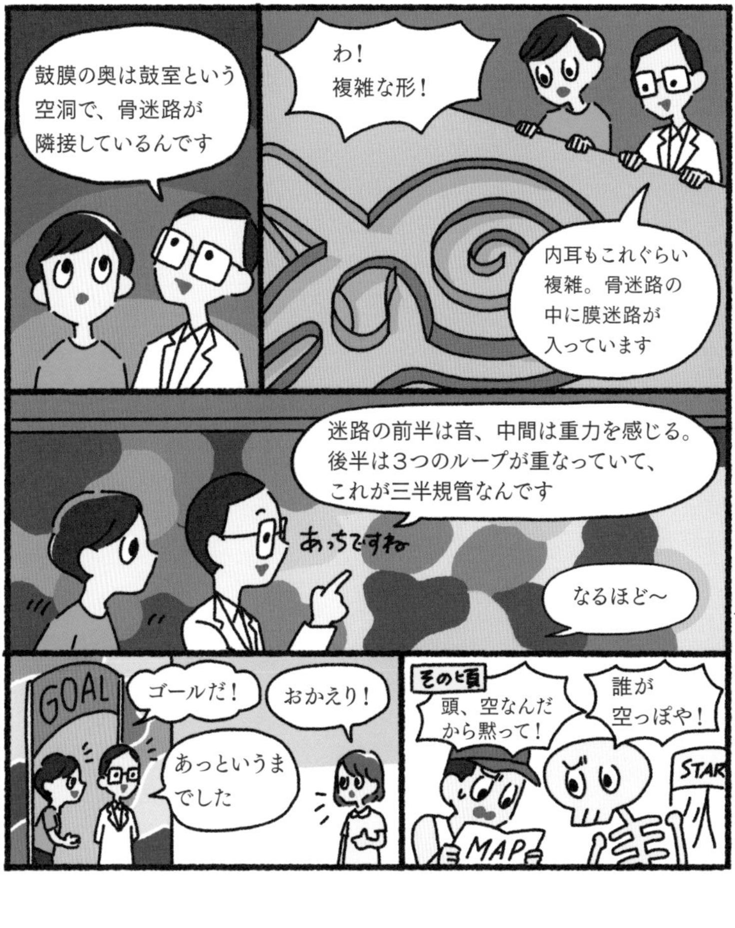

鼓膜の奥は鼓室という空洞で、骨迷路が隣接しているんです
わ！複雑な形！
内耳もこれぐらい複雑。骨迷路の中に膜迷路が入っています
迷路の前半は音、中間は重力を感じる。後半は3つのループが重なっていて、これが三半規管なんです
あっちですね
なるほど〜
GOAL
ゴールだ！
おかえり！
あっというまでした
その頃
頭、空なんだから黙って！
誰が空っぽや！
MAP
STAR

側頭骨外側面

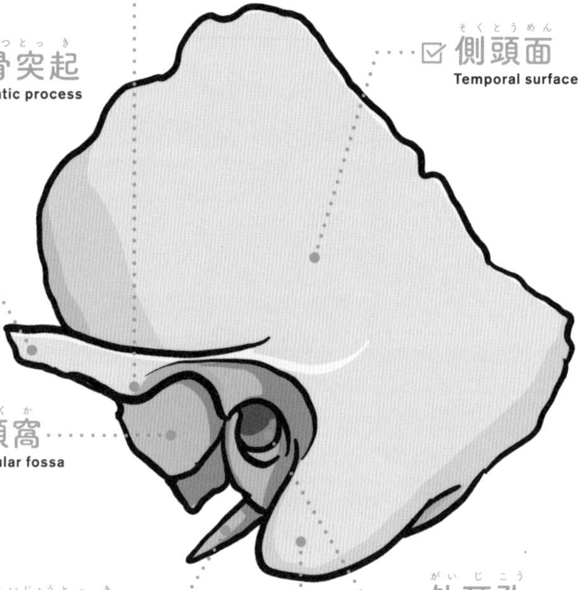
関節結節《かんせつけっせつ》
Articular tubercle
側頭面《そくとうめん》
Temporal surface
頬骨突起《きょうこつとっき》
Zygomatic process
下顎窩《かがくか》
Mandibular fossa
茎状突起《けいじょうとっき》
Styloid process
外耳孔《がいじこう》
External acoustic meatus
乳様突起《にゅうようとっき》
Mastoid process

耳の穴って側頭骨に開いてるんだ〜。
乳様突起の少し前にあるものが外耳孔だね

それから、頬骨弓《きょうこつきゅう》にも注目やで。側頭骨の頬骨突起と
頬骨の側頭突起（P235 参照）で形成されてるんや

頬骨弓のすぐ後ろにあるのが乳様突起《にゅうようとっき》。
ここは、胸鎖乳突筋《きょうさにゅうとつきん》がくっつく場所ですって

乳様突起も側頭骨の一部なんや。
体表から触ることもできるんやで

P215 の図を見ると中頭蓋窩と後頭蓋窩の間に
錐体があります。これが側頭骨の一部であり、
中には内耳が収まっているんです

▶顔をつくりだす骨

顔《がん》面《めん》領《りょう》域《いき》の骨《ほね》

Facial bone《フェイシャル ボーン》

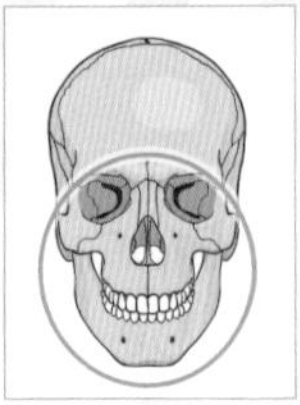

頭蓋部前面

顔面領域

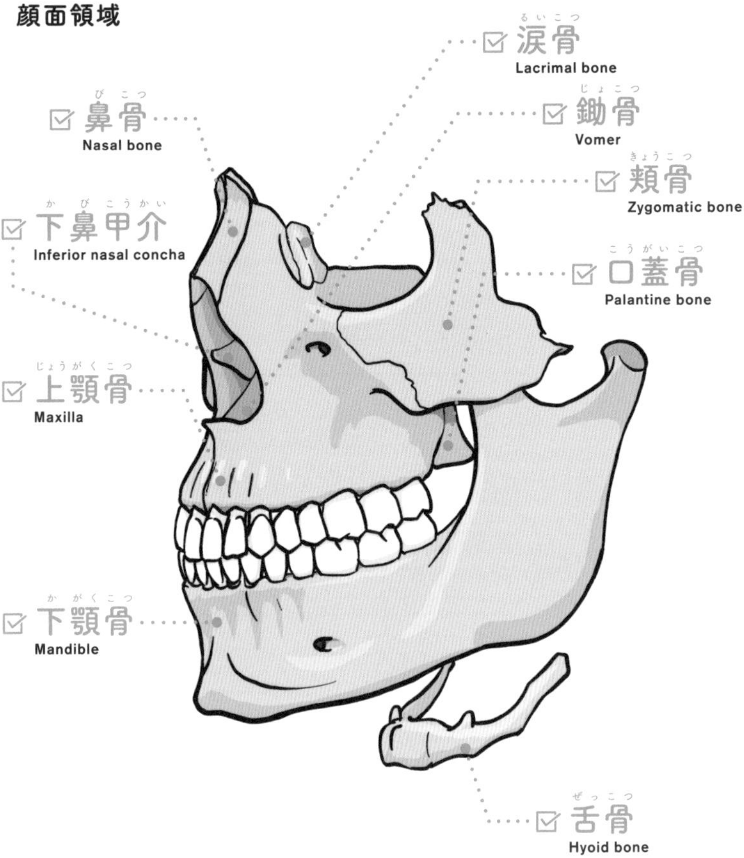

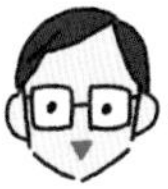

ここからは、頭蓋の本体をつくる以外の骨、
つまり、顔面をつくりだす骨を紹介します。
9 種類 15 個の骨で構成されていますよ

上顎骨《じょうがくこつ》と頬骨《きょうこつ》は大きくて立派だなあ。
顎とほっぺたの骨だね

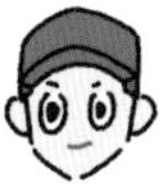

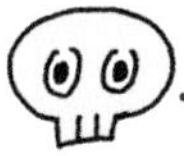

下顎骨《かがくこつ》は字の通り、顎の下にある骨やね。
目立たないけれど、舌のつけ根に舌骨《ぜっこつ》っていう骨も
あるんや

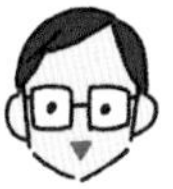

それ以外にも、鋤骨《じょこつ》、鼻骨《びこつ》、口蓋骨《こうがいこつ》……
たくさん種類はありますが、意外と目立たなかったり、
顔の正面からは見えないような、
ちょろい骨も多いんです

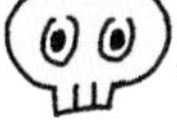

そうそう。名前は有名やけど
見た目ちょろいって骨が意外とあるんよ～

頭蓋前面

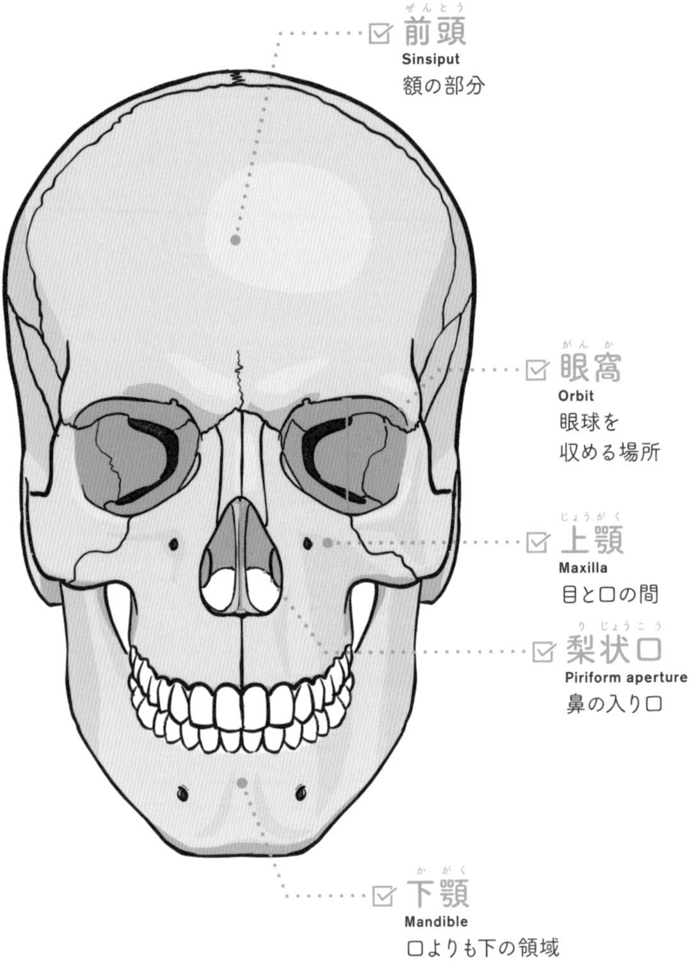
前頭《ぜんとう》
Sinsiput
額の部分
眼窩《がんか》
Orbit
眼球を
収める場所
上顎《じょうがく》
Maxilla
目と口の間
梨《り》状口《じょうこう》
Piriform aperture
鼻の入り口
下顎《かがく》
Mandible
口よりも下の領域

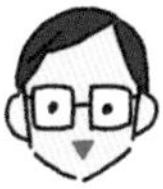

頭蓋の骨全体を前面から見てみましょう。
眼窩《がんか》は名前を聞いたこともあるでしょう？ 眼球を
収めるくぼみです。 もちろん左右にありますね

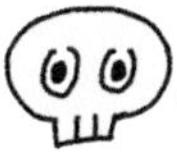

両目の間のやや下、鼻の入り口は梨状口《りじょうこう》って言うで。
前頭《ぜんとう》は額のこと

上顎は目と口の間、下顎は口よりも下って
覚えておけばいいらしいぜ

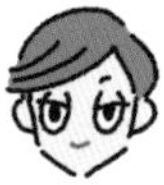

ねえ、目がパッチリしている人って
眼窩も大きかったりするの？

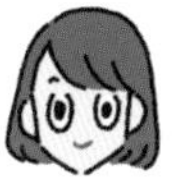

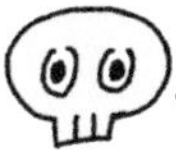

眼窩が大きいからといって目が大きいってことは
ないねん。骨だけ見てもすぐに顔の形が
想像できるわけじゃないやろ？

いわゆる“イケメン”や“美人”と骨の形は
あんまり関係ないんです

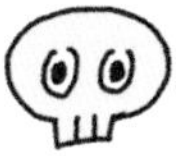

ワイはどうやろな～イケメンになれるやろか～

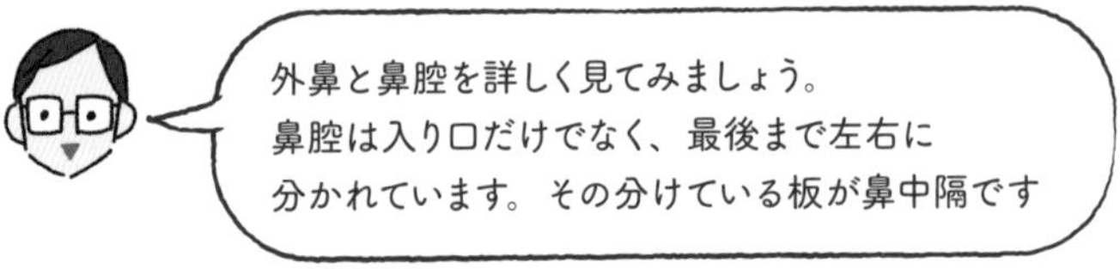

外鼻と鼻腔（頭蓋を半分にして内側の面を見ている）

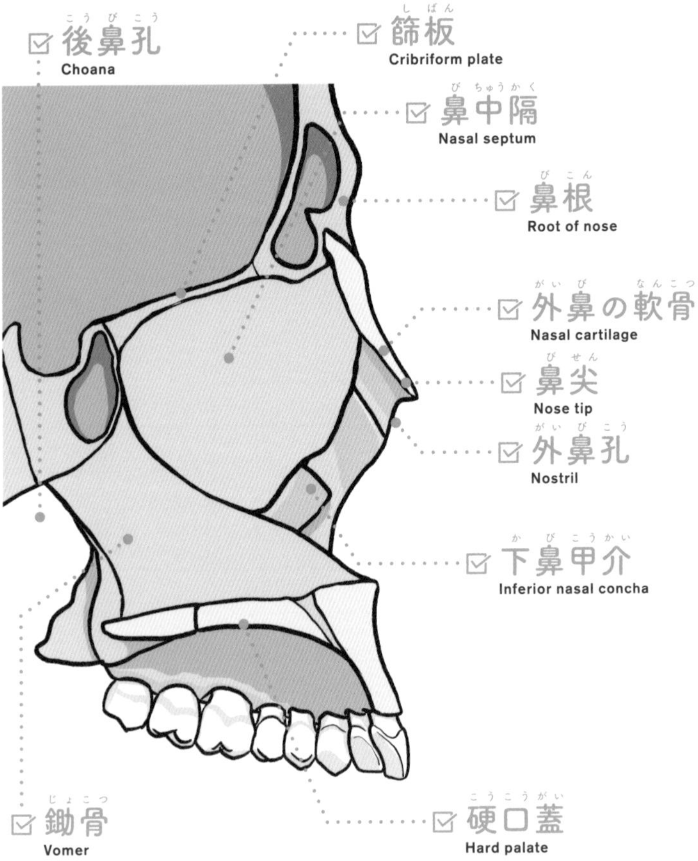

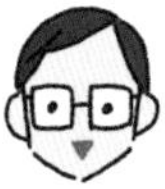

口腔の骨を見ていきましょう。口蓋骨は口の中の天井後方部分をつくる骨です。前が上顎骨、後ろは口蓋ですね。口蓋骨の突起は目の後ろにまで伸びているものもあります

硬口蓋（頭蓋を下から見ている）

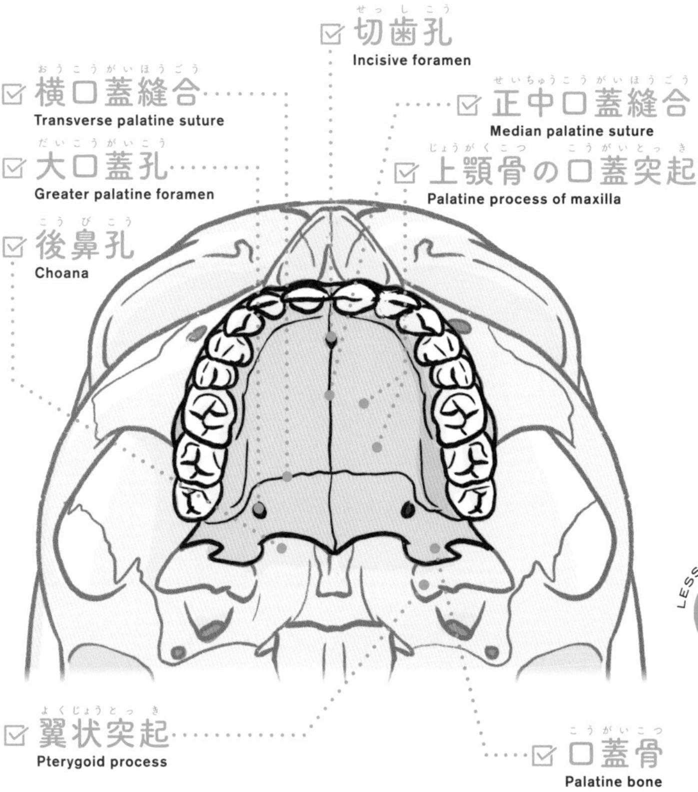

▶口蓋の大部分を占める骨

上《じょう》顎《がく》骨《こつ》

マキシラ

Maxilla

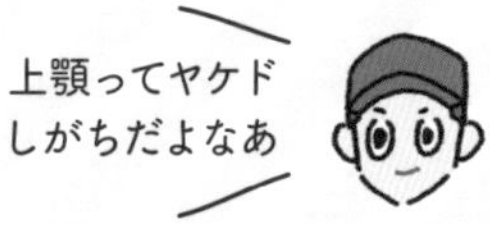
上顎ってヤケド
しがちだよなあ

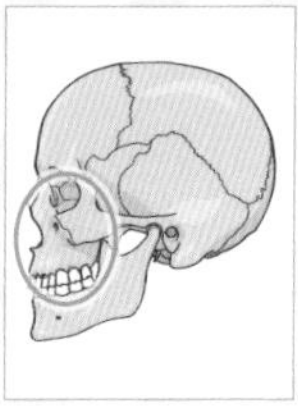

頭蓋部側面

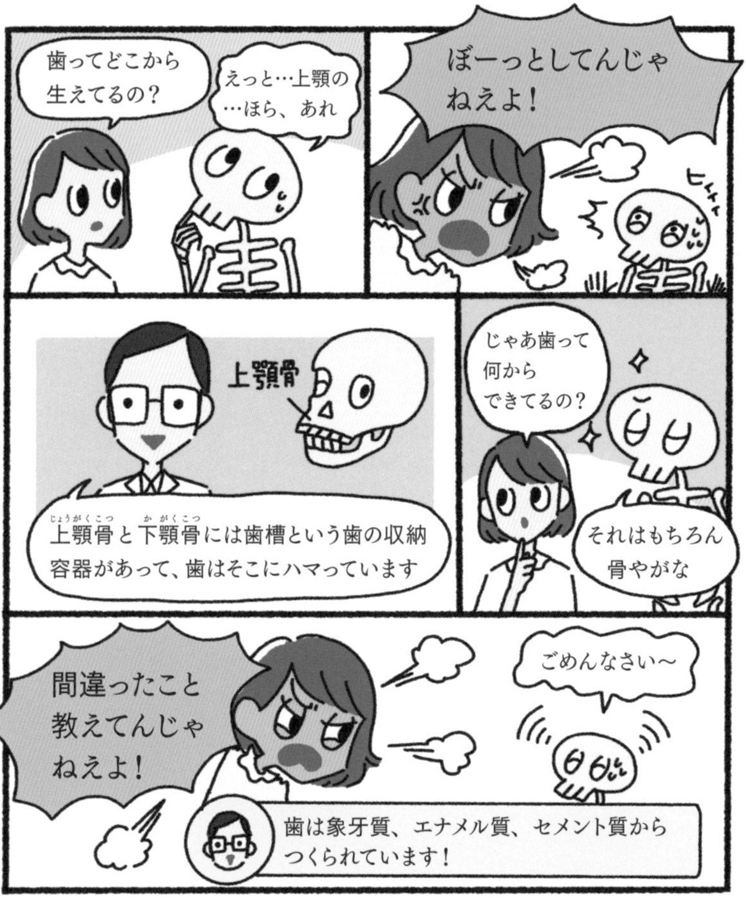
歯ってどこから生えてるの？
えっと…上顎の…ほら、あれ
ぼーっとしてんじゃねえよ！
ヒィィィ
上顎骨
上顎骨《じょうがくこつ》と下顎骨《かがくこつ》には歯槽という歯の収納容器があって、歯はそこにハマっています
じゃあ歯って何からできてるの？
それはもちろん骨やがな
間違ったこと教えてんじゃねえよ！
ごめんなさい〜
歯は象牙質、エナメル質、セメント質からつくられています！

特徴

上顎骨《じょうがくこつ》は歯を収める「歯槽」を備えているのが特徴です。また、口の天井となる口蓋の大部分を占めているのも上顎骨。ここは口蓋の硬い部分、**硬口蓋《こうこうがい》**と呼ばれる部位です。**口の天井でもあり鼻の床もつくっている**のです。顔の表面から見ると、口と眼窩の間の大部分は上顎骨であることが分かりますね。

上顎骨前外側面

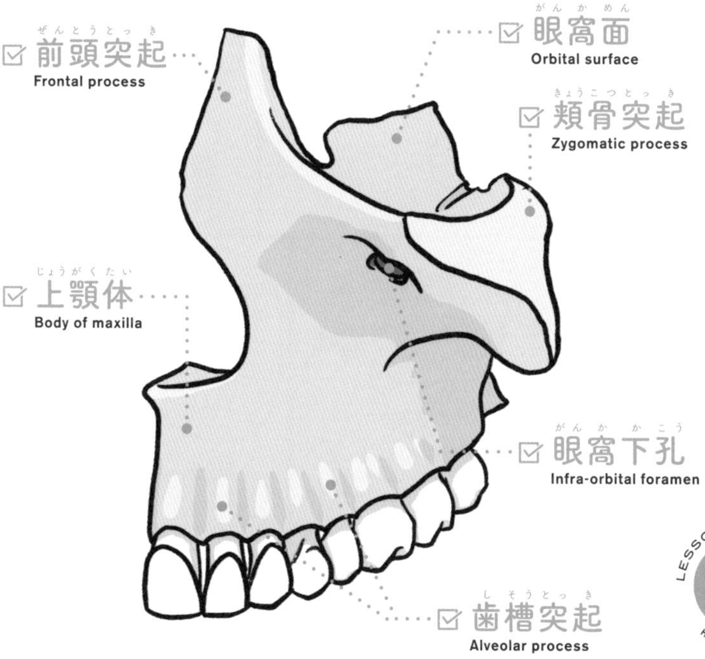

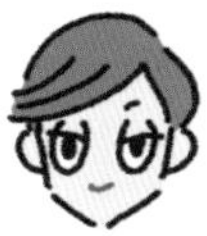

上顎骨は
左右に分かれていて
真ん中でくっついてるんだ

▶ほっぺたをつくる骨

頬《きょう》骨《こつ》と頬《きょう》骨《こつ》弓《きゅう》

ザイゴマティック ボーン・ザイゴマティック アーチ

Zygomatic bone・Zygomatic arch

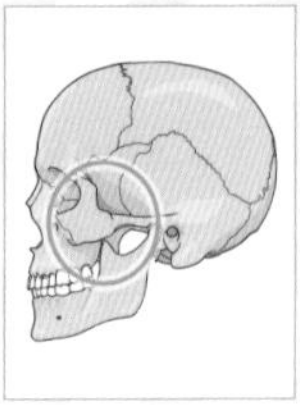

頭蓋部側面

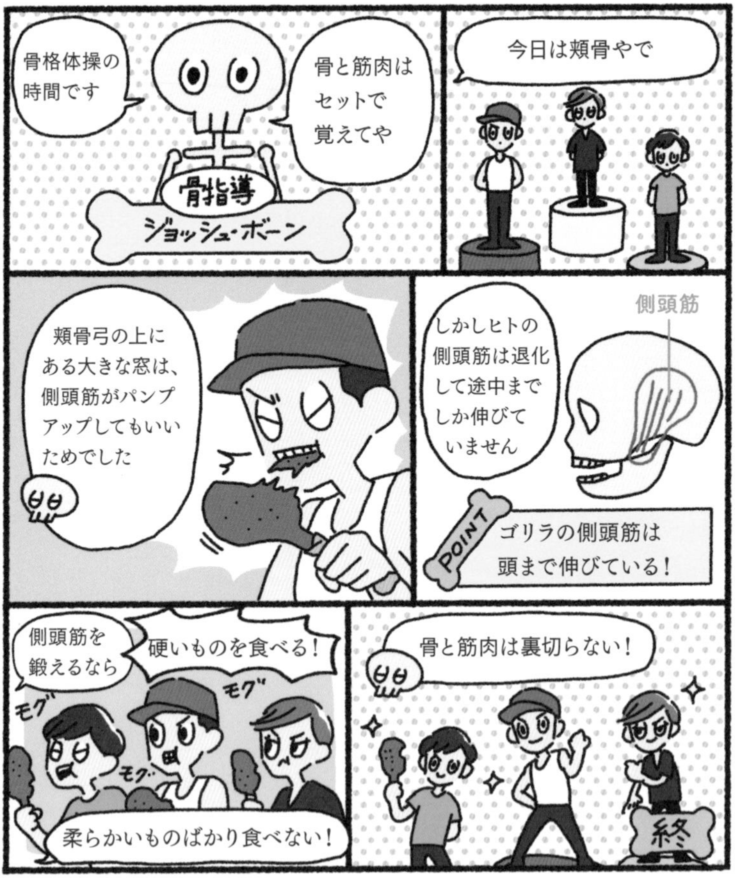

骨格体操の時間です
骨と筋肉はセットで覚えてや
骨指導
ジョッシュ・ボーン
今日は頬骨やで
頬骨弓の上にある大きな窓は、側頭筋がパンプアップしてもいいためでした
側頭筋
しかしヒトの側頭筋は退化して途中までしか伸びていません
POINT
ゴリラの側頭筋は頭まで伸びている！
側頭筋を鍛えるなら
硬いものを食べる！
モグ
モグ
モグ…
柔らかいものばかり食べない！
骨と筋肉は裏切らない！
終

特徴

頬骨《きょうこつ》から後ろへ伸びているアーチを頬骨弓《きょうこつきゅう》と言います。これは全体が頬骨ではなく、**前方部分が頬骨、後方部分が側頭骨の突起**です。名前のつき方が少しややこしく、頬骨から後ろに伸び頬骨弓の中へ入っていく突起を側頭突起、側頭骨の一部で頬骨に向かっていく突起を、頬骨突起と呼びます。間違わないように注意しましょう。

頭蓋側部

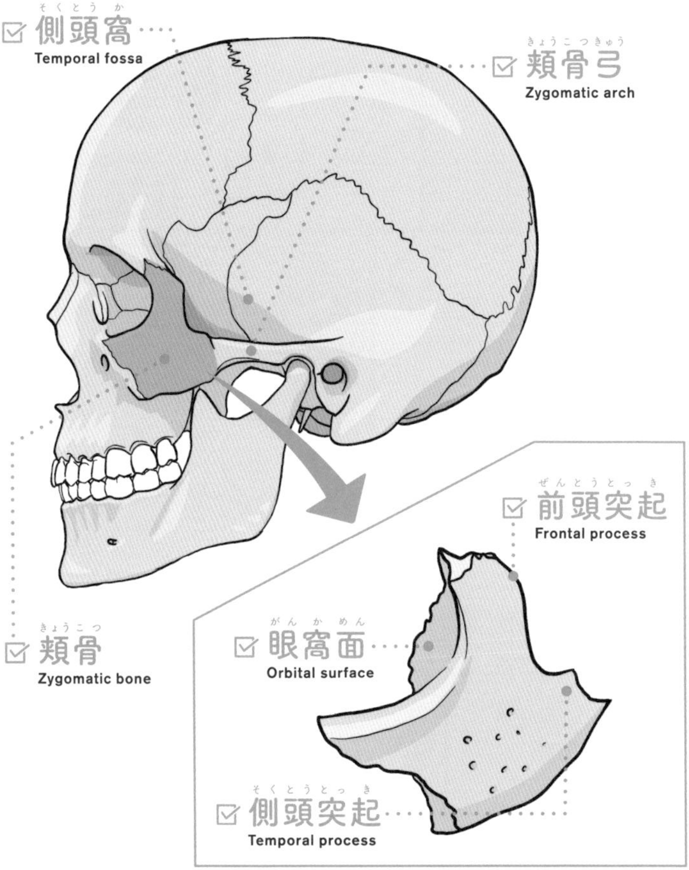

▶顔面の内部にある脇役たち

涙骨《るいこつ》・鼻骨《びこつ》・鋤骨《じょこつ》・下鼻甲介《かびこうかい》

ラクリマル ボーン・ネイザル ボーン・ヴォマー・インフィリア ネイザル コンカ

Lacrimal bone・Nasal bone・Vomer・Inferior nasal concha

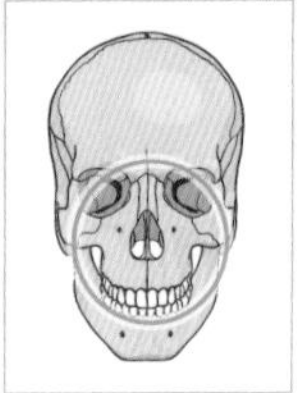

頭蓋部前面

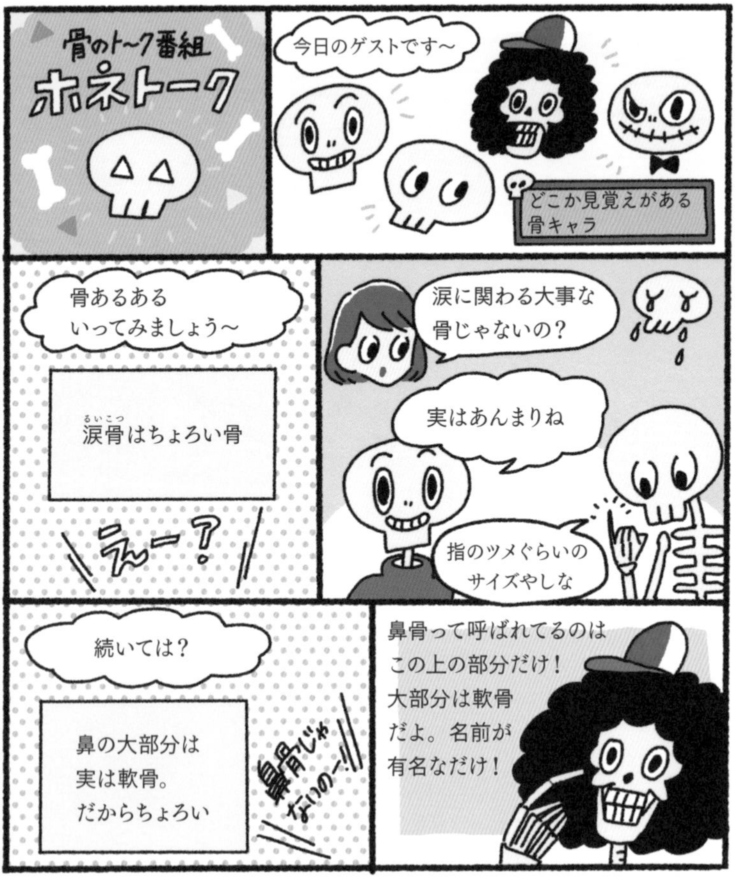
骨のト〜ク番組
ホネトーク
今日のゲストです〜
どこか見覚えがある骨キャラ
骨あるある いってみましょう〜
涙骨《るいこつ》はちょろい骨
えーー?
涙に関わる大事な骨じゃないの?
実はあんまりね
指のツメぐらいのサイズやしな
続いては?
鼻の大部分は実は軟骨。だからちょろい
鼻骨じゃないのー!!
鼻骨って呼ばれてるのはこの上の部分だけ!大部分は軟骨だよ。名前が有名なだけ!

特徴

涙骨《るいこつ》や鼻骨《びこつ》は名前を聞いたことがある人も多く、比較的有名な骨ですよね。でも実は、ちょろい骨なんです。**涙骨は眼窩の内側壁をつくりますがとても小さい骨。鼻骨は鼻根をつくります**が、鼻の大部分は軟骨でできているので、やっぱりちょろい。**鋤骨《じょこつ》は鼻中隔（鼻腔を左右に分ける板）の下半分をつくるスコップ形の骨。**これもまたちょろ骨です。

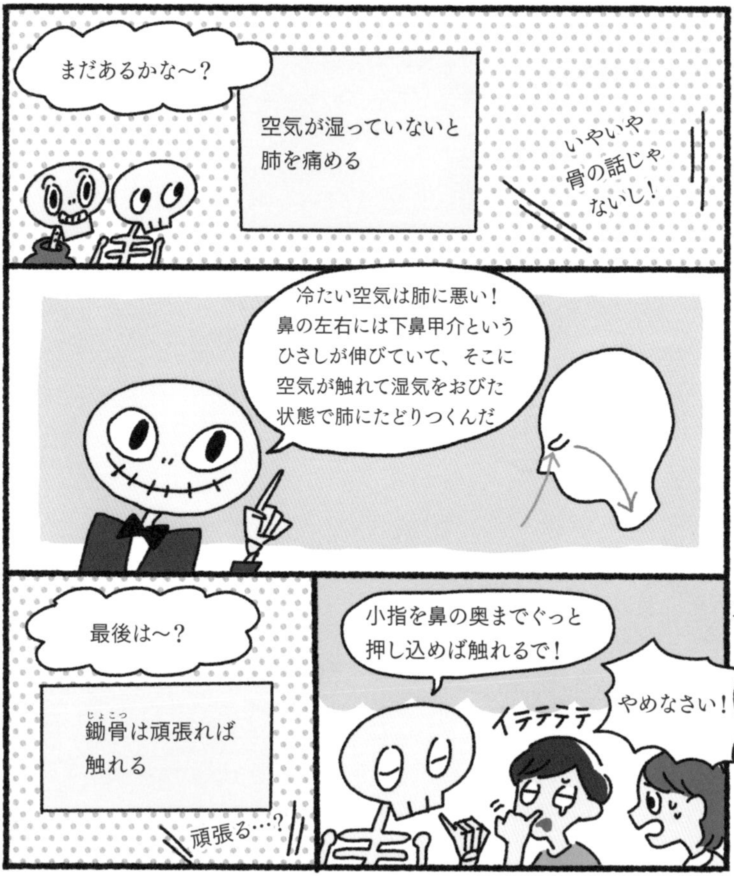
まだあるかな〜？
空気が湿っていないと肺を痛める
いやいや骨の話じゃないし！
冷たい空気は肺に悪い！鼻の左右には下鼻甲介というひさしが伸びていて、そこに空気が触れて湿気をおびた状態で肺にたどりつくんだ
最後は〜？
鋤骨《じょこつ》は頑張れば触れる
頑張る…？
小指を鼻の奥までぐっと押し込めば触れるで！
イテテテテ
やめなさい！

LESSON 6 頭蓋部 Head

涙骨《るいこつ》

Lacrimal bone

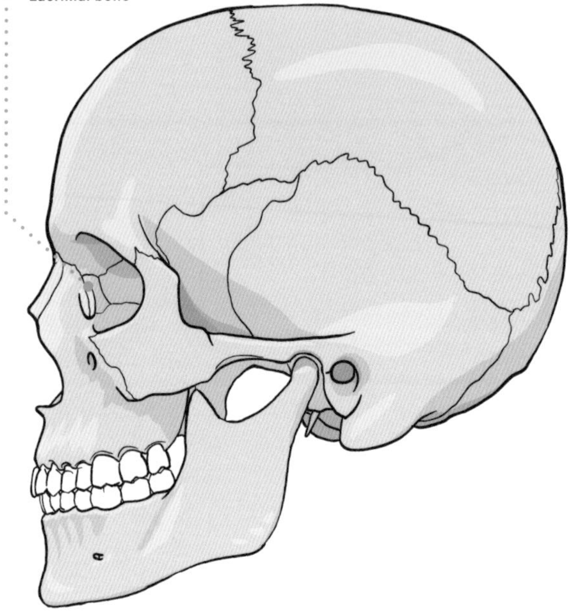

涙骨《るいこつ》は、眼窩の内側部にある薄い骨で、
鼻涙管の入り口周辺にあります。涙が鼻から
出ることありますよね。その通り道にある骨です

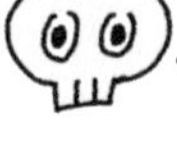

鼻の内側の左右の壁からひさしが3つ伸びて
るんやけど、これが下鼻甲介。外側壁の粘膜の
面積を増やす役目があんねん

鼻腔の骨

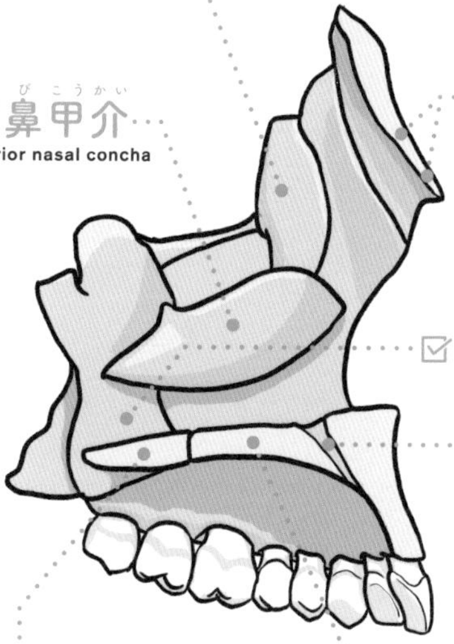

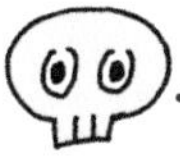

鼻って大部分は軟骨でできてんねん。
鼻骨は鼻すじの根元。鼻骨って名前は有名やけど、
片隅にちょこんとあるんや

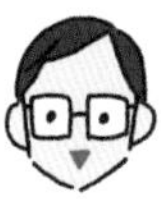

鼻腔の内部を左右に分けているのは、前方が軟骨、
後ろの大部分は鋤骨《じょこつ》です（P230 参照）。
鼻のかな～り奥の方にあります

▶ **頭本体から独立した骨**

下《か》顎《がく》骨《こつ》

メンディブル

Mandible

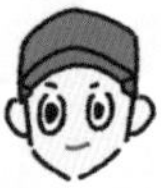
2つの突起に
注目だぞ

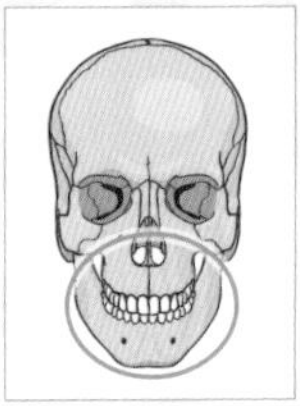

頭蓋部前面

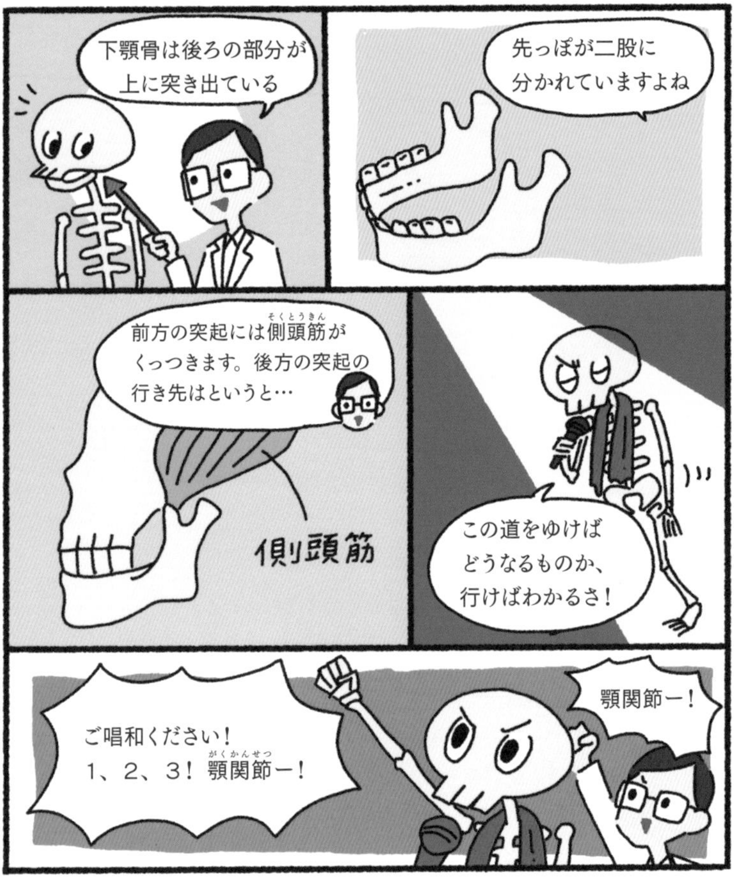
下顎骨は後ろの部分が上に突き出ている
先っぽが二股に分かれていますよね
前方の突起には側頭筋《そくとうきん》がくっつきます。後方の突起の行き先はというと…
側頭筋
この道をゆけばどうなるものか、行けばわかるさ！
ご唱和ください！
1、2、3！ 顎関節《がくかんせつ》ー！
顎関節ー！

特徴

下顎骨《かがくこつ》は頭の本体から独立している骨です。本体部分は下顎体と呼ばれます。後ろの部分の下顎枝《かがくし》は前後二股に分かれ、前方の筋突起には側頭筋が付着し、後方の関節突起は顎関節をつくります。**関節突起の先端は握りこぶしのように丸い形**をしていますよね。そのため**下顎頭《かがくとう》**と呼ばれています。

下顎骨前外側

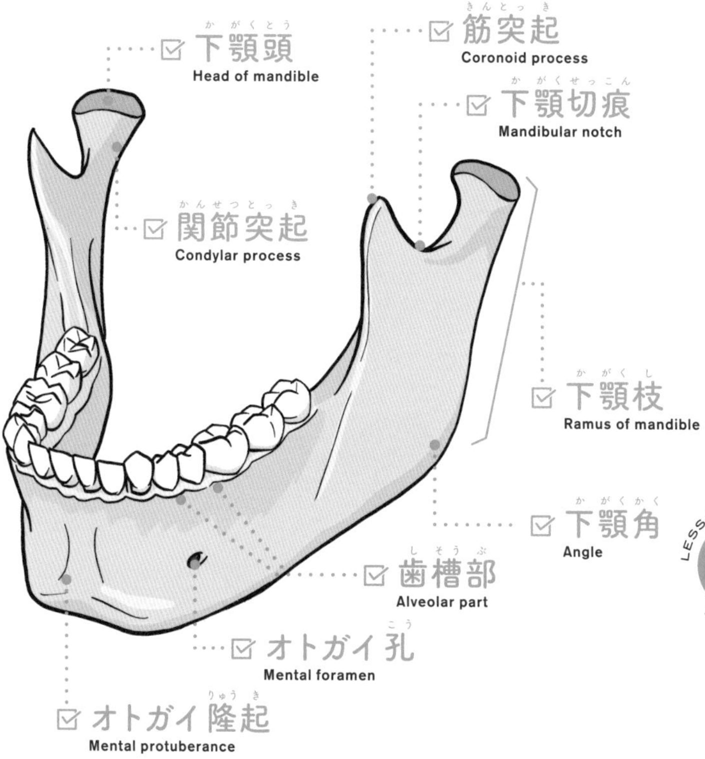

▶物をすりつぶす動作に対応！

顎《がく》関《かん》節《せつ》

テンポロマンディビュラ ジョイント

Temporomandibular joint

笑いすぎて顎関節
外さんようにな

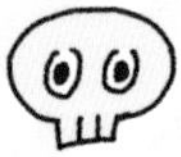

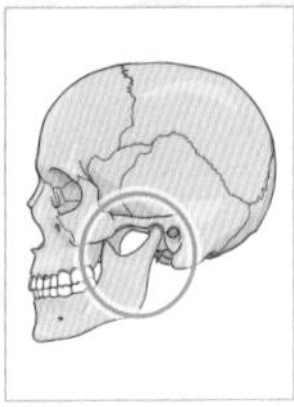

頭蓋部側面

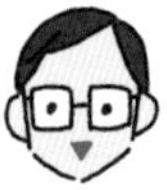

蝶番関節《ちょうばんかんせつ》だと勘違いしている人も多いのですが、
蝶番の動きだけでは物を食べることはできないんです

あ〜顎関節《がくかんせつ》があって
よかった〜

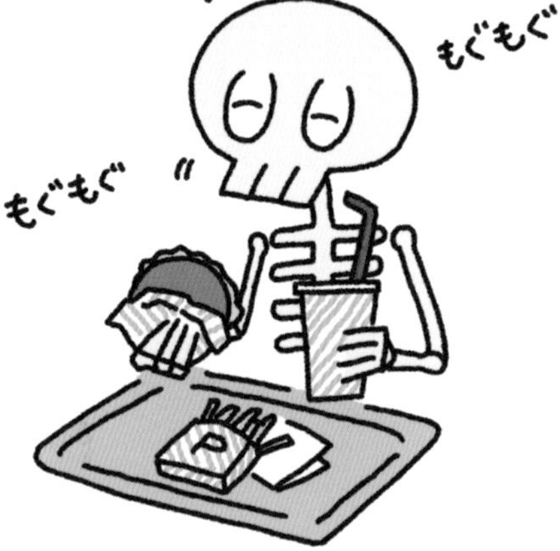

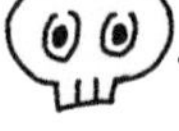

顎関節は下顎窩《かがくか》に対して、下顎骨の頭が前後に
ズレるから物をすりつぶすことができるで。
間にある関節円板さまさまやな〜

特徴

顎関節《がくかんせつ》の関節腔は関節円板によって上下に分けられています。そのため下顎骨《かがくこつ》と側頭骨《そくとうこつ》が直接触れないので、関節の間にゆるみが生まれ、**下顎骨は前後に動くことが可能です。**顎が前後に動くということは、食物を食べる際にすりつぶしができるということ。このゆるみがなければ、ものを食べるのもさぞかし苦労することでしょう。

顎関節側面

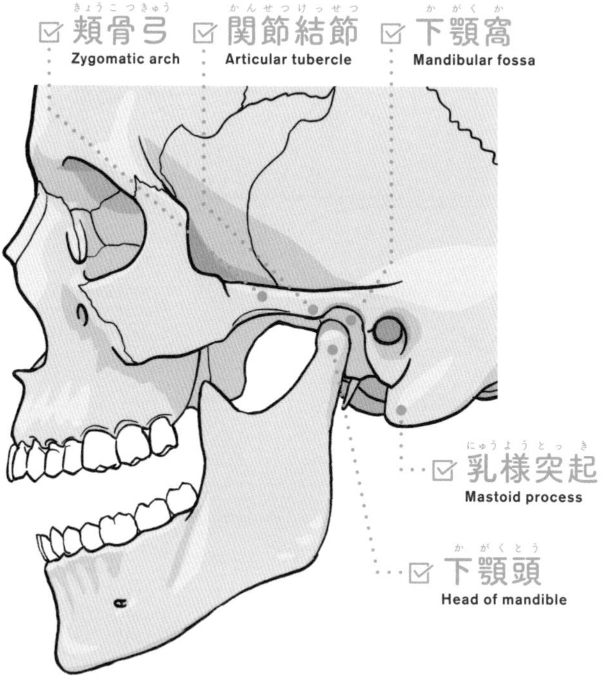

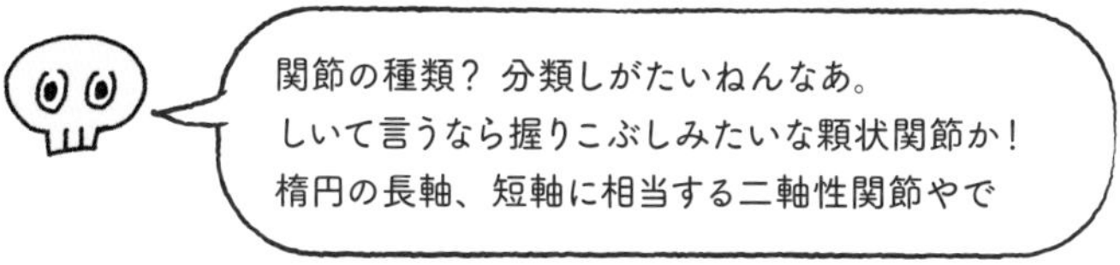

脳神経の役割

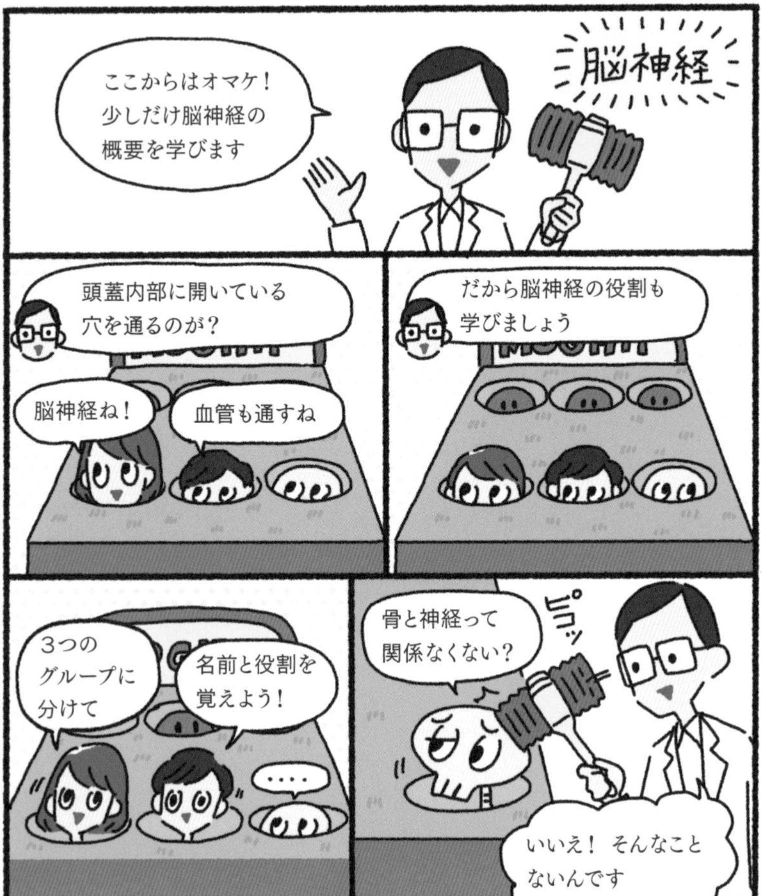
ここからはオマケ！
少しだけ脳神経の
概要を学びます
脳神経
頭蓋内部に開いている
穴を通るのが？
脳神経ね！
血管も通すね
だから脳神経の役割も
学びましょう
3つの
グループに
分けて
名前と役割を
覚えよう！
・・・・
骨と神経って
関係なくない？
ピコッ
いいえ！ そんなこと
ないんです

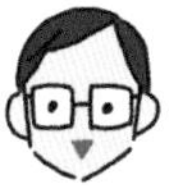

まずはじめに12本ある脳神経を3つのグループに分けましょう

▶特殊感覚神経

目、耳、鼻の機能をつかさどる神経が集まっています。昔から存在し、脊柱動物は必ずこの3本の神経を備えていますよ。欠かすことができない正統派グループですね。

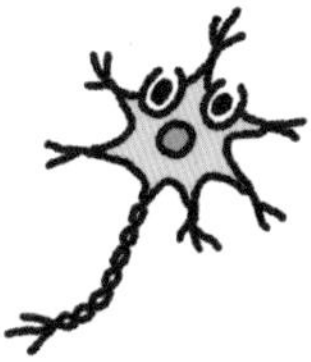
歴史の古い
由緒正しい神経が
集合しておるぞ

嗅神経（Ⅰ）視神経（Ⅱ）内耳神経（Ⅷ）

▶体性運動神経

筋肉を動かすことだけに特化した神経が集まったグループです。動かすのは眼球と舌。眼球を動かすために3つも神経があることを知っていましたか？

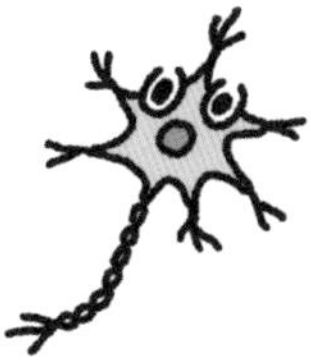
僕らが
眼球と舌を
動かしてるのさ

動眼神経（Ⅲ）滑車神経（Ⅳ）外転神経（Ⅵ）舌下神経（Ⅻ）

▶鰓弓《さいきゅう》神経

鰓弓由来の神経が5本集まっています。三叉神経や顔面神経など、名前を聞いたことはありませんか？それぞれが触覚や味覚などの感覚や運動をつかさどっていますよ。

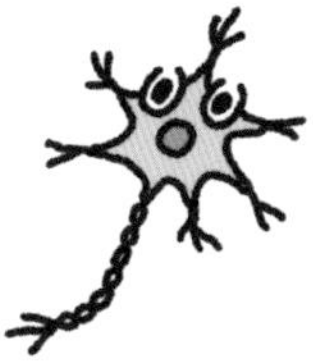
エラ由来の
お友達
集まれ～

三叉神経（Ⅴ）顔面神経（Ⅶ）舌咽神経（Ⅸ）迷走神経（Ⅹ）副神経（Ⅺ）

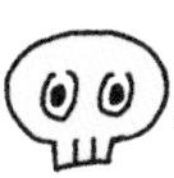

見た目は似てても12本それぞれ細かい役割があんねん。（え？ 同じ絵に見える？ き、気のせいや！）

脳神経の12対

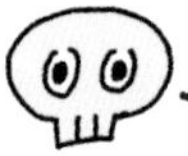

それぞれの神経が、どんなところにつながって、
どんな機能に関連するのかチェックするで

Ⅰ 嗅神経
嗅粘膜
（嗅覚）

Ⅱ 視神経
眼球
（視覚）

Ⅲ 動眼神経
外眼筋
（眼球運動）

Ⅳ 滑車神経
外眼筋
（眼球運動）

Ⅴ 三叉神経
頭の皮膚・
粘膜
（体性感覚）・
咀嚼筋

Ⅵ 外転神経
外眼筋
（眼球運動）

Ⅶ 顔面神経
顔面筋
（表情運動）・
舌前半味覚

Ⅷ 内耳神経
内耳
（聴覚、
平衡覚）

Ⅸ 舌咽神経
舌後半
（感覚）・
咽頭
（運動、感覚）

Ⅹ 迷走神経
喉頭
（運動、感覚）・
胸腹部内臓

Ⅺ 副神経
僧帽筋・
胸鎖乳突筋
（運動）

Ⅻ 舌下神経
舌筋
（舌の運動）

脳神経の頭蓋底の通路

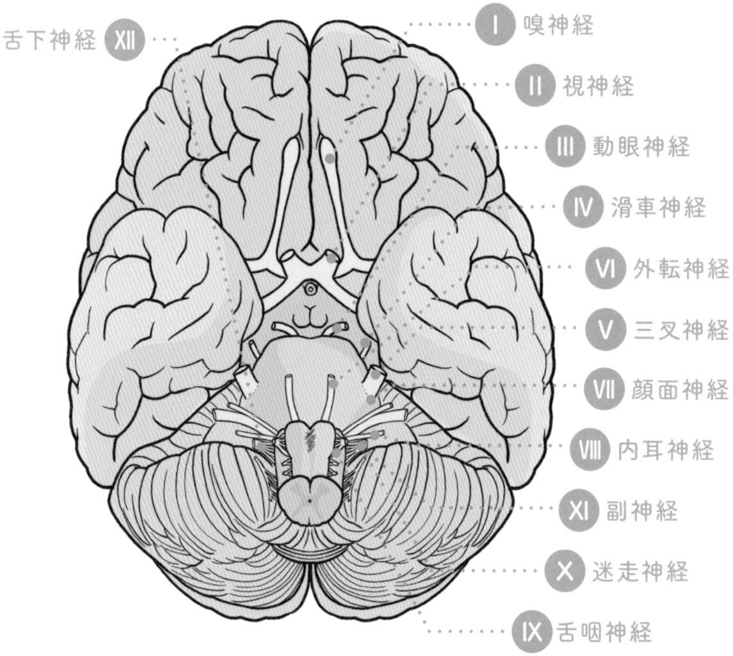

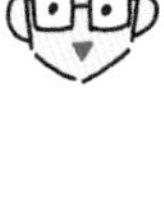

脳神経の12対は語呂合わせでも覚えられます。
「嗅《か》いで視《み》る、動《うご》く車《くるま》の、三《みっ》つの外《そと》、顔《かお》聞《き》く煙《けむり》は、迷《まよ》う副舌《ふくぜつ》」

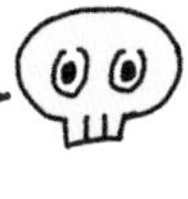

「煙」は舌咽神経。「咽」と漢字が似てるからや。
そこ、「無理がある」なんて言わへんのっ！

脳神経の通路

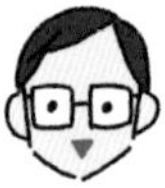

脳神経の通路、それが頭蓋に開いている「例の」たくさんの穴です。まずは下の表で、通路と行き先を覚えましょう

脳神経	通路	行き先
嗅神経（Ⅰ）	篩板	鼻腔
視神経（Ⅱ）	視神経管	眼窩
動眼神経（Ⅲ） 滑車神経（Ⅳ） 眼神経（V_1） 外転神経（Ⅵ）	上眼窩裂	眼窩
上顎神経（V_2）	正円孔→翼口蓋窩 →下眼窩裂	眼窩
下顎神経（V_3）	卵円孔	側頭下窩
顔面神経（Ⅶ）	内耳孔	茎乳突孔→顔面
内耳神経（Ⅷ）	内耳孔	内耳
舌咽神経（Ⅸ） 迷走神経（Ⅹ） 副神経（Ⅺ）	頸静脈孔	咽頭側隙
舌下神経（Ⅻ）	舌下神経管	咽頭側隙

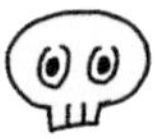

この表めっちゃ大事やからね

これさえ覚えたらもう大丈夫！

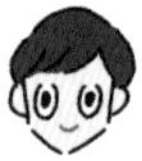

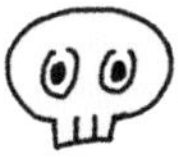
いよいよ骨と神経がマッチングや！
頭蓋腔に出入りする神経と血管を解説するで

頭蓋腔内面上方

☑ 視《し》神経《しんけい》管《かん》
視神経、
眼動脈

☑ 篩《し》板《ばん》
嗅神経

☑ 上眼《じょうがん》窩《か》裂《れつ》
①眼神経
（三叉神経第１枝）
②滑車神経
③外転神経
④動眼神経

☑ 正《せい》円《えん》孔《こう》
上顎神経
（三叉神経第２枝）

☑ 卵《らん》円《えん》孔《こう》
下顎神経
（三叉神経第３枝）

☑ 棘《きょっ》孔《こう》
中硬膜動脈

☑ 頸《けい》動脈《どうみゃく》管《かん》
内頸動脈

☑ 内《ない》耳《じ》道《どう》
①内耳神経
②顔面神経

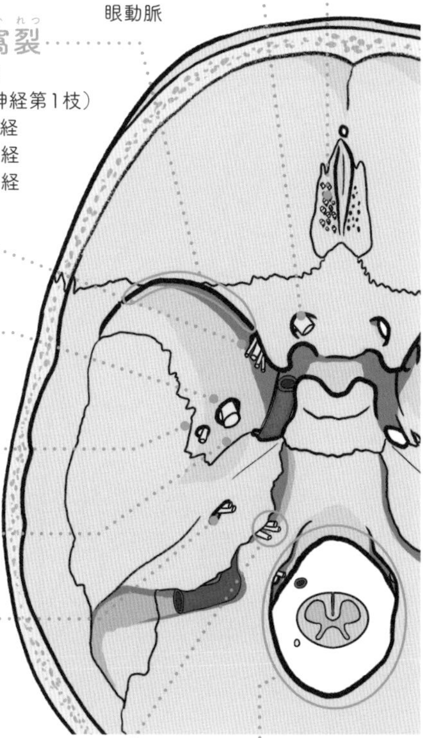

☑ 頸《けい》静脈《じょうみゃく》孔《こう》
①内頸静脈
②舌咽神経
③迷走神経
④副神経

☑ 大《だい》後頭《こうとう》孔《こう》
①脊髄
②椎骨動脈
③舌下神経
（舌下神経管）

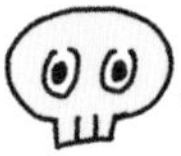

途中で止まったりコースを変えたり……。
ややこしい！ だから表組と一緒にチェックや～

頭蓋腔外面下方

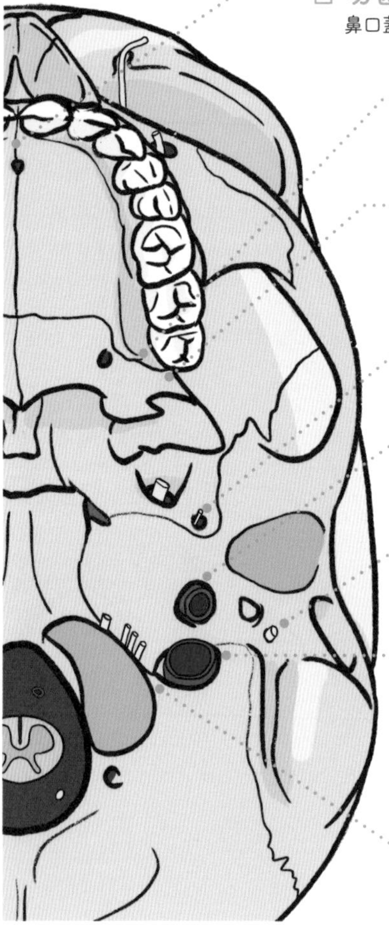

さて、駆け足で脳神経の役割と通路について解説しましたが、どうでしたか？

大丈夫！ と言いたいところだけど……正直……大混乱！

焦らなくても大丈夫や。まずは脳神経の12対を覚える。それから神経の通路を学ぼうな

神経は神経だけで覚えて、それから通路や穴の名前を覚えればいいのね

骨と脳神経入門者の皆さんは、P248の表が頭に入っていれば、まずは初級編クリアですよ

ややこしい穴の名前や位置は、考えだしたらキリないで。頭の中ってなかなかイメージわかんやろ？ せやから、イラストで機械的に覚えてくのが一番や

骨とも仲良くなれたんだし、神経ともきっと仲良くなれるよね。頑張る！

索引

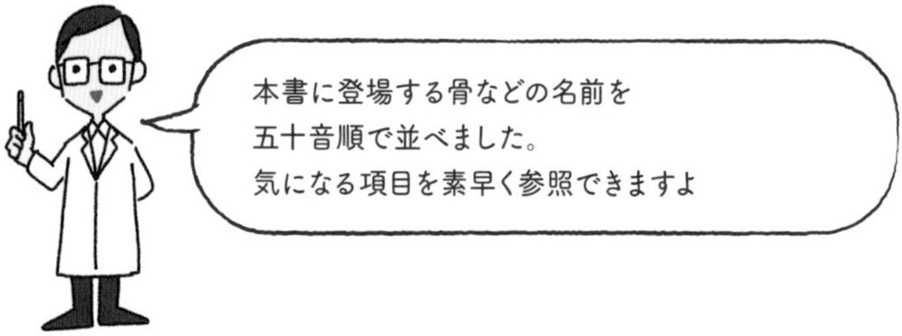
本書に登場する骨などの名前を
五十音順で並べました。
気になる項目を素早く参照できますよ

あ行

か行

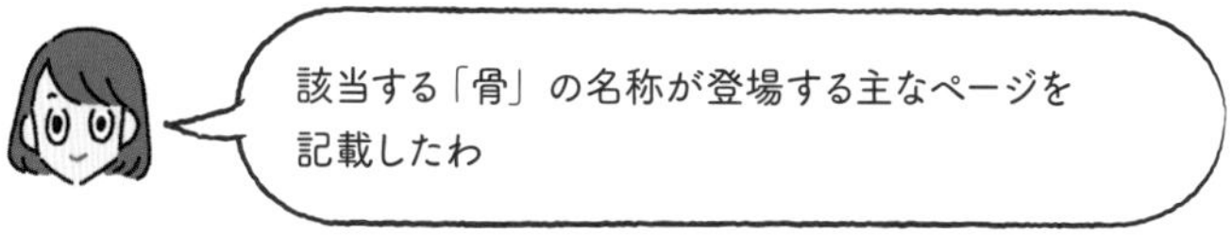
該当する「骨」の名称が登場する主なページを記載したわ

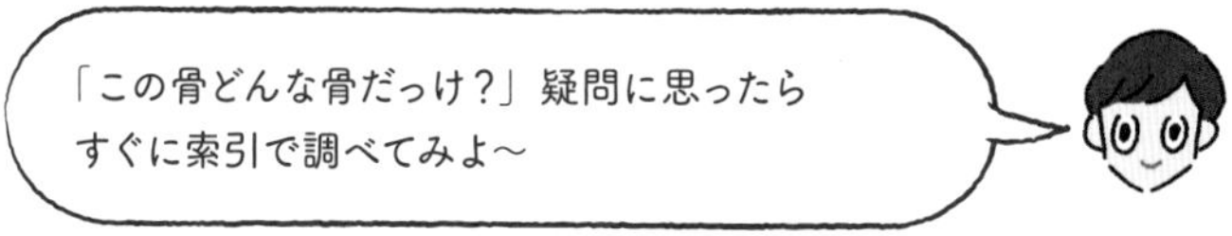
「この骨どんな骨だっけ？」疑問に思ったらすぐに索引で調べてみよ～

さ行

索引

た行

な行

は行

ま行

や行

ら行

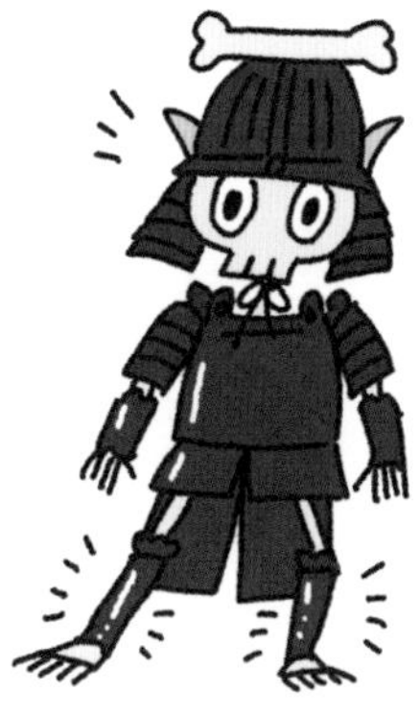

［監修］

坂井建雄（さかい・たつお）

順天堂大学保健医療学部特任教授

大阪府生まれ。大阪府立天王寺高校卒。1978 年に東京大学医学部医学科卒業後、東京大学医学部解剖学教室助手を経て、1984 ～ 1986 年に西ドイツ、ハイデルベルク大学にフンボルト財団の奨学生として留学。1986 年に東京大学医学部助教授、1990 年に順天堂大学医学部解剖学第 1 講座教授、2019 年から現職。解剖学の学習に不可欠な解剖学の教科書・図譜を多数手がけ、『プロメテウス解剖学アトラス』全 3 巻（監訳、医学書院 , 2007-2008）、『カラー図解 人体の正常構造と機能』第 3 版、全 10 冊（総監修、日本医事新報社 , 2017）、『臨床のための解剖学』第 2 版（監訳、MEDSi, 2016）、『解剖実習カラーテキスト』（医学書院 , 2013）、『標準解剖学』（医学書院 , 2017）など、多くの著書は明確で分かりやすい解剖学書としてとても高い人気を集めている。医史学にも造詣が深く、『人体観の歴史』（岩波書店 , 2008）、『図説　医学の歴史』（医学書院 , 2019）などを著し、日本医史学会理事長を務めている。

［マンガ・イラスト］

徳永明子（とくなが・あきこ）

イラストレーター

長野県出身、多摩美術大学卒業。イラストレーターとして様々な媒体で挿絵、漫画、キャラクターイラストなどを手がける。
http://toacco.com/

［メディカルイラスト］

阿久津裕彦（あくつ・ひろひこ）

メディカルイラストレーター、解剖学・美術解剖学講師

博士（医学）。東京藝術大学卒業、同修士課程修了、順天堂大学博士課程修了。医学書等の解剖図作成多数。アート系・メディカル系他の教育機関等で美術解剖学や解剖学のレクチャーを行っている。自著『立体像で理解する美術解剖』（2016、技術評論社）

本文デザイン　大場君人　　**校正**　西進社

編集協力　多聞堂（城所大輔、岩元綾乃）　　**DTP**　編集室クルー（角一作）

骨と関節のしくみ・はたらきゆるっと事典

2020 年 3 月 10 日　第 1 刷発行
2023 年 2 月 10 日　第 4 刷発行

監修者　坂井建雄
発行者　永岡純一
発行所　株式会社永岡書店
〒 176-8518　東京都練馬区豊玉上 1-7-14
電話　03（3992）5155（代表）　03（3992）7191（編集）
印刷・製本　クループリンティング

ISBN978-4-522-43745-2　C2047
落丁本・乱丁本はお取替えいたします。